高等学校教材

供护理学类专业用

U0879104

护理学基础技术操作规程

主　编　赵雅宁　汪凤兰

副主编　韩　影　刘云肖　张　盼

孙　健　靳岩鹏　黄海玲

北京大学医学出版社

HULIXUE JICHU JISHU CAOZUO GUICHENG

图书在版编目（CIP）数据

护理学基础技术操作规程 / 赵雅宁，汪凤兰主编
. —北京：北京大学医学出版社，2021.12
ISBN 978-7-5659-2483-5

Ⅰ. ①护… Ⅱ. ①赵… ②汪… ③护理学－技术
操作规程 Ⅳ. ① R47-65

中国版本图书馆 CIP 数据核字（2021）第 171184 号

护理学基础技术操作规程

主　　编： 赵雅宁　汪凤兰
出版发行： 北京大学医学出版社
地　　址：（100191）北京市海淀区学院路 38 号　北京大学医学部院内
电　　话： 发行部 010-82802230；图书邮购 010-82802495
网　　址： http://www.pumpress.com.cn
E-mail： booksale@bjmu.edu.cn
印　　刷： 北京溢漾印刷有限公司
经　　销： 新华书店
责任编辑： 王孟通　**责任校对：** 靳新强　**责任印制：** 李　啸
开　　本： 787 mm × 1092 mm　1/16　**印张：** 24.5　**字数：** 620 千字
版　　次： 2021 年 12 月第 1 版　2021 年 12 月第 1 次印刷
书　　号： ISBN 978-7-5659-2483-5
定　　价： 65.00 元

编者名单

（按姓名汉语拼音排序）

安艳秋（华北理工大学附属医院）
白金鑫（华北理工大学附属医院）
曹启环（河北北方学院附属第一医院）
常学优（华北理工大学附属医院）
陈桂芝（华北理工大学护理与康复学院）
丁淑平（华北理工大学护理与康复学院）
范　维（天津天狮学院）
高　兴（济宁医学院附属医院）
葛洁明（华北理工大学附属医院）
顾小影（华北理工大学护理与康复学院）
韩　影（华北理工大学护理与康复学院）
黄海玲（华北理工大学附属医院）
靳岩鹏（河北北方学院基础医学院）
李　宁（河北北方学院附属第一医院）
李雪梅（华北理工大学附属医院）
刘凤丽（河北工程大学医学院）
刘　璐（河北北方学院附属第一医院）
刘瑞华（华北理工大学护理与康复学院）
刘云肖（河北中医学院）
罗　珊（唐山职业技术学院）
罗文姿（华北理工大学附属医院）
马志辉（华北理工大学附属医院）
单　媛（承德医学院护理学院）
孙　健（河北工程大学医学院）
孙淑丰（华北理工大学护理与康复学院）
汪凤兰（华北理工大学护理与康复学院）
王　虹（河北北方学院附属第一医院）
王　晴（唐山职业技术学院）
王艳东（华北理工大学附属医院）
徐　静（承德医学院护理学院）
张　丽（唐山工业职业技术学院）
张　盼（华北理工大学护理与康复学院）
张为佳（华北理工大学附属医院）
张小丽（华北理工大学护理与康复学院）
张晓松（华北理工大学附属医院）
张　馨（邢台医学高等专科学校）
张　艳（华北理工大学附属医院）
赵雅宁（华北理工大学护理与康复学院）
郑光磊（廊坊市人民医院）

前　言

《护理学基础技术操作规程》，依据国家卫生健康委对临床护理基本技术操作的规范，紧扣护理学本科教育的人才培养目标，以学生为中心，以能力培养为导向，系统介绍了护理学专业基本护理操作技术，包括：基础护理学操作技术、健康评估操作技术共73项，配有操作视频134项，综合实训案例20项，是一本护理学专业基础护理技术课程的融媒体教材，可指导学生学习，适应“素质能力与创新并重”的护理专业人才培养需求。

教材特色——适应素质能力与创新并重的应用型人才培养

1. 注重人文　本教材把立德树人作为教育的根本任务，注重教育在培育和践行社会主义核心价值观中的重要作用。内容编写将护理程序贯穿每项技术操作始终，注重保护患者的安全及照顾家属的感受，重点突出操作技能与人文关怀及照护理念的培养，将价值塑造、知识传授、能力培养三者融为一体。

2. 学训考一体　本教材除了案例分析、操作视频，还编制了操作技术考核标准化评分表，用于教师考核、学生反思。学训考一体化具有很好的指导性和实用性。

3. 兼顾创新和拓展　本教材准确地把握护理学科发展定位，与时俱进，体现本科教育新理念、结合临床需要和教学改革的重点，在知识点和技术上把握传承和创新，教材更贴近实际教学需要。针对护理学科实践性强的特点，增加了知识链接与案例分析，力争做到理论与实践紧密结合，基础与前沿有效衔接，激发学生创新意识，培养学生应用知识、分析问题、解决问题的综合能力。

教材创新性——融媒体技术实现学生实践技能培养的时空融合

1. 便捷高效直入核心　本教材每个操作都配有二维码，视频与文字配合得当，学生扫描二维码即扫即看，反复观看，视频时长几十秒至几分钟，直接体现操作的核心步骤，切中重点及难点，提高学生对操作技能的接受度和认识度。

2. 理论实践时空融合　本教材融合标准，融合需求，融合资源，充分发挥融媒体的优势，增强纸质和数字内容的“适用性、协同性、趣味性”。小视频切中纸质教材的重点及难点，学生扫描随时学习，温故知新。课上操作练习扫码对照观看，课下复习随时扫码巩固练习，实现时空融合，提高学习效率，打造新时代背景下具有新内涵的高等教育融合教材。

3. 技能掌握及应用　本教材创新应用综合性实训案例分析及综合考核案例评分标准。体现综合性实训的广泛开设，训练学生评估、判断及处理问题的综合临床能力，训练应用沟通技巧，与患者建立良好的护患关系，实现评估判断与基础操作有效衔接、灵活运用。

本教材适用于护理学专业本科学生，也可作为教师教学指导用书及临床各级护理人员的培训、参考用书。本教材由华北理工大学及其他医学院校的教师、临床护理工作者共同编写。由于时间紧迫、水平有限，书中难免有疏漏和不妥之处，殷切期望广大师生和同行提出宝贵意见，以便再版时修订完善。

赵雅宁　汪凤兰

目　录

第一篇

基础护理操作技术

一、无菌技术

无菌技术（aseptic technique）是指在医疗、护理操作过程中，防止一切微生物侵入人体和防止无菌物品、无菌区域被污染的技术。无菌技术是预防医院感染的一项基本而重要的技术。

实训目标

通过本项技术操作规程的学习，学生能够：

1. 描述无菌技术操作的原则。

2. 熟练掌握无菌技术操作流程。

3. 运用无菌操作技术进行取放无菌物品；使用无菌容器、无菌包；倒取无菌溶液；戴、脱无菌手套。

4. 无菌操作过程中严格执行无菌操作原则，一丝不苟、严谨求实。

【临床情景】

患者，刘某，女，40岁，主诉“右下腹疼痛1小时”就诊，以“急性阑尾炎”收入院。入院时体温38.2 ℃，脉搏90次/分，节律不齐，呼吸22次/分，血压118/76 mmHg。于次日上午9：00行阑尾切除术。术后第三日体温39.2 ℃，打开敷料可见切口处红肿明显并有脓液流出。

思考与操作：

（1）请执行：你作为换药室护士，请按无菌操作原则准备换药所需的无菌钳、无菌棉球、纱布和无菌溶液等无菌物品。

（2）请处理：在取无菌纱布时，无菌持物钳触碰到无菌容器的外缘，你该如何处理？

（3）请分析：如果在倒无菌溶液时，未冲瓶口直接使用，这样做会出现什么问题？这时你该怎么做？

【目的】

1. 取放和传递无菌物品，保持无菌物品的无菌状态。
2. 使用无菌容器盛放无菌物品并保持其无菌状态。
3. 从无菌包内取出无菌物品，供无菌操作使用。
4. 形成无菌区域以放置无菌物品，供治疗护理使用。
5. 保持无菌溶液的无菌状态，供治疗护理使用。
6. 预防病原微生物通过医务人员的手传播疾病和污染环境，适用于医务人员进行严格无菌操作时，接触患者破损的皮肤、黏膜时。

【操作程序】

1. 操作前准备

（1）环境准备：干净、整洁、宽敞、明亮，定期消毒。

（2）护士准备：着装整洁，修剪指甲，取下手表，洗手，戴口罩。

（3）物品准备：无菌持物钳、盛放无菌持物钳的无菌容器、治疗盘、无菌治疗巾包、无菌治疗碗包、无菌溶液、无菌手套、启瓶器、弯盘、棉签、消毒液、治疗车、记录纸、笔。

2. 操作步骤

◆ 使用无菌持物钳

（1）查对无菌持物钳包：检查并核对名称、灭菌日期、有效期、灭菌标识、包装有无潮湿或破损。

（2）取出无菌持物钳：打开盛放无菌持物钳的容器盖，手持无菌持物钳上 1/3 处，闭合钳端，将钳移至容器中央，垂直取出，关闭容器盖。

（3）使用持物钳：使用持物钳时，保持钳端向下，在腰部以上视线范围内活动，不可倒转向上。用后闭合钳端，打开容器盖，快速垂直放回容器，关闭容器盖。

（4）记录：记录打开日期、时间并签名，4 小时内有效。

◆ 使用无菌容器

（1）查对无菌容器：检查并核对无菌容器和无菌包名称、灭菌日期、有效期、灭菌标识、包装有无潮湿或破损。

（2）打开无菌容器：打开容器盖，内面向上置于稳妥处或拿在手中，用无菌持物钳从无菌容器内夹取无菌物品，取物后，立即将盖盖严。手持无菌容器时，应托住容器底部。

◆ 使用无菌包

（1）查对无菌包：检查并核对无菌包名称、灭菌日期、有效期、灭菌标识、包装有无潮湿或破损。

（2）打开无菌包

取出包内部分物品：将无菌包平放在清洁、干燥、平坦处，依次揭开四角，用无菌持物钳夹取所需物品，放在备妥的无菌区。将无菌包按原折痕包盖，注明开包日期及时间并签名。

取出包内全部物品：将包托在手上，另一手撕开粘贴的胶带，打开包布四角并捏住，稳妥地将包内物品放在备妥的无菌区内。

◆ 铺无菌盘

（1）查对无菌巾包：检查并核对无菌巾包名称、灭菌日期、有效期、灭菌标识、包装有无潮湿或破损。

（2）取无菌巾：打开无菌包，用无菌持物钳夹取一块无菌巾置于治疗盘内。

（3）铺无菌盘

单层底铺盘法：双手捏住无菌巾一边外面两角，轻轻抖开，双折平铺于治疗盘内，将上层呈扇形折至对侧，开口向外。放入无菌物品，双手捏住扇形折叠层治疗巾外面，遮盖于物品上，对齐上下层边缘，将开口处向上翻折两次，两侧边缘分别向下折一次，露出治疗盘边缘。

双层底铺盘法：双手捏住无菌巾一边外面两角，轻轻抖开，由远到近，三折成双层底，上层呈扇形折叠，开口向外。放入无菌物品，拉平扇形折叠层，盖于物品上，边缘对齐。

（4）记录：铺盘日期及时间并签名。

◆ 倒取无菌溶液

（1）清洁密封瓶：取盛有无菌溶液的密封瓶，擦净瓶外灰尘。

（2）查对无菌溶液：检查并核对药名、剂量、浓度和有效期；瓶盖有无松动；瓶身有无裂痕；溶液有无沉淀、浑浊或变色。

（3）打开瓶口：用启瓶器撬开瓶盖，消毒瓶塞，待干后打开瓶塞。

（4）倒无菌溶液：手持溶液瓶，瓶签朝向掌心，倒出少量溶液旋转冲洗瓶口，再由原处倒出无菌溶液至无菌容器中。

（5）盖上瓶塞：倒好溶液后立即塞好瓶塞。

（6）记录：在瓶签上注明开瓶日期及时间并签名，放回原处。

◆ 戴、脱无菌手套

（1）查对手套：检查并核对无菌手套的号码、灭菌日期，包装是否完整、干燥。

（2）打开包装：在清洁、干燥的桌面上将手套袋放平打开。

（3）取、戴无菌手套

分次取戴法：一手掀开手套袋开口处，另一手捏住一只手套的反折部分（手套的内面）取出手套，对准五指戴上。未戴手套的手掀起另一只袋口，再用戴好手套的手指插入另一个手套的反折内面（手套外面）。取出手套，同样的方法戴好。同时，将后一只戴好的手套的翻边扣套在工作服衣袖外面，同法扣套另一只手套。

一次性取戴法：两手同时掀开手套袋开口处，用一手拇指和示指同时捏住两只手套的反折部分，取出手套。将两手套五指对准，先戴一只手，再以戴好手套的手指插入另一只手套的反折部分内面，同法戴好。同时，将后一只戴好的手套的翻边扣套在工作服衣袖外面，同法扣套好另一只手套。

（4）检查调整手套：双手对合交叉检查是否漏气，并调整手套位置。

（5）脱手套：用戴着手套的手捏住另一只手套腕部外面，翻转脱下；再将脱下手套的手伸入另一手套内，捏住内面边缘将手套向下翻转脱下。

（6）处理手套：将手套弃置于黄色医疗垃圾袋内。

【注意事项】

1. 严格遵循无菌操作原则。

2. 取放无菌持物钳时应先夹闭钳端，不可触及容器口边缘，不能低于腰部；取远处物品时，应连同容器一起移到物品旁使用。

3. 无菌持物钳不可夹取未灭菌的物品，也不可以夹取油纱布。

4. 打开包的干镊子罐、持物钳有效期为 4 小时。

5. 移动无菌容器时，应托住底部，手指不可触及无菌容器的内面及边缘。

6. 无菌容器内取出的物品，即使未使用，也不可再放回无菌容器内。

7. 无菌容器一经打开，使用时间不可超过 24 小时。

8. 打开无菌包时，手不可触及包布内面，不可跨越无菌区。

9. 打开的无菌包限 24 小时内使用。如果包内物品超过有效期、被污染或包布潮湿，则需重新灭菌。

10. 铺无菌盘的区域必须清洁干燥，无菌巾应避免潮湿、污染。

11. 铺无菌盘时，非无菌物品和身体应与无菌盘保持适当距离，手不可触及无菌巾内面，注意不可跨越无菌区。

12. 铺好的无菌盘尽早使用，有效期不超过 4 小时。

13. 不可将物品伸入无菌溶液瓶内蘸取溶液；倾倒溶液时不可直接接触无菌溶液瓶口；已倒出的溶液不可再倒回瓶内。

14. 已开启的无菌溶液，24 小时内有效。

15. 选择大小合适的无菌手套，操作前修剪指甲以防刺破手套。

16. 戴手套时手套外面不可触及任何非无菌物品，已戴好手套的手不可触及未戴手套的手及另一只手套的内面；未戴手套的手不可触及手套的外面。

17. 戴手套后双手始终保持在腰部或操作台面以上，视线范围内水平；操作中发现手套有破损或可疑污染应立即更换。

18. 脱手套时，应翻转脱下，不可强拉手套；注意勿使手套外面（污染面）接触到皮肤；脱手套后应洗手。

19. 戴手套不可替代洗手；在不同患者之间进行诊疗或护理时应更换手套；一次性手套一次性使用。

【知识链接】

无接触戴无菌手套法

1. **方法**　外科手术术前消毒后穿上无菌衣，双手伸入袖口后而不伸出，隔衣袖取手套置于同侧的掌侧面，指端朝向前臂，拇指相对，反折边与袖口平齐，隔衣袖抓住手套边缘并将之翻转包裹手及袖口；用已戴好手套的手用相同的方法再戴另一只手套。

2. **优点**　无接触式戴无菌手套法是通过无菌手术衣接触无菌手套完成戴无菌手套的方法。通过此方法戴无菌手套比消毒后通过手接触戴无菌手套更为先进、科学，避免了传统式戴无菌手套法的缺点，既减少了接触面积及手术医师裸露皮肤带来的危险，又可以降低术中感染的概率。同时强化了手术医护人员对手术的无菌观念，减少术中细菌感染及术中、术后护理人员工作量，更利于医护人员协同完成手术。

【操作考核评分标准】

无菌技术操作考核评分标准列于表 1-1-1。

表 1-1-1　无菌技术操作考核评分标准

年 / 班级：　　　　　　学号：　　　　　　姓名：　　　　　　得分：

项目	内容	分值	评分等级				得分
			A ×1.0	B ×0.8	C ×0.6	D ×0.4	
操作前（15 分）	环境准备	5					
	护士准备	5					
	物品准备	5					
操作中（65 分）	无菌持物钳						
	取出无菌持物钳	5					
	放回无菌持物钳	5					
	无菌容器						
	打开容器盖、取出无菌物品	5					
	盖严容器盖	5					
	无菌包						
	打开无菌包	5					
	取出包内无菌物品	5					
	铺无菌盘						
	铺上无菌巾	5					
	放入无菌物品	5					
	覆盖无菌巾上层	5					
	取无菌溶液						
	开启瓶盖并消毒	5					
	冲瓶口、倒液、盖好瓶塞	5					
	戴无菌手套						
	取、戴无菌手套	5					
	脱手套并处理	5					
操作后（5 分）	整理用物，洗手、记录	5					
整体评价（15 分）	操作熟练	5					
	无菌观念强	5					
	无菌物品管理有序	5					

（马志辉）

二、穿脱隔离衣技术

隔离衣是用于保护医务人员免受血液、体液和其他感染性物质污染，或用于保护患者免受感染的防护用品，包括一次性隔离衣和布制隔离衣。一次性隔离衣通常用无纺布制作，由帽子、上衣和裤子组成，分为连体式和分身式两种。通常根据患者的病情、当前隔离种类和措施确定是否需要穿隔离衣，并选择合适型号。

实训目标

通过本项技术操作规程的学习，学生能够：

1. 描述穿隔离衣的目的；穿脱隔离衣的注意事项。
2. 熟练进行穿脱隔离衣技术操作。
3. 操作过程中遵循隔离的原则，具有严谨、负责的态度，避免感染和交叉感染。

【临床情景】

患者，王某，男，83岁，因“肺部感染，慢性阻塞性肺疾病”入重症医学科治疗。入院时患者烦躁、呼吸困难，痰液难以自行咳出。查体：体温38.5 ℃，脉搏108次/分，呼吸25次/分，血压152/89 mmHg，血氧饱和度85%，双肺可闻及大量痰鸣音，桶状胸。入院后立即给予抗感染、化痰平喘等对症治疗。住院期间患者多次出现病情加重，痰培养结果分别为耐甲氧西林金黄色葡萄球菌（methicillin resistant staphylococcus aureus，MRSA）、白念珠菌感染。

思考与操作：

（1）请处理：遵医嘱要为患者静脉输注万古霉素。如果你是责任护士，输液前该如何做好个人防护准备？

（2）请分析：为患者操作完毕，隔离衣若需重复使用，应如何放置？

【目的】

1. 保护医务人员免受血液、体液和其他感染性物质污染。
2. 保护患者不被感染。

【操作程序】

1. 操作前准备

（1）环境准备：整洁、宽敞、明亮，便于操作。

（2）患者准备：评估患者的病情、隔离的种类，是否属于下列情形之一：经接触传播的感染性疾病患者；可能受到患者血液、体液、分泌物、排泄物喷溅；接触保护性隔离患者。

（3）护士准备：着装整洁，修剪指甲，取下手表和饰物，卷袖过肘，洗手，戴口罩。

（4）物品准备：隔离衣、挂衣架、手消毒用物、污衣袋。

2. 操作步骤

（1）穿隔离衣

1）取衣：检查隔离衣的完整性、清洁情况，查看长短、型号是否合适，隔离衣应能全部遮盖工作服和外露皮肤。手持衣领取下隔离衣，清洁面朝向自己，露出肩袖内口。

2）穿衣袖：一手持衣领，另一手伸入一侧衣袖内，持衣领的手向上拉衣领，将手露出；换另一手持衣领，同法穿好另一侧衣袖。

3）系领口：两手持衣领，由衣领前面中间沿着边缘分别向后系好领扣或系带，注意袖子不要污染衣领、面部和帽子。

4）系袖扣：如果不是松紧袖口，需扣好袖扣或系好袖带。

5）系腰带：在腰下约 5 cm 的位置，将隔离衣一边逐渐向前拉，感觉到衣边处捏住，同法捏另一侧衣边。双手在背后将衣边边缘对齐后用一手抓住，在另一手帮助下向一侧折叠。一手按住折叠处，另一手将腰带拉至背后，压住折叠处，将腰带在背后交叉，再回到前面打一活结。

（2）脱隔离衣

1）解腰带：解开腰带，在前面打一活结。

2）解袖扣：解开袖扣或袖带，上拉衣袖至肘部以上，将部分衣袖塞入工作服袖内，注意不可将隔离衣外面塞入袖内，以防污染。

3）消毒双手。

4）解衣领：解开衣领领扣或系带。

5）脱衣袖：一手伸入另一侧袖口内，下拉衣袖至遮住手，再用衣袖遮住的手捏住另一侧衣袖外侧并拉下袖子，两手交替拉下袖子并退出至肩缝处，由一只手握住两肩缝后撤出另一只手。如需继续使用，双手握住衣领，将隔离衣对齐后挂在衣架上。如不再使用，脱下后清洁面向外，卷好后投入污衣袋内（如果为一次性隔离衣，则投入医疗垃圾桶内）。

（3）洗手、记录。

【注意事项】

1. 穿隔离衣前应备齐治疗或操作所需的一切用物，检查隔离衣有无潮湿，是否完好，长度以能全部遮盖工作服为准。

2. 隔离衣只能在规定区域内穿脱。

3. 穿脱隔离衣过程中应避免污染衣领、面部、帽子和清洁面，始终保持衣领清洁。

4. 穿好隔离衣后，不得进入清洁区或接触清洁物品，双臂保持在腰部以上、肩部以下视线范围内。

5. 消毒双手时，不能沾湿隔离衣，同时避免隔离衣触碰其他物品。

6. 隔离衣需每日更换，如有潮湿或污染，应立即更换。接触不同病种的患者时应更换隔离衣。

7. 脱下的隔离衣还需继续使用时，如挂在半污染区，则清洁面向外；如挂在污染区，则污染面向外。

【知识链接】

1. 医用隔离衣无纺布国家标准

按照《医用隔离衣无纺布国家标准》(GB/T 38462—2020),隔离衣用非织造布按其内在质量要求分为Ⅰ级、Ⅱ级、Ⅲ级和Ⅳ级,其防护性能逐级提高。

Ⅰ级:一般用于探视、清洁等用途的隔离衣。

Ⅱ级:一般用于常规性护理、检查的隔离衣。

Ⅲ级:一般用于患者有一定出血量、液体分泌物的场合穿用的隔离衣。

Ⅳ级:一般用于长时间或者大量面对患者血液、体液或清理医疗垃圾穿戴的加强类隔离衣。

2. 传染病疫情防控过程中如何正确使用防护用物

(1)医用防护服和一次性隔离衣的使用情景:医用防护服和一次性隔离衣是功能相似的防护用品,可以根据使用情景选择其中之一使用。叠穿防护用品会增加脱摘时污染的风险,同时造成透气性不佳而出汗,汗水打湿防护服/隔离衣后,防护性能下降,因此并不是穿戴的越多越好。相关专家和国内两个医院感染管理专业的学术组织联合发表的新冠肺炎疫情期间医疗机构不同区域工作岗位个人防护专家共识中,推荐在新冠肺炎负压病房及隔离病房中进行普通诊疗、护理、清洁、采样时一般不同时使用防护服和隔离衣,但在进行某些可能污染防护服,又需要在不同的隔离患者之间进行护理或操作时,建议在防护服外加用隔离衣,并且不同患者之间要更换,但不应作为常规的防护状态。

(2)正确使用和穿戴防护用品:在抗击各类传染性疾病过程中,正确使用和穿戴防护用品是预防医护人员感染的最有效措施。在新冠肺炎疫情防控过程中,根据国家卫生健康委《新型冠状病毒感染的肺炎防控中常见医用防护用品使用范围指引(试行)》与世界卫生组织(WHO)发布的《医疗场所合理使用个人防护用品以及有效管理供应链的指南》要求,相关调查研究显示,防护用品穿脱步骤中,每次脱卸过程大约需要10分钟,其中最复杂也是最难脱卸的是隔离衣与防护服。从失误情况来看,脱隔离衣失误率居于首位,主要是因为隔离衣是最外层防护,在没有其他人帮助的情况下单人操作有一定的困难,若不注意极易造成污染。因此,建议在穿脱过程中必须两人同时进行操作,相互协助、提醒、检查,感染监控人员也可通过可视监控系统及时提醒医护人员,同时也应避免人员过多、拥挤而引起污染。

【操作考核评分标准】

穿脱隔离衣技术操作考核评分标准列于表1-2-1。

表 1-2-1　穿脱隔离衣技术操作考核评分标准

年 / 班级：　　　　　　学号：　　　　　　姓名：　　　　　　得分：

项目	内容	分值	评分等级				得分
			A ×1.0	B ×0.8	C ×0.6	D ×0.4	
操作前（20 分）	环境准备	5					
	患者准备	5					
	护士准备	5					
	物品准备	5					
操作中（60 分）	取隔离衣	5					
	穿衣袖	5					
	系领口	5					
	系袖扣	5					
	系腰带	10					
	解腰带，打活结	5					
	解袖扣，上拉衣袖	10					
	消毒双手	5					
	解衣领	5					
	脱衣袖	5					
操作后（10 分）	隔离衣放置或处理正确	5					
	洗手	5					
整体评价（10 分）	操作熟练	5					
	防护意识强	5					

（李　宁）

三、铺床技术

铺床（bed making）是最基本的一项护理操作技术，要求达到舒适、平整、紧扎、安全、实用、省时、节力。常用的铺床法有备用床铺床法、暂空床铺床法和麻醉床铺床法。

实训目标

通过本项技术操作规程的学习，学生能够：

1. 陈述铺备用床、暂空床、麻醉床的目的和方法。
2. 理解备用床、暂空床、麻醉床三种铺床法的异同点。
3. 运用铺床法为新入院患者、暂时离床患者、手术后患者准备安全、整洁、舒适的床单位。

（一）备用床（closed bed）

【临床情景】

患者，陈某，女，28 岁。1 周前主诉“发热 2 天，尿频、尿急、尿痛 1 天”就诊，以“急性肾盂肾炎”收入院。入院时体温 38.2 ℃，脉搏 92 次 / 分，呼吸 22 次 / 分，血压 120/72 mmHg。入院后完善相关检查，并及时治疗，经过治疗后，患者痊愈出院。

思考与操作：

（1）请操作：现该患者出院离开，作为值班护士，请你为新患者准备备用床。

（2）请思考：在铺备用床的过程中，你应该采取哪些节力措施？

【目的】

1. 保持病室整洁、美观。
2. 准备接收新患者。

【操作程序】

1. 操作前准备

（1）环境准备：病室内清洁、通风，无患者进行治疗或进餐。

（2）护士准备：衣帽整洁，取下手表，洗手，戴口罩。

（3）物品准备：床褥、棉胎或毛毯、枕芯、大单、被套、枕套按使用顺序折叠好放于护理车上。

2. 操作步骤

（1）移开桌椅：携用物至床旁，移开床旁桌距床 20 cm，移开床旁椅至床尾正中距床 15 cm，将用物放置椅上。

（2）翻床垫：翻转床垫，上缘紧靠床头。

（3）铺床褥：将床褥齐床头平铺于床垫上。

（4）铺大单

1）对齐中线，打开大单：将大单放于床褥上，正面向上，中线与床中线对齐，依次打开。

2）铺近侧床头：移至床头处，右手托起床垫一角，左手伸过床头中线将大单塞于床垫下。右手在距床头约 30 cm 处，向上提起大单边缘使其与床边垂直，侧看呈一等边三角形，左手捏住床角，以床垫为界，先将下边底角塞于床垫下，再将上边底角塞于床垫下。

3）铺近侧床尾：移至床尾处，拉紧大单，左手托起床垫一角，右手握大单，同法铺好床角。

4）铺近侧床中间：移至床中间处，两手沿床边下拉大单中部边缘，然后掌心向上，呈扇形将大单塞于床垫下。

5）铺对侧：转至床的对侧，同法依次铺好对侧大单。

（5）套被套

1）对齐中线，打开被套：将被套齐床头放于大单上，正面向外，中线与床中线对齐，依次打开，开口端向床尾。

2）打开被套尾端：将开口端的上层打开至 1/3 处。

3）打开棉胎，充实被套：将“S”形折叠的棉胎放于被套尾端开口处，底边与被套开口边缘平齐，拉棉胎上缘中部至被套封口端中部，充实对侧棉胎角于被套顶角处，展开对侧棉胎，平铺于被套内。同法展开近侧棉胎。

4）展平棉胎和被套：移至床尾中间处，右手持被套下层底边中点、棉胎底边中点和被套上层底边中点于一点，左手展平一侧棉胎，两手交换，展平另一侧棉胎，逐层拉平盖被。

5）系好系带：被套尾端开口处用系带系好。

6）折被筒：将盖被两侧边缘齐向内折成被筒与床沿平齐，然后将盖被尾端向内折与床尾齐平。

（6）套枕套：在床尾将枕套套于枕芯外，拖至床头，横放于盖被上，开口背门。

（7）移回床旁桌、椅。

（8）整理用物，洗手。

【注意事项】

1. 病室内患者进餐或进行治疗时应暂停铺床。
2. 用物准备齐全，并按使用顺序放置，以减少走动次数。
3. 操作中要正确运用节力原则。
4. 操作动作要轻稳，避免尘埃飞扬。
5. 操作完毕，整理周围环境，保持病室整洁、美观。

【知识链接】

铺备用床时应采取的节力措施

1. 铺床前将物品准备齐全，并按使用顺序放置。

2. 能升降的床，应将床升降至便于操作的高度。

3. 铺床时，身体尽量靠近床边，上身保持直立，两腿根据铺床的需要，前后、左右分开稍屈膝，以扩大支撑面，降低重心，增加身体的稳定性，既节力，又能适应不同方向的操作。

4. 操作过程连续，动作协调，避免不必要的抬起、放下、停止等动作，以节省体力消耗。

【操作考核评分标准】

铺备用床操作考核评分标准列于表 1–3–1。

表 1-3-1　铺备用床操作考核评分标准

年 / 班级：　　　　　学号：　　　　　姓名：　　　　　得分：

项目	内容	分值	评分等级				得分
			A ×1.0	B ×0.8	C ×0.6	D ×0.4	
操作前（15 分）	环境准备	5					
	护士准备	5					
	物品准备	5					
操作中（65 分）	移开桌椅	5					
	翻床垫	5					
	铺床褥	5					
	铺大单	15					
	套被套	20					
	套枕套	10					
	移回桌椅	5					
操作后（5 分）	整理用物，洗手	5					
整体评价（15 分）	病床舒适、安全、实用	5					
	操作熟练、省时、节力	5					
	病室和床单位环境整洁、美观	5					

（二）暂空床（unoccupied bed）

【临床情景】

患者，张某，女，35 岁。因洗澡时发现左侧乳房结节半年余来就诊，以“乳腺纤维腺瘤”收入院。入院时体温 36.3℃，脉搏 76 次 / 分，呼吸 18 次 / 分，血压 112/76 mmHg。入院后完善相关检查，待手术治疗。今日医嘱给予 B 超检查，现患者去做检查。

思考与操作：

（1）请操作：作为值班护士，请你为患者准备暂空床。

（2）请思考：你如何对患者进行健康教育？

【目的】

1. 保持病室整洁、美观。
2. 供新住院患者或暂时离床活动患者使用。

【操作程序】

1. 操作前准备（同备用床）

2. 操作步骤

（1）同备用床步骤 1–5。

（2）将备用床的盖被上端向内折 1/4，扇形三折于床尾，并使之平齐。

（3）同备用床步骤 6–8。

3. 健康教育

（1）向患者解释铺暂空床的目的。

（2）指导患者安全上、下床的方法。

【注意事项】

同备用床。

【操作考核评分标准】

铺暂空床操作考核评分标准列于表 1–3–2。

表 1-3-2　铺暂空床操作考核评分标准

年 / 班级：　　　　学号：　　　　姓名：　　　　得分：

项目	内容	分值	评分等级				得分
			A ×1.0	B ×0.8	C ×0.6	D ×0.4	
操作前（20 分）	环境准备	5					
	患者准备	5					
	护士准备	5					
	物品准备	5					
操作中（60 分）	移开桌椅	5					
	翻床垫	5					
	铺床褥	5					
	铺大单	15					
	套被套	20					
	套枕套	5					
	移回桌椅	5					
操作后（5 分）	整理用物，洗手	5					
整体评价（15 分）	病床舒适、安全、实用	5					
	操作熟练、省时、节力	5					
	患者上、下床方便	5					

（三）麻醉床（anesthetic bed）

【临床情景】

患者，林某，男，29岁。主诉“发热、伴转移性右下腹疼痛1日”就诊，以“急性阑尾炎”收入院。入院时体温38 ℃，脉搏90次/分，呼吸21次/分，血压126/84 mmHg。入院后完善相关检查，拟在全麻下行急诊“腹腔镜下阑尾切除术”。

思考与操作：

（1）请操作：现患者已送入手术室，作为值班护士，请为其准备麻醉床。

（2）请思考：根据手术部位和麻醉方式你怎样准备橡胶单和中单？

【目的】

1. 便于接受和护理麻醉手术后患者。
2. 使患者安全、舒适，预防并发症。
3. 保护被褥清洁，避免污染，便于更换。

【操作程序】

1. 操作前准备

（1）环境准备：病室清洁通风，室内没有患者进行治疗或进餐。

（2）患者准备：评估患者的诊断、病情、手术和麻醉方式、手术后需要的抢救或治疗的物品等。

（3）护士准备：衣帽整洁，取下手表，洗手，戴口罩。

（4）物品准备：①床上用物：同备用床，另加橡胶单和中单各2块，按使用顺序折叠好放于护理车上。②麻醉护理盘：无菌巾内放开口器、压舌板、舌钳、牙垫、通气导管、治疗碗、平镊、氧气导管或鼻塞管、吸痰管、纱布数块；无菌巾外放心电监护仪（血压计、听诊器）、弯盘、手电筒、胶布、棉签、护理记录单、笔。③其他：输液架，必要时准备好吸痰和吸氧装置。

2. 操作步骤

（1）同备用床步骤1~4，铺好近侧大单。

（2）铺橡胶单和中单：根据手术部位、麻醉方式在床中部和床头铺橡胶单中单。铺在床中部时，先铺橡胶单后铺中单，中线分别与大单的中线对齐，上端距床头45~50 cm，下垂部分一并塞于床垫下。铺在床头时，先铺橡胶单后铺中单，中线分别与大单的中线对齐，上缘与床头床垫平齐，下缘压在中部橡胶单和中单上，下垂部分一并塞于床垫下。转至对侧，依次铺好大单、橡胶单和中单。

（3）套被套：同备用床步骤5套被套。

（4）三折盖被：将盖被纵向三折扇形折叠于一侧床边，开口处向门。

（5）套枕套：在床尾将枕套套于枕芯外，横立于床头，开口背门。

（6）移回床旁桌，床旁椅移至折叠盖被同侧床尾。

（7）将麻醉护理盘放在床旁桌上，其他物品按需要放置。

（8）整理用物，洗手。

3. **健康教育** 向陪护家属解释患者手术后去枕平卧的目的、方法、时间及注意事项，使其配合。

【注意事项】

1. 同备用床 1~5。
2. 铺麻醉床时应换上清洁被单，保证术后患者舒适，避免感染的发生。
3. 中单要遮盖橡胶单，避免橡胶单外露接触患者皮肤，引起不适。
4. 患者所需的盖被，其厚薄应根据季节及室温加以调整。
5. 实施抢救和护理所需的用物应准备齐全。

【操作考核评分标准】

铺麻醉床操作考核评分标准列于表 1-3-3。

表 1-3-3 铺麻醉床操作考核评分标准

年 / 班级： 学号： 姓名： 得分：

项目	内容	分值	评分等级				得分
			A ×1.0	B ×0.8	C ×0.6	D ×0.4	
操作前（20 分）	环境准备	5					
	患者准备	5					
	护士准备	5					
	物品准备	5					
操作中（60 分）	移开桌椅	5					
	翻床垫	5					
	铺床褥	5					
	铺大单	5					
	铺橡胶单和中单	10					
	套被套	10					
	套枕套	10					
	移床旁桌、椅至合适位置	5					
	放置麻醉护理盘	5					
操作后（5 分）	整理用物，洗手	5					
整体评价（15 分）	病床舒适、安全、实用	5					
	操作熟练、省时、节力	5					
	用物齐全，满足患者使用需要	5					

（孙淑丰）

四、卧床患者更换床单技术

对于长期卧床的患者，护士应定期更换床单，以保持床单位清洁、干燥，患者睡卧舒适，减少并预防并发症发生。

实训目标

通过本项技术操作规程的学习，学生能够：

1. 描述卧床患者更换床单的目的及注意事项。
2. 熟练操作卧床患者更换床单方法，保障患者的安全、舒适。
3. 操作过程中根据患者的病情、文化程度、心理状态做出合理的解释，表现出良好的沟通交流技巧和对患者的责任心、爱心。

【临床情景】

患者，王某，男，45岁，因车祸致“颅脑损伤”入院，床号3号，手术一周后患者体温36.5 ℃，脉搏76次/分，呼吸20次/分，血压116/72 mmHg，嗜睡状态，病情稳定，使用鼻饲管辅助营养供给。现床单及被套被尿液浸湿，床单上有少量碎屑。

思考与操作：

（1）请处理：对当前情况应如何处理？在操作过程中有哪些注意事项？

（2）请思考：协助翻身后，患者感觉腰骶部麻木、疼痛，如果你是当班护士，该如何处理？

【目的】

1. 保持床单位清洁、干燥，患者睡卧舒适。
2. 保持病房整洁美观。
3. 预防压疮等并发症的发生。

【操作程序】

1. 操作前准备

（1）环境准备：同病室内无患者进行治疗或进食等。病房温湿度适宜，必要时使用屏风遮挡。

（2）患者准备：评估患者的年龄、病情、意识状态，肢体活动程度等；心理状态及合作程度；有无管道，是否使用便器。患者了解床单更换的目的和配合方法等。

（3）护士准备：着装整洁，洗手，戴口罩。

（4）物品准备：

治疗车上层：清洁的大单、中单、被套、枕套、床刷、半湿床刷套。必要时备清洁衣裤。

治疗车下层：医用垃圾桶（内套黄色垃圾袋）、生活垃圾桶（内套黑色垃圾袋）。

治疗车外侧：污衣袋。

2. 操作步骤

（1）床旁核对：携用物至患者床边，核对患者（床号、姓名、腕带）信息。解释操作目的、方法、配合要点。

（2）初步准备：酌情关闭门窗，必要时屏风遮挡。放平床头和膝下支架（依病情和卧位而定）。移开床旁桌、床旁椅至不妨碍操作处，松开床尾盖被，必要时给予便盆。竖起对侧床挡，放下近侧床栏。

（3）移患者至对侧：一手托患者头部，一手将患者枕头移向对侧，协助患者翻身移向对侧，患者稳定侧卧，背对护士，安置妥当各种引流管及治疗装置（如有引流管，应从没有的一侧开始更换），近侧棉被移近患者，询问患者有无不适。

（4）处理近侧污单：松开近侧各层污单，依次将中单、大单向床中线内卷，塞于患者身下。

（5）清扫近侧床褥：扫净近侧床褥并拉平，清扫橡胶单后搭于患者身上。

（6）铺近侧大单：将清洁大单中线对齐床面中线，打开，将近侧下拉散开，将对侧大单内折后卷至床中线处，塞于患者身下，先铺床头，同法铺床尾；再至中间处，下拉大单中部边缘塞于床垫下。

（7）铺清洁中单：铺平橡胶单，将清洁中单铺于橡胶单上，近侧部分下拉至床缘塞于床垫下。对侧部分内卷至床中线处塞于患者身下。

（8）移患者至近侧：协助患者平卧，将患者枕头移向近侧，协助患者移向近侧，患者平稳侧卧，面向护士，躺卧于铺好床单的一侧，观察患者情况，安置各种管道，拉起近侧床栏，放开近侧被筒。

（9）撤出对侧污单：护士转至床对侧，放下对侧床栏。松开对侧各层污单，从患者身下卷出污中单，向上卷下垂污中单，上下卷折成团，取出污中单，放于污衣袋内；从患者身下卷出污大单，将大单自床头内卷至床尾处，取出污大单放于护理车污衣袋内。

（10）清扫对侧床褥：扫净对侧床褥并拉平，清扫橡胶单后搭于患者身上。

（11）铺对侧大单：从患者身下拉出清洁床单，同法铺对侧清洁大单和清洁中单。

（12）安置患者平卧：协助患者平卧、将枕头移向中间。安置各种管道。

（13）套被套：

1）松开污被套：松开对侧及床尾污被筒，解开系带。

2）铺清洁被套：清洁被套平铺于床上，打开尾部开口端上层 1/3。

3）取出棉胎：自污被套内将棉胎取出，装入清洁被套内。

4）撤出污被套。

5）展平棉胎：将棉胎展平，系好被套尾端开口处系带。

6）折被筒：将两侧被套折叠成被筒，床尾余下部分塞于床垫下。

（14）更换枕套：抽出枕头，于床尾处更换枕套，轻拍枕头，开口处背门，平放于床头。

（15）操作后处理：

1）移回床旁桌、椅。

2）根据天气情况和患者病情，摇起床头和膝下支架，协助患者取舒适卧位，打开门窗。

3）询问患者有无不适及其他需要。

（16）分类处理用物

（17）洗手、记录。

3. **健康教育**

（1）说明更换床单的必要性，告知患者及家属被服一旦被尿液、粪便、伤口渗出液等污染，应及时联系护士进行更换。

（2）说明更换床单的目的和配合方法，请患者积极配合。

（3）更换过程中患者如有不适，应立即告知护士。根据患者反馈信息，护士及时进行必要处理，防止意外发生。如观察患者局部皮肤情况，做好“六勤”和记录，预防压疮的发生。

【注意事项】

1. 注意节力原则，动作敏捷轻稳。

2. 保障患者的安全，操作中不可过多翻动和暴露患者，以免着凉；注意观察病情及患者的皮肤有无异常改变，要保护患者的各种管道，防止管道扭曲、折叠、受压或脱落。操作后患者无病情变化，无意外损伤发生。

3. 关爱患者，使患者感到温暖、舒适、情绪愉快。

【知识链接】

一次性纸床单诊疗床的设计及临床应用

一次性纸床单诊疗床是针对传统简易普通诊疗床在使用过程中的不足，借鉴日用卷筒卫生纸及自动工业传输系统的工作原理改进而来。

1. **材料**　一次性纸床单长度为100米/卷，宽度和使用床面相同，纸床单先使用紫外线光线消毒2小时，然后进行高温密封。一次性纸床单分为普通纸床单（B超室、体检中心的诊疗床配套用）和医用卫生垫（妇科诊疗床配套用）两种。

2. **操作方法**　传统简易普通诊疗床是将布床单横形铺于床面需要保护的部位，将布床单两端压于床垫下行固定。改进后一次性纸床单诊疗床是将收纸滚筒、送纸滚筒分别固定在床架的前端、后端，通过操作控制器开关使一次性纸床单匀速向床尾单移动，每次转动距离为2米左右即可，松开控制开关，卷纸系统停止运转。

3. **更换方式**　传统布床单的更换方式是由操作人员用手拉出布床单压于床垫下的固定部分，将布床单污染面向里翻卷，放于污物桶中。改进后一次性纸床单更换方式是用电路控制开关按键（控制器），即可使一次性纸床单紧贴床面由床头端向床尾端移动，更换一次性纸床单即可完成。

4. **优点**　改进后一次性纸床单诊疗床使就诊患者感到安全、整洁，操作简便、省时省力，能更完整地保护床面，减少了因污染床单所造成的感染机会，减少医源性感染的机会。

【操作考核评分标准】

卧床患者更换床单操作考核评分标准列于表 1-4-1。

表 1-4-1 卧床患者更换床单操作考核评分标准

年 / 班级： 学号： 姓名： 得分：

项目	内容	分值	评分等级				得分
			A ×1.0	B ×0.8	C ×0.6	D ×0.4	
操作前（20 分）	环境准备	5					
	患者准备	5					
	护士准备	5					
	物品准备	5					
操作中（55 分）	床旁核对、解释	5					
	初步准备	5					
	移患者至对侧	5					
	处理近侧污单	5					
	铺清洁大单	5					
	铺清洁中单	5					
	移患者至近侧	5					
	更换对侧床单	10					
	更换被套	5					
	更换枕套	5					
操作后（10 分）	协助取舒适卧位	5					
	整理用物，洗手、记录	5					
整体评价（15 分）	操作熟练，保护意识强	5					
	沟通自然，达到有效沟通	5					
	操作中关怀、体贴患者	5					

（张小丽）

五、变换卧位技术

由于疾病或治疗的原因，患者可能需要长期卧床。长期卧床的患者易发生多种并发症：易出现消化不良、便秘、肌肉萎缩等症状；因局部组织受压，血液循环障碍，易发生压力性损伤；呼吸道分泌物不易咳出，易导致坠积性肺炎。因此，护理人员应督促或定时协助患者变换体位，以保持舒适和安全，并预防并发症。

实训目标

通过本项技术操作规程的学习，学生能够：

1. 描述常用变换卧位的方式。

2. 熟练掌握变换卧位方法的操作流程。

3. 运用变换卧位方法为患者变换卧位。

4. 操作过程中根据患者的病情、文化程度、心理状态做出合理的解释，表现出良好的沟通交流技巧和对患者的责任心、爱心。

【临床情景】

患者，刘某，男，56岁，因“进食哽咽感1月余”入院治疗，临床诊断“食管癌”。按计划给予择期手术，术后第一日体温37.2 ℃，脉搏80次/分，呼吸22次/分，血压118/76 mmHg，留置有胃管、尿管和胸腔闭式引流管，引流通畅。

思考与操作：

（1）请处理：晨间护理时，为患者更换床单，护士应如何协助其变换体位？

（2）请思考：沟通过程中，患者表现出紧张情绪，担忧伤口疼痛，拒绝更换床单，这种情况该如何处理？

（一）协助患者移向床头

【目的】

协助滑向床尾而不能自行移动的患者移向床头，恢复舒适且安全的卧位。

【操作程序】

1. 操作前准备

（1）环境准备：干净、整洁、宽敞、明亮，温度适宜，必要时进行遮挡。

（2）患者准备：评估患者的年龄、病情、体重、神志、生命体征、躯体活动度、伤口及引流情况、心理状态及合作程度。向患者介绍移向床头的目的、过程及配合要点，使其情绪稳定，愿意配合。

（3）护士准备：着装整洁，洗手，戴口罩。

（4）物品准备：根据病情备好软枕。

2. 操作步骤

（1）床旁核对：核对患者（床号、姓名、腕带）信息。解释操作目的、方法、配合要点。

（2）安置导管：将各种导管及输液装置安置妥当，将盖被折叠于床尾或一侧，根据情况放平床头或靠背，将枕头横立于床头。

（3）协助移动

一人协助：患者仰卧屈膝，双手握住床头栏杆，双脚蹬床面；护士一手托住患者肩背部，另一手在臀部助力，协助患者移向床头。

二人协助：患者仰卧屈膝，护士分别站在床两侧，交叉托住患者的肩部和臀部，或者一人托住颈肩及腰部，另一人托住臀部及腘窝处，同时抬起患者至床头。

（4）检查安置：放回枕头，检查、固定好各种管路，根据病情摇起床头或放好靠背，安置患者于舒适卧位，整理床单位。

（5）洗手。

（二）协助患者翻身侧卧

【目的】

1. 协助不能起床的患者更换卧位，使其更加舒适。
2. 满足治疗和护理的需要，如为患者进行背部治疗或更换床单时。
3. 预防压力性损伤、坠积性肺炎等并发症。

【操作程序】

1. 操作前准备

（1）环境准备：干净、整洁、宽敞、明亮，温度适宜，必要时进行遮挡。

（2）患者准备：评估患者的年龄、病情、体重、神志、生命体征、躯体活动度、伤口及引流情况、局部皮肤受压情况、心理状态及合作程度。向患者及家属介绍更换卧位的目的、方法和过程，使其能够配合。

（3）护士准备：着装整洁，洗手，戴口罩。

（4）物品准备：根据病情备好软枕。

2. 操作步骤

（1）床旁核对：核对患者（床号、姓名、腕带）信息。解释操作目的、方法、配合要点。

（2）安置导管：将各种导管及输液装置安置妥当，视情况将盖被折叠于床尾或一侧。

（3）安置患者：患者仰卧，双手放于腹部，双腿屈曲。

（4）协助翻身：

一人协助：先将枕头移向近侧，将患者双下肢移向近侧，再将肩、腰、臀部移向近侧；护士一手扶肩，一手扶膝，轻轻将其推转向对侧，背对护士。

二人协助：甲乙两护士站于患者同侧，先将枕头移向近侧，护士甲托患者颈肩和腰部，乙托患者臀部和腘窝，同时将患者抬起移向近侧；两护士分别托住患者的肩、腰部和臀、膝部，轻推使其转向对侧。

（5）检查安置：放回枕头，将软枕垫于患者背部、胸前和膝部，确保各种管路通畅且固定妥当，安置患者于舒适卧位，整理床单位。

（6）观察：观察背部皮肤并视情况进行护理，

（7）洗手、记录并做好交接。

3. **健康教育**

（1）向患者及家属说明正确更换卧位对预防并发症的重要性。

（2）更换卧位之前根据目的不同向患者及家属说明更换方法、注意事项及配合方法。

【注意事项】

1. 协助患者移向床头时，应注意保护头部，防止碰撞到床头栏杆导致受伤。

2. 两人协助进行操作时，动作应协调一致，用力平稳。

3. 如患者带有各种引流管路，应将管路安置妥当，翻身后检查管路是否滑脱、移位、受压、扭曲等，以保持固定妥当且通畅。

4. 移动患者时应将患者身体稍抬起，不可拖拉，以免对皮肤造成损伤；翻身时注意保暖并防止坠床；翻身后用软枕垫好肢体，以保持舒适。

5. 根据患者病情及皮肤受压情况确定翻身时间间隔，如发现皮肤发红或破损应及时处理，酌情增加翻身次数，同时应做好记录和交接班。

6. 协助患者变换卧位时应注意节力原则，让患者尽量靠近护士，使重力线通过支撑面来保持平衡，同时通过缩短重力臂可以达到安全、省力的目的。

7. 为手术患者翻身前，应先检查伤口敷料是否干燥、有无脱落，如已脱落或潮湿，应先更换敷料后再翻身，伤口不可受压；患者有牵引时，翻身时不可放松牵引，并使头、颈、躯干保持在同一水平位翻动，翻身后注意牵引方向、位置及牵引力是否正确；颅脑术后患者，应卧于健侧或平卧，避免头部转动剧烈而引起脑疝；有石膏固定或较大伤口者，翻身后注意患处位置及局部肢体血运情况，使用软垫支撑，防止受压。

【知识链接】

翻身床的使用

翻身床作为大面积烧伤患者广泛使用的重要辅助治疗工具，主要用于协助患者变换体位、早期保痂和术后减压，充分暴露创面并保持干燥，防止创面加深，避免皮瓣受压坏死，方便清创换药和患者大小便护理，加快创面愈合速度，并预防压力性损伤发生等。翻身床由上下两床面组成，通过 360° 旋转将上下床面交换后，实现了患者仰卧位和俯卧位的交替。在患者进食水、排便时应用翻身床将患者翻身至仰卧位，之后再用翻身床翻身至俯卧位。翻身床的使用大大方便了该类患者的生活护理，有效减少了手术部位的受压时间，促进患者尽快康复。

【操作考核评分标准】

1. 协助患者移向床头技术操作考核评分标准列于表 1–5–1。

表 1-5-1　协助患者移向床头技术操作考核评分标准

年 / 班级：　　　　　学号：　　　　　姓名：　　　　　得分：

项目	内容	分值	评分等级				得分
			A ×1.0	B ×0.8	C ×0.6	D ×0.4	
操作前（20 分）	环境准备	5					
	患者准备	5					
	护士准备	5					
	物品准备	5					
操作中（55 分）	床旁核对、解释	5					
	安置导管	5					
	枕头横立床头	5					
	一人操作：患者准备	10					
	一人操作：移向床头	10					
	二人操作：患者准备	5					
	二人操作：移向床头	10					
	检查安置各种管路	5					
操作后（10 分）	协助取舒适卧位，整理床单位	5					
	洗手、记录	5					
整体评价（15 分）	操作熟练，动作协调	5					
	沟通自然，达到有效沟通	5					
	操作中关怀、体贴患者	5					

2. 协助患者翻身侧卧技术操作考核评分标准列于表 1-5-2。

表 1-5-2　协助患者翻身侧卧技术操作考核评分标准

年 / 班级：　　　　　学号：　　　　　姓名：　　　　　得分：

项目	内容	分值	评分等级				得分
			A ×1.0	B ×0.8	C ×0.6	D ×0.4	
操作前（20 分）	环境准备	5					
	患者准备	5					
	护士准备	5					
	物品准备	5					
操作中（55 分）	床旁核对、解释	5					
	安置导管	5					
	安置患者	5					

续表

项目	内容	分值	评分等级				得分
			A ×1.0	B ×0.8	C ×0.6	D ×0.4	
	一人操作：移向近侧	10					
	一人操作：翻身侧卧	10					
	二人操作：移向近侧	5					
	二人操作：翻身侧卧	10					
	检查安置各种管路	5					
操作后（10分）	协助取舒适卧位，整理床单位	5					
	洗手、记录	5					
整体评价（15分）	操作熟练，动作协调	5					
	沟通自然，达到有效沟通	5					
	操作中关怀、体贴患者	5					

（李　宁）

六、运送患者技术

患者入院、接受检查或者治疗、出院时，如不能自行移动，护士需根据患者病情采取不同的转运方法，如轮椅、平车或担架等。在转运患者过程中，护士应运用人体力学原理，以避免损伤，减轻双方的疲劳，提高工作效率，保障患者安全和舒适。

实训目标

通过本项技术操作规程的学习，学生能够：

1. 描述轮椅、平车移动患者运行过程中应注意的问题。

2. 熟练运用轮椅、平车运送法运送患者。

3. 操作过程中根据患者的病情、文化程度、心理状态做出合理的解释，表现出良好的沟通交流技巧和对患者的责任心、爱心及同理心。

（一）轮椅运送技术

【临床情景】

患者，刘某，女，50岁，“阴道不规则流血21日”来诊，以“子宫异常出血”收入院。入院时体温36.5 ℃，脉搏92次/分，呼吸20次/分，血压92/63 mmHg。入院后血常规检查结果示：血红蛋白 43 g/L。患者四肢乏力。今遵医嘱行妇科彩超检查。

思考与操作：

（1）请处理：患者使用轮椅检查时，不想坐轮椅，感觉丢面子，如果你是当班护士，你该如何处理？

（2）请思考：使用轮椅运送患者需要注意哪些事项？

【目的】

1. 运送不能行走但能坐起的患者入院、检查、治疗和出院。
2. 帮助患者下床活动，促进血液循环和体力恢复。

【操作程序】

1. 操作前准备

（1）环境准备：温暖、宽阔。

（2）患者准备：评估患者选择帮助移动的方法，向患者解释移动的目的、方法及配合要点；评估患者的术式、手术时间、疼痛、引流情况；评估患者的自理能力及合作情况等。

（3）护士准备：着装整洁，洗手，戴口罩。

（4）物品准备：轮椅，根据需要备毛毯、别针、软枕。

2. 操作步骤

（1）检查轮椅：检查轮椅各部件的性能是否安全、完好。

（2）床旁核对：携轮椅至患者床边，核对患者（床号、姓名、腕带）信息。解释操作目的、方法、配合要点。评估患者的状况是否适宜搬运，协助患者排便。

（3）放置轮椅：将轮椅推至床旁，椅背和床尾平，面向床头。

（4）锁定轮椅：检查确认轮椅制动系统放在锁定位置。

（5）协助坐起：协助患者穿好病服，注意保暖，协助患者坐起穿鞋。

（6）协助站立：嘱患者将双手搭于护士肩上，护士双手环抱患者腰部，协助患者下床、站起。

（7）协助坐轮椅中：嘱患者抓紧轮椅扶手、转身坐于轮椅中。

（8）放下脚踏：协助患者将双脚移至轮椅脚踏板上。

（9）运送、观察：观察患者反应，询问患者的感觉（天气冷可以穿大衣，盖毛毯、棉被，注意保暖），嘱患者靠后坐，放开制动系统，推轮椅移动。

（10）整理床单位，铺暂空床。

（11）协助下轮椅：下轮椅时，椅背和床尾平，患者面向床头；固定制动闸，翻起脚踏板，协助患者坐于床边。

（12）操作后整理：患者取舒适卧位，整理床单位，放置好呼叫装置。

（13）处理用物：将轮椅放回原处。

（14）洗手、记录。

3. 健康教育

（1）告知患者及家属搬运的目的、方法及配合要点。

（2）向患者及家属讲解搬运及检查过程中的注意事项。

（3）告知患者在搬运过程中，如有不适及时告知，防止意外发生。

【注意事项】

1. 轮椅移动患者运行过程中必须系好保护带以确保患者的安全、舒适、保暖，注意观察患者病情变化。

2. 推车注意平稳，匀速前进，避免车撞墙或门等，以防振动患者或损伤建筑物。

3. 推车上下坡时注意提醒患者身体向后坐稳，下坡时注意将轮椅调转方向，向后倒着走。

4. 轮椅移动患者必须携带输液时，应保持输液通畅，准备更换输液的必备物品、药品，途中注意观察输液穿刺处，询问患者有无不适主诉。

5. 注意携带引流患者应妥善固定引流管及引流袋，防止牵拉造成脱管。

【知识链接】

共享轮椅的使用

为方便患者使用，共享轮椅在各医院开始投放使用，它采用固定锁桩方式，“颜值高”，规划有序，避免了传统租赁轮椅的随意堆放及损坏、污染、丢失等情况；共享轮椅锁桩内置高科技芯片，用户通过扫码 10 秒内即可完成操作，十分便捷。

【操作考核评分标准】

轮椅运送技术操作考核评分标准列于表 1-6-1。

表 1-6-1　轮椅运送技术操作考核评分标准

年 / 班级：　　学号：　　姓名：　　得分：

项目	内容	分值	评分等级				得分
			A ×1.0	B ×0.8	C ×0.6	D ×0.4	
操作前（20 分）	环境准备	5					
	患者准备	5					
	护士准备	5					
	物品准备	5					
操作中（55 分）	检查轮椅性能	5					
	床旁核对、解释	5					
	放置轮椅位置	5					
	锁定轮椅	5					
	协助患者坐起	5					
	协助患者站立	5					
	协助患者上轮椅	5					

续表

项目	内容	分值	评分等级				得分
			A ×1.0	B ×0.8	C ×0.6	D ×0.4	
	放下脚踏	5					
	推动轮椅	5					
	观察患者反应	5					
	协助患者下轮椅	5					
操作后（10 分）	协助取舒适卧位，整理床单位	5					
	整理用物，洗手、记录	5					
整体评价（15 分）	操作熟练，节力	5					
	沟通自然，达到有效沟通	5					
	操作中关爱患者，保护患者安全	5					

（二）平车运送技术

【临床情景】

患者，李某，男，32 岁，因“腰痛 3 天，右下肢疼痛伴麻木 5 天”就诊，以“急性腰椎间盘突出”收入院。入院时体温 36.6 ℃，脉搏 78 次 / 分，呼吸 18 次 / 分，血压 128/78 mmHg。今日为 L4~5 椎间盘摘除术后第 2 日。遵医嘱行腰椎正侧位 X 线检查。

思考与操作：

（1）请处理：告知患者需外出检查，患者诉担心手术切口疼痛，不敢移动，如果你是当班护士，该如何处理？

（2）请思考：使用平车运送患者需要注意哪些事项？

【目的】

主要运送不能起床的患者入院、检查、治疗、手术和出院。

【操作程序】

1. 操作前准备

（1）环境准备：温暖、宽阔，移开床旁桌椅，松开盖被。

（2）患者准备：向患者解释移动的目的、方法及配合要点；评估患者的病情、术式、肢体活动情况；评估患者的自理能力及合作情况；评估手术时间、疼痛、引流情况等。

（3）护士准备：着装整洁，洗手，戴口罩。

（4）物品准备：平车、枕头、大单、平车垫或褥子、棉被或毛毯，并检查平车的性能是否安全可靠，检查平车制动系统。

2. **操作步骤**

（1）检查平车：检查平车各部件的性能是否安全、完好。

（2）床旁核对：携平车至患者床边，核对患者（床号、姓名、腕带）信息。解释操作目的、方法、配合要点。并评估患者病情及体重以确定搬运方法。

（3）安置体位：协助患者取仰卧位，松开盖被，穿好衣服。必要时协助患者排便。

（4）安置导管：各种管路、石膏或夹板、牵引等固定牢固（管路可用别针固定于病服上）。

（5）搬运患者至平车

◆ 挪动至平车（适用于可自行挪动身体的患者）

1）放置平车：移开床旁桌椅，平车放置与病床平行，大轮靠近床头。

2）锁定床及平车：检查床及平车的制动系统放在锁定位置。

3）协助患者移至平车：帮助患者将上身、臀部、下身依次向平车上移动（回床时顺序相反，先帮助患者移动下半身，再移动上半身），使其头部枕于大轮端，躺在平车中央。协助患者取合适体位，盖被保暖。

◆ 一人协助至平车法（适于上肢活动自如和体重较轻的患者）

1）放置平车：移开床旁桌椅，平车放置与病床成钝角，大轮靠近床尾。

2）锁定床及平车：检查床及平车的制动系统放在锁定位置。

3）搬运患者至平车上：护士一臂自患者腋下伸至对侧肩部外侧，另一臂伸至患者大腿下面；患者双臂交叉，依附于护士颈部；护士托起患者移步转身，将患者轻放于平车上，协助患者取合适体位，盖被保暖。

◆ 双人协助至平车法（适于不能活动和体重较重的患者）

1）放置平车：移开床旁桌椅，平车放置与病床成钝角，大轮靠近床尾。

2）锁定床及平车：检查床及平车的制动系统放在锁定位置。

3）搬运患者至平车上

①护士站位：护士两人站在患者同侧床旁。

②安置患者体位：帮助患者双上肢交叉放于胸前。

③搬运手法：护士甲一只手臂托起患者的头、颈、肩部，另一只手托住患者腰部；护士乙一只手托住患者臀部，另一只手托住患者的腘窝与小腿部（腿部有石膏的患者不能使膝关节屈曲，以免将石膏折断），两人同时抬起患者，用手臂将患者尽量环住（使患者身体向护士倾斜），两人同时移步将患者移动至平车上，协助患者取合适体位，盖被保暖。

◆ 三人协助至平车法（适于不能活动和体重超重的患者）

1）放置平车：移开床旁桌椅，平车放置与病床成钝角，大轮靠近床尾。

2）锁定床及平车：检查床及平车的制动系统放在锁定位置。

3）搬运患者至平车上

①护士站位：护士甲、乙、丙三人站在患者同侧床旁。

②安置患者体位：帮助患者双上肢交叉放于胸前。

③搬运手法：护士甲一只手臂托起患者的头、颈部，另一只手托住患者肩部；护士乙一只手托住患者腰部，另一只手托住患者的臀部；护士丙一只手托住患者大腿部，另一只手托住患者小腿部，三人同时抬起患者，用手臂将患者尽量环住（使患者身体向护

士倾斜），三人同时移步将患者移动至平车上，协助患者取合适体位，盖被保暖。

◆ 四人协助至平车法（适于颈椎、腰椎骨折和病情较重的患者）

1）放置平车：移开床旁桌椅，平车放置与病床平行，大轮靠近床头。如果搬运骨折患者，平车上应放置硬板，固定好骨折部位。

2）锁定床及平车：检查床及平车的制动系统放在锁定位置。

3）搬运患者至平车上

①护士站位：护士甲、乙分别站于床头和床尾，丙、丁站分别站在病床和平车的一侧。

②放置中单：将中单或者帆布兜置于患者腰、臀部下方。

③搬运手法：护士甲托起患者的头、颈、肩部；护士乙托住患者双足；护士丙、丁分别抓住中单的四角，四人同时抬起患者向平车移动，将患者放于平车中央，协助患者取合适体位，盖被保暖。

（6）检查管路：检查各种管路、石膏或夹板、牵引是否固定牢固。

（7）整理床单位，铺暂空床。

（8）运送、观察：放开制动系统，推车移动；观察患者情况，询问患者感觉。

（9）洗手、记录。

3. 健康教育

同轮椅运动法。

【注意事项】

1. 根据患者的病情、意识、心理状态决定是否适宜搬运，评估患者适用哪种搬运方法。
2. 各种管路、石膏或夹板、牵引固定牢固，防止身体移动时脱出。
3. 颈椎病患者搬运前必须佩戴围领，腰椎和胸椎病患者搬运前必须佩戴围腰或支具。
4. 患者卧于平车正中，头枕于大轮端，因转弯及行进中，大轮端平稳，转动及摇摆幅度较小，患者感觉舒适。
5. 平车移动时小轮在前，拉起床档以确保患者的安全，上下坡时保持患者头部处于较高的位置，注意观察患者病情变化。
6. 推车注意平稳，匀速前进，避免车撞墙或门等，以防振动患者或损伤建筑物。
7. 推车上下坡时患者的头部应保持在高处端，以免患者产生不适。

【知识链接】

医用转移板和一次性滑移垫

医用转移板又称医用过床器、医用过床易，是一种帮助患者平移或转移的护理工具。一次性滑移垫，也称一次性静态搬运床单，是在医用转移板的基础上研发生产的新型一次性护理耗材。二者均利用两种不同特殊材料之间的滑动性，由一名医护人员拉引滑动，形成类似传动带的效果，实现患者“不动式”平稳过床，适用于医院各科室病床、推车、手术台、CT 台、X 线检查台之间患者的过床，患者的移位、侧身、清洁以及康复或重症患者的护理。

医用转移板和一次性滑移垫的应用改变了传统的过床方式，节时省力，方便快捷，既减轻了医护人员和家属的体力负担，也避免了患者的二次损伤和身体裸露等尴尬情况的发生，减轻患者疼痛，促进患者舒适，提高了医疗护理质量。

【操作考核评分标准】

平车运送技术操作考核评分标准列于表 1-6-2。

表 1-6-2　平车运送技术操作考核评分标准

年 / 班级：　　　　　　　学号：　　　　　　　姓名：　　　　　　　得分：

项目	内容	分值	评分等级				得分
			A ×1.0	B ×0.8	C ×0.6	D ×0.4	
操作前（20 分）	环境准备	5					
	患者准备	5					
	护士准备	5					
	物品准备	5					
操作中（55 分）	检查平车性能	5					
	床旁核对、解释	5					
	安置体位、导管	5					
	放置平车	5					
	锁定平车及床	5					
	护士站位合理	10					
	护士手法正确	10					
	检查管路	5					
	运送、观察	5					
操作后（10 分）	协助取合适体位，整理床单位	5					
	整理用物，洗手、记录	5					
整体评价（15 分）	操作熟练，节力	5					
	沟通自然，达到有效沟通	5					
	操作中关爱患者，保护患者安全	5					

（高　兴）

七、患者保护性约束技术

肢体保护性约束技术是指使用保护具（protective device）来限制患者身体或身体某部位的活动，以达到保证患者安全与治疗效果、防止意外发生的一种重要方法。常见的保护具有床挡、约束带、支被架等。

实训目标

通过本项技术操作规程的学习，学生能够：

1. 描述各种保护具的使用注意事项。
2. 熟练掌握各种保护具的操作流程。
3. 运用保护性约束技术为患者实施约束，保障患者安全。
4. 操作过程中根据患者的病情、文化程度、心理状态做出合理的解释，表现出良好的沟通交流技巧和对患者的责任心、爱心及同理心。

【临床情景】

患者，王某，女，67岁，“停经17年，阴道不规则出血3个月”就诊，以“宫颈癌Ⅰa期”收入院。入院时体温36.3 ℃，脉搏67次/分，呼吸17次/分，血压138/88 mmHg。今行“腹腔镜下子宫全切+双侧附件切除+盆腔淋巴结清扫手术”，返回病室后给予心电监测、吸氧。患者躁动明显，通知医生，遵医嘱给予保护性约束。

思考与操作：

（1）请执行：遵医嘱为患者行保护性约束。

（2）请处理：使用约束带过程中，约束带松动，该如何处理？

（3）请分析：患者使用约束带过程中，左腕部皮肤发红，压之不褪色，请问发生了什么情况？该如何预防和处理？

【目的】

（1）主要用于预防患者坠床、自伤、非计划性拔管等意外或不配合治疗的行为。

（2）保证各项检查、治疗及护理措施能够顺利进行。

【操作程序】

1. 操作前准备

（1）环境准备：干净、整洁、宽敞、明亮，便于操作。

（2）患者准备：了解患者的诊断及治疗情况，需要约束的原因；评估患者的病情、肌肉和关节活动情况、需要约束的部位及其皮肤情况；评估患者的自理能力及合作程度；向患者及其家属解释使用保护性约束的目的、种类及方法，并签署约束同意书。

（3）护士准备：着装整洁，洗手，戴口罩。

（4）物品准备：带床挡的病床，约束带2~4条。

1）宽绷带约束：常用于固定手腕和踝部。

2）肩部约束带：常用于固定肩部，限制患者坐起。

肩部约束带制作方法：用宽8 cm、长120 cm的宽布，将一端制成袖筒。

3）膝部约束带：用于固定膝部，限制患者下肢活动。

膝部约束带制作方法：用宽10 cm、长250 cm的宽布制成，宽带中部相距15 cm，分别钉两条双头带。

4）约束用手套：防意外拔管的约束用手套取材方便、制作简单、经济适用、柔软舒适，患者及家属乐于接受。

约束用手套制作方法：由腕部约束带和露指厚掌手套两大部分组成。腕部约束带由矩形 30 cm × 13 cm 双层棉布内置海绵制成，两端居中，正、反面缝一 10 cm × 7 cm 长方形尼龙粘贴带；一根 180 cm × 3 cm 双层棉布系带平行于矩形长边且居中缝制于矩形体一面，系带由两侧引出；矩形系带面一端缝制 3 cm × 2 cm 尼龙粘贴带一块；露指厚掌手套掌部由长约 23 cm 的双层掌形棉布内置厚度约 7 cm 的海绵制成，手套五指分开外露，手背部腕端居中放一根 13 cm × 2.5 cm 双层棉布固定带，固定带远端内面缝制 3 cm × 2 cm 尼龙粘贴带一条。

2. 操作步骤

（1）床旁核对、解释：至患者床旁，核对患者的姓名、床号和腕带；并向患者及家属解释采用保护性约束的目的、方法、注意事项及配合要点。

（2）安置体位：协助患者安置舒适体位或治疗体位。

（3）检查肢体：检查患者肢体皮肤、血运情况及肢体活动度，妥善固定引流管路。

（4）实施保护性约束：

◆ 床档的使用

1）检查床挡：检查床挡性能，如发现松动、不牢固及时维护。

2）固定床挡：将两侧床挡拉起，固定。①多功能床挡：使用时插入两边床缘，不用时插于床尾。②半自动床挡：可按需要升降，不用时固定在床缘两侧。③木质床挡：使用时将床挡稳妥固定在床的两侧，进行护理时，将中间的活动门打开，护理结束，将门关闭。

3）再次确认：检查并确认患者肢体及皮肤未靠近床挡，以免造成坠床、压疮等意外。

◆ 宽绷带的使用

1）垫棉垫：用棉垫包裹手腕部或踝部。

2）打双套结：用宽绷带打成双套结，套在棉垫外，稍拉紧以使肢体不脱出，以不影响血液循环为宜。

3）系带：将绷带系于床缘上。

◆ 肩部约束带的使用

1）垫棉垫：腋窝处衬棉垫。

2）套袖筒：将袖筒套于患者两侧肩部。

3）系带：两袖筒上的细带在胸前打结固定，将两条长宽带系在床头。必要时将枕头横立于床头。

若无肩部约束带，可用大单做肩部约束带固定，将大单斜折成长条，放在患者的肩背部，将带的两端由腋下经肩前绕至肩后，从横在肩下的单子上穿过，再将两端系于床头横栏上即可。

◆ 膝部约束带的使用

1）垫棉垫：两膝间衬棉垫。

2）系带：约束带横放于两膝上，两头系带各固定一侧膝关节，然后将宽带两端系于床缘。

如用大单做膝部约束带固定，可将大单斜折成30 cm宽的长条，横放于两膝下，拉宽带的两端向内侧压盖在膝上，并穿过膝下的横带，拉向外侧使之压住膝部，将两端系于床缘即可。

◆ 约束用手套的使用

将五指分开伸入手套，腕部置于矩形约束带，两端环绕包裹腕部并粘合，同时将固定带与约束带粘合，系带缠绕打活结（松紧以伸入一指为宜），系于床缘。

（5）再次核对。

（6）洗手、记录：记录约束的部位和开始时间，并签字。

（7）按时巡视：每2小时巡视解松一次，观察约束部位皮肤，做好皮肤护理。

（8）解除约束：解除约束后，记录停止时间、约束部位皮肤，并签字。

3. 健康教育

（1）向清醒患者及家属解释使用床挡、约束带的目的、方法、注意事项，并取得理解和配合。

（2）告知可活动患者下床时不可跨越床挡。

（3）如发现床挡松动及时通知值班人员。

【注意事项】

1. 向患者及其家属做好解释工作，并取得理解和配合，使用约束前必须签署保护性约束同意书。
2. 定期检查床挡是否松动，避免患者紧靠床挡，造成坠床或皮肤压疮。
3. 约束带质地应软、松紧适宜，按时观察被约束肢体的血运情况和局部的皮肤，做好皮肤护理。
4. 约束时间不宜过长，定时解除约束带，防止约束时间过长造成神经麻痹。
5. 约束带禁止系到床挡，以免约束带前后滑动而影响保护性约束效果。
6. 保持约束带的清洁，有污迹、血迹时，及时更换。
7. 约束时保持患者肢体处于功能位。
8. 佩戴约束用手套时，要评估患者手的大小，选择合适的型号。
9. 使用约束前必须签署保护性约束同意书。

【知识链接】

全自动医用床

全自动医用床一般是适用于行动不便的卧床患者，比较重要的功能是一键成座椅和床体旋转功能。患者通过遥控装置可以自己起身，不用别人搀扶，另外，全自动床配备的床垫也比普通床垫更柔软，起防侧滑、防下滑作用，避免因用力不当对患者造成磕碰、拉伤等人为损伤。

支 架 被

支被架（overbed cradle）主要用于肢体瘫痪或极度衰弱的患者，防止盖被压迫肢体而造成不舒适或足下垂等并发症。也可用于烧伤患者采用暴露疗法需保暖时。使用时，将支被架罩于需防止受压的部位，盖好盖被。

【操作考核评分标准】

保护性约束技术操作考核评分标准列于表 1–7–1。

表 1–7–1　保护性约束技术操作考核评分标准

年 / 班级：　　　　　　　学号：　　　　　　　姓名：　　　　　　　得分：

项目	内容	分值	评分等级				得分
			A ×1.0	B ×0.8	C ×0.6	D ×0.4	
操作前（20 分）	环境准备	5					
	患者准备	5					
	护士准备	5					
	物品准备	5					
操作中（55 分）	床旁核对、解释	5					
	评估约束部位	5					
	正确选择约束具	5					
	使用床挡	5					
	使用宽绷带	10					
	使用肩部约束带	10					
	使用膝部约束带	5					
	使用约束手套	5					
	按时巡视	5					
操作后（10 分）	协助取合适体位，整理床单位	5					
	整理用物，洗手、记录	5					
整体评价（15 分）	操作轻柔，安全意识强	5					
	沟通自然，达到有效沟通	5					
	操作中关怀、体贴患者	5					

（高　兴）

八、床上洗头技术

床上洗头（shampooing in bed）是头发护理的重要内容之一，护士根据患者病情、体力和年龄，科学灵活地运用多种方式协助或为患者洗头，以使患者保持头发清洁，减少感染机会，促进患者舒适，增进身心健康等为目的的重要护理技术。

实训目标

通过本项护理操作规程的学习，学生能够：

1. 描述床上洗头法的目的、注意事项。
2. 熟练掌握床上洗头技术操作流程。
3. 运用床上洗头技术为患者洗头。
4. 操作过程中根据患者的病情、文化程度、心理状态做出合理的解释，表现出良好的沟通交流技巧和对患者的责任心、爱心。

【临床情景】

患者，王某，女，30 岁，因车祸致右侧大腿剧烈疼痛，不能移动被紧急送入医院，诊断为“右股骨下段骨折”。入院时体温 36.8 ℃，脉搏 76 次 / 分，呼吸 19 次 / 分，血压 134/76 mmHg。入院后完善相关检查，并及时治疗。患者右股骨下段骨折，医嘱给予经闭合复位后采用胫骨关节牵引。

思考与操作：

（1）请思考：患者入院后第三日，护士小李在晨间护理时发现患者头发油腻，拟为其进行床上洗头，需要评估哪些内容？

（2）请处理：在为该患者床上洗头过程中，患者突然面色苍白，浑身寒战，心率加快，该如何处理？

（3）请分析：患者在出院时不能下床活动，不能自行洗头，护士应该如何对患者及家属进行健康教育？

【目的】

1. 清洁头发，减少感染机会，促进头部血液循环及头发生长代谢。
2. 促进患者的舒适，保持良好的心态，增强自信。
3. 促进良好护患关系的建立。

【操作程序】

1. 操作前准备

（1）环境准备：干净、整洁、宽敞、明亮、便于操作；调节室温至 22 ℃以上，关好门窗。

（2）患者准备：评估患者的年龄、病情、意识状态及心肺功能等；心理状态及合作程度；头发卫生状况、日常洗发习惯。患者了解床上洗头的目的和配合方法及注意事项，洗头前协助患者排尿或排便，协助其取舒适卧位。

（3）护士准备：着装整洁，修剪指甲，洗手，戴口罩。

（4）物品准备

治疗盘内备：橡胶单、毛巾、浴巾、别针、眼罩或纱布、耳塞或棉球（以不吸水棉球为宜）、量杯、洗发液、护发素、梳子。

治疗盘外备：水壶（内盛热水，水温不超 40 ℃为宜）、水温计、脸盆或污水桶、手消液，需要时可备电吹风。扣杯式洗头法另备橡胶管、止血钳、搪瓷杯、毛巾。马蹄形垫床上洗头法另备橡胶马蹄形卷或自制马蹄形垫、毛巾。洗头车法另备洗头车。

治疗车下层：医用垃圾桶、生活垃圾桶、污水桶。

2. **操作步骤**

（1）床旁核对：携用物至患者床边，核对患者（床号、姓名、腕带）信息。解释操作目的、方法、配合要点，询问患者是否需要排泄。

（2）关闭门窗：关闭门窗，防止患者受凉。

（3）围毛巾于颈下：将患者衣领向内折，毛巾围于其颈下，别针固定妥当，别针尖端朝向脚趾方向。

（4）安置体位、选洗头器：

◆ 扣杯式床上洗头法

协助患者取仰卧位，将枕头置于患者肩下，铺橡胶单和浴巾于枕头上，保护床单、枕头及盖被不被沾湿；取脸盆一个，盆底放一条毛巾，倒扣搪瓷杯于盆底，杯上垫一块折叠整齐的毛巾，毛巾上外裹防水薄膜并固定，患者头部枕于毛巾上，脸盆内置一根橡胶管，下接污水桶。利用虹吸原理将污水引入桶内。

◆ 马蹄形垫床上洗头法

协助患者取仰卧位，上半身斜向床边，卧于床的对角线上，将枕头置于患者肩下，铺橡胶单和浴巾于枕头上；将毛巾铺于马蹄形垫（没有马蹄形垫可自制马蹄形卷代替）上，置马蹄形垫于患者后颈下，使患者颈部枕于马蹄形垫突起处，头部置于水槽中，马蹄形垫下方接脸盆或污水桶。

◆ 洗头车床上洗头法

协助患者取仰卧位，上半身斜向床边，卧于床的对角线上。将洗头车置于床旁，协助患者将头部枕于洗头车的头托上，将接水盘置于患者头下。

（5）保护眼耳：用耳塞或棉球塞好双耳，眼罩或纱布遮盖双眼，防止水流入耳朵和（或）眼睛。

（6）备水：用水温计测试水温，将少许温水放于患者前臂内侧，测试水温以患者感到舒适为宜，温水可以促进患者肌体舒适、肌肉放松，增加舒适感，避免受凉。

（7）洗发：松开并梳理头发。协助患者用温水充分浸湿头发。取适量洗发液于掌心，均匀涂抹于头发上，从发际至脑后部轻轻揉搓，揉搓力度适中，避免指甲损伤头皮，同时用手指指腹轻轻按摩头皮。温水冲洗干净，避免洗发液残留。根据患者需求，同理将护发素抹于发梢，用温水冲洗干净。

（8）干发

1）擦干头发：用干毛巾擦净头发水分，避免受凉，用毛巾包裹头发，取出耳内的耳塞或棉球，摘下眼睛上的眼罩或纱布，擦干面部。

2）吹干头发：撤去洗发用物，解下包头毛巾，根据患者习惯使用电吹风吹干头发，确保患者舒适，梳理头发，脱落的头发置于纸袋中。

（9）操作后整理：协助患者取舒适卧位，整理床单位，按需更换床单。

（10）分类处理用物。

（11）洗手、记录。

3. **健康教育**

（1）告知患者保持头发清洁的重要性、操作方法及注意事项。

（2）指导家属掌握床上洗发的知识和技能。

（3）指导患者合理饮食，进食清淡、易消化，营养丰富的食物。

（4）指导患者家属为患者进行肢体的被动运动，预防关节僵硬和肢体挛缩畸形。

【注意事项】

1. 洗头时应注意患者保暖，控制好室温，调节好水温，防止患者受凉或烫伤。
2. 病情危重或极度虚弱者不宜洗发。
3. 洗发过程中护士应遵循节时省力原则，避免疲劳；动作轻柔，防止损伤患者皮肤。
4. 洗发过程中随时观察患者病情变化，如有异常，停止操作，给予适当处理。
5. 洗发时间不宜过久，避免引起患者不适。
6. 保持患者舒适体位，保护伤口及各种管路，防止水流入耳部或眼睛。
7. 头发如有头虱者行灭虱处理。
8. 若为传染病患者洗头，严格按照传染病消毒处理流程执行。

【知识链接】

一次性免水洗洗发帽的应用

一次性免水洗洗发帽是一种新型的洗发帽，以帽子为载体，免水洗，洗发、润发、去头屑一步完成，该洗发帽一人一用一丢弃。

首先将洗发帽在微波炉中加热 15 秒左右或在热水中浸泡，温度保持 40~45 ℃，撕开袋口，将帽子包裹全部头发，轻轻揉搓头部 2~3 分钟，确保头发全部湿透，如果患者为长发，取下帽子包住发尾部分继续揉搓，取下帽子，清洗结束，将帽子丢入垃圾袋，用毛巾擦干头发，必要时用电吹风吹干并梳理头发。

一次性免水洗洗发帽的应用操作简单，能够缩短洗发时间，不良事件发生率低，清洁度及满意度高，加深了护患之间的信任感，提高了护士操作的依从性。

【操作考核评分标准】

床上洗头技术操作考核评分标准列于表 1–8–1。

表 1–8–1 床上洗头技术操作考核评分标准

年 / 班级： 学号： 姓名： 得分：

项目	内容	分值	评分等级				得分
			A ×1.0	B ×0.8	C ×0.6	D ×0.4	
操作前（20 分）	环境准备	5					
	患者准备	5					
	护士准备	5					
	物品准备	5					

续表

项目	内容	分值	评分等级				得分
			A ×1.0	B ×0.8	C ×0.6	D ×0.4	
操作中（55分）	床旁核对、解释	5					
	关闭门窗	5					
	围毛巾于颈下	5					
	安置体位、选洗头器	10					
	保护眼耳	5					
	准备温水	5					
	洗发	10					
	干发	10					
操作后（10分）	协助取舒适体位，整理床单位	5					
	整理用物，洗手、记录	5					
整体评价（15分）	操作熟练，动作轻柔	5					
	沟通自然，达到有效沟通	5					
	操作中关怀、体贴患者	5					

（曹启环）

九、床上擦浴技术

床上擦浴是护士协助或为病情较重、长期卧床、制动或活动受限及身体虚弱的患者进行床上皮肤清洁的一项护理操作，是以使患者保持皮肤清洁，促进舒适，增进身心健康等为目的的重要护理技术。

实训目标

通过本项技术操作规程的学习，学生能够：

1. 描述床上擦浴的目的和注意事项。
2. 正确评估患者皮肤情况，及时发现问题。
3. 运用床上擦浴技术为患者实施床上擦浴。
4. 操作过程中根据患者的病情、文化程度、心理状态做出合理的解释，表现出良好的沟通交流技巧和对患者的关心和爱心。

【临床情景】

患者，刘某，女，70 岁，主诉“突发言语含糊不清伴左侧肢体无力 3 小时”就诊，以“急性脑梗死”入院治疗。入院后完善相关检查，并及时治疗。入院 3 天后，患者病情平稳，体温 36.6 ℃，脉搏 74 次 / 分，呼吸 18 次 / 分，血压 132/74 mmHg。

思考与操作：

（1）请思考：护士小李在为患者翻身时发现该患者身上有汗臭味，拟为其进行床上擦浴，患者主诉近半月未洗澡，需要评估哪些内容？

（2）请处理：在为患者进行床上擦浴时，患者突然情绪激动，拒绝配合，该如何处理？

（3）请分析：如果患者在出院时右侧肢体肌力未恢复正常，不能自主沐浴，护士应该如何对患者及家属进行健康教育？

【目的】

1. 去除皮肤污垢，保持皮肤清洁，促进舒适，增进健康。
2. 促进皮肤血液循环，增强皮肤排泄功能，预防感染及压疮等并发症的发生。
3. 观察患者皮肤情况，为皮肤评估提供依据。
4. 增加交流，促进良好护患关系的建立。

【操作程序】

1. 操作前准备

（1）环境准备：干净、整洁、宽敞、明亮、便于操作；调节室温 22 ℃以上，关好门窗、必要时屏风遮挡。

（2）患者准备：评估患者的年龄、病情、意识状态等；心理状态及合作程度；皮肤状况（清洁度、完整性、颜色、温度、弹性、感觉等）、日常洗浴习惯。患者了解床上擦浴的目的、配合方法及注意事项，擦浴前协助患者排泄，协助其取舒适卧位。

（3）护士准备：着装整洁，修剪指甲，洗手，戴口罩。

（4）物品准备

治疗车上层：毛巾 3 条、浴巾 2 条、浴毯 1 条、治疗单 1 块、橡胶单 1 块、洁面乳、浴皂或沐浴露（选择温和无刺激洗浴用品）、按摩油（膏）、润肤剂、爽身粉、指甲刀，盆 2~3 个、水壶（盛 50~52 ℃温水）、水温计、清洁衣裤和被服、手消液。

治疗车下层：医用垃圾桶（内套黄色垃圾袋）、生活垃圾桶（内套黑色垃圾袋）、污水桶、便盆及便盆巾。

如有必要备屏风，女患者根据需要另备会阴冲洗用物。

2. 操作步骤

（1）床旁核对：携用物至患者床边，核对患者（床号、姓名、腕带）信息。解释操作目的、方法、配合要点，询问其是否需要协助排尿或排便。

（2）关窗遮挡：关闭门窗，屏风或隔帘遮挡，注意保护患者隐私，防止患者受凉。

（3）安置体位：放平床头及床尾支架，松开盖被移至床尾，铺治疗巾防止擦浴时弄湿床单，协助患者移近护士并取舒适体位，为患者盖好浴毯。

（4）备水：将水盆放于床旁桌上，倒入适量温水测试水温，以患者感到舒适为宜，温水可以促进患者肌体舒适、肌肉放松，增加舒适感，避免受凉。

（5）擦洗面颈部

1）放置浴巾：一条浴巾铺于患者枕头上，另一条浴巾盖于患者胸部，避免弄湿床单和被服。

2）叠套毛巾：将毛巾放入水中浸湿，拧至干湿适中方便擦洗为宜，将毛巾叠成手套状包于护士手上。

3）擦洗眼部：用清水擦洗患者眼部，由内眦向外眦擦洗，擦完一侧再擦另一侧，避免引起眼部刺激症状和交叉感染。

4）擦洗面颈部其他部位：按顺序擦洗前额、面颊、鼻翼、耳后、下颌、颈部，注意擦净皮肤褶皱处。如使用洁面乳，需先用浸有洁面乳泡沫的湿毛巾擦洗一遍，再用浸清水的湿毛巾擦洗干净，避免洁面乳残留。

5）擦干：用浴巾擦干，涂抹润肤剂。

（6）擦洗上肢和手

1）脱去上衣：为患者脱去上衣，一般情况先脱近侧后脱远侧，肢体活动障碍者先脱健侧后脱患侧，动作应轻柔，盖好浴毯以防受凉。

2）放置浴巾、浴毯：移去近侧上肢浴毯，并在其下面垫浴巾，以免弄湿床铺。

3）擦洗上肢：先用湿毛巾湿润皮肤，再将毛巾涂好浴皂，由远心端向近心端擦洗，力度适中避免擦伤皮肤，擦洗腋下时，抬高或外展手臂，用浸清水的湿毛巾擦净皂液，最后用浴巾边按摩边擦干。同法擦洗对侧上肢。

4）洗净双手：将水盆置于浴巾上，浸泡手部，洗净擦干，根据需要修剪指甲。

（7）擦洗胸腹部

1）放置浴巾、浴毯：将浴巾盖于患者胸部，浴毯折叠至脐部，保护患者隐私，避免着凉。

2）擦洗胸部：护士一手掀起浴巾，另一手包有毛巾，用力应适中，擦洗患者胸部，擦洗女性患者乳房时应环形用力，注意擦净皮肤褶皱处。

3）移动浴巾、浴毯：将浴巾盖于患者胸腹部，浴毯折叠至会阴部，保护患者隐私，避免着凉。

4）擦洗腹部：护士一手掀起浴巾，另一手包有毛巾，用力应适中，擦洗患者腹部，擦洗腹部时应注意洗净脐部和腹股沟皮肤褶皱处。

（8）擦洗背部：

1）安置体位：拉起对面床挡，防止坠床，协助患者取侧卧位，背向护士，有管道者妥善固定。

2）放置浴巾、浴毯：将一条浴巾纵向铺于患者身下，另一条浴巾盖于患者肩部防止受凉，将浴毯盖于患者胸腹部及腿部。

3）擦洗背部：依次擦洗后颈部、背部、臀部，如有必要用按摩油或按摩膏为患者按摩，促进背部血液循环。

4）穿好上衣：一般情况先穿远侧后穿近侧，肢体活动障碍者先穿患侧后穿健侧，协助患者取平卧位。

（9）擦洗下肢、足部及会阴部

1）脱去裤子：协助患者脱去裤子。

2）放置浴巾、浴毯：浴巾覆盖会阴部，将另一条浴巾铺于擦洗部位下面，将浴毯覆盖上肢、胸腹部及远侧下肢，露出近侧下肢。

3）擦洗下肢：依次擦洗踝部、小腿、膝关节、大腿，以利于静脉回流，洗净后彻底擦干。同法擦洗对侧下肢。

4）洗净双脚：将水盆放于患者足下，盆下垫橡胶单，患者屈膝，将双脚同时或先后放入盆内清洗足部及足趾，并询问观察患者有无不适，根据情况修剪趾甲，涂抹润肤剂。

5）擦洗会阴部：换盆、换水、换毛巾，浴毯盖好上肢和胸腹部，浴巾盖好下肢，暴露会阴部，按会阴部清洁护理原则擦洗会阴部。

6）穿好裤子：协助患者穿好清洁裤子。

（10）梳理头发：为患者梳理头发，维护患者个人形象。

（11）操作后整理：协助患者取舒适卧位，整理床单位，必要时更换床单。

（12）分类处理用物。

（13）洗手、记录。

3. 健康教育

（1）告知患者及家属床上擦浴的重要性、操作方法及注意事项。

（2）指导家属掌握床上擦浴的知识和技能。

（3）指导患者合理饮食，进食清淡、易消化，营养丰富的食物。

（4）指导患者及家属经常观察患者皮肤情况，避免感染、压疮等并发症发生。

【注意事项】

1. 擦浴时应注意患者保暖，控制好室温，调节好水温。
2. 操作中护士应遵循节时省力原则，动作敏捷、轻柔，通常于15~30分钟内完成擦浴。
3. 操作中注意观察患者病情变化及皮肤情况，如有不适立即停止操作，并给予适当处理。
4. 操作中注意保护患者隐私。
5. 操作中注意保护伤口和引流管。
6. 若为传染病患者擦浴，严格按照传染病消毒处理流程执行。

【知识链接】

多功能洗护装置的应用

多功能洗护装置是集床上洗头与淋浴于一体的洗护装置，使用安全方便，包括箱体、第一水箱、第二水箱、洗发盆和洗澡盆，箱体上设有进水口、出水口和第一排水口，第一排水口与第二水箱相连通，出水口与第一水箱相连通，洗发盆和洗澡盆分别与出水口对应设置，洗澡盆包括充气垫，充气垫上设有充放气孔。

协助患者平躺于气垫上，头部枕在气垫顶部小枕头上，用充气泵进行充气，打开气垫下端排水口，接污水桶。先进行头部清洗、擦干，然后进行躯体的清洗。清洗后，首先用大浴巾将患者包裹，然后放气、撤垫，协助患者平卧于床，穿好衣服，盖好被子，开窗通风。

多功能洗护装置的临床应用，能提高皮肤的清洁度、患者的舒适度，有效缩短操作时间，提高工作效率，减轻劳动强度，提高护士操作的依从性。

【操作考核评分标准】

床上擦浴技术操作考核评分标准列于表 1-9-1。

表 1-9-1 床上擦浴技术操作考核评分标准

年 / 班级：　　　　学号：　　　　姓名：　　　　得分：

项目	内容	分值	评分等级				得分
			A ×1.0	B ×0.8	C ×0.6	D ×0.4	
操作前（20 分）	环境准备	5					
	患者准备	5					
	护士准备	5					
	物品准备	5					
操作中（55 分）	床旁核对、解释	5					
	关闭门窗，屏风遮挡	5					
	安置体位	5					
	准备温水	5					
	擦洗面颈	5					
	擦洗上肢和手	10					
	擦洗胸腹部	5					
	擦洗背部	5					
	擦洗下肢、足部及会阴	5					
	梳理头发	5					
操作后（10 分）	协助取舒适体位，整理床单位	5					
	整理用物，洗手、记录	5					
整体评价（15 分）	操作熟练，动作轻柔	5					
	沟通自然，达到有效沟通	5					
	操作中关怀、体贴患者	5					

（曹启环）

十、压疮预防护理技术

压疮（pressure ulcer）又称压力性溃疡，是指身体局部组织因长期受压而引起血液循环障碍，局部组织持续缺血、缺氧、营养缺乏，致使皮肤失去正常功能而引起组织破损和坏死。压疮常见于急危重症患者、老年患者及长期卧床患者。其不仅给患者带来痛苦，延缓治疗进程，甚至会因继发感染致全身衰竭而危及患者生命。因此，临床上必须加强预防，最大程度减少压疮发生率。

实训目标

通过本项技术操作规程的学习，学生能够：

1. 描述压疮发生的原因、高危人群、不同卧位下的易患部位及预防措施。

2. 熟练运用预防压疮的操作方法。

3. 操作过程中护理人员要表现出耐心、爱心、细心和责任心，运用良好的沟通交流技巧做好患者及家属的解释和沟通工作，适当进行压疮预防知识的健康宣教，关怀爱护患者，充分满足患者的身心需要。

【临床情景】

患者，赵某，男，72 岁。情绪激动后突发头痛、恶心呕吐而入院，患者右侧肢体活动障碍，有高血压病史 17 年，临床诊断为“脑出血”。查体：体温 36.5 ℃、脉搏 65 次 / 分、呼吸 13 次 / 分、血压 170/100 mmHg，双侧瞳孔 2 mm，正大等圆，对光反射迟钝，右侧鼻唇沟浅，右侧肢体偏瘫。现患者肢体活动受限，生活不能自理。

思考与操作：

（1）请思考：患者目前主要的护理问题有哪些？

（2）请操作：请为该患者进行预防压疮的护理操作。

（3）请分析：患者右侧偏瘫，为其进行背部按摩时应采取什么样的卧位？

【目的】

1. 避免局部组织长期受压，促进皮肤的血液循环，预防压疮的发生。
2. 评估皮肤的受压和破损情况，为压疮的预防提供依据。
3. 帮助患者和家属掌握预防压疮的相关知识和技能。

【操作程序】

1. 操作前准备

（1）环境准备：关闭门窗，拉好窗帘，将室温调节在 24 ℃以上。若为多人病房，用屏风遮挡患者。

（2）患者准备：评估患者的年龄、病情、意识状态、营养状况及肢体活动能力等；

评估患者心理状态及合作程度，是否存在焦虑、抑郁、抗拒、敌对等负性心理，必要时给予相应干预来保证压疮预防护理操作的顺利实施，如及时耐心的安慰、倾听与沟通，进行压疮预防知识的健康教育，或寻求其他医护人员的帮助等；评估受压部位的皮肤状况：包括皮肤的清洁度、完整性，颜色有无发绀或潮红，温度有无过冷或过热，感觉功能是否良好，有无水肿、硬结、丘疹、水疱、斑点等。向患者及家属解释压疮预防护理操作的目的、方法、配合要点及注意事项，如发现患者有不适或特殊需求，应及时给予相应处理或帮助。

（3）护士准备：着装整洁，修剪指甲，洗手，戴口罩，接触患者之前保持双手温暖。

（4）物品准备

治疗车上层：毛巾、大浴巾、脸盆（内盛合适温度的温水）、50% 乙醇、床刷和刷套、清洁床单、棉圈、气圈（有条件备泡沫床）、护肤用品、手消毒液、屏风等。

治疗车下层：医用垃圾桶（内套黄色垃圾袋）、生活垃圾桶（内套黑色垃圾袋），必要时备便盆。

2. 操作步骤

（1）核对患者：携用物至患者床边，核对患者（床头卡、腕带）信息。解释操作目的、方法、配合要点。

（2）保护隐私：关好门窗，拉紧窗帘，若为多人病房，用屏风遮挡。根据患者病情让家属酌情守候床旁或暂离病房。

（3）协助翻身：将患者的双腿交叉，一手扶推患者肩部，一手扶推患者髋部，协助患者翻身侧卧（若为偏瘫痪者，使其处于健侧卧位），背向护士。

（4）协助脱衣：将患者上衣卷至颈肩部，将裤子褪至臀下，将被子搭在患者身上，注意保暖，把大浴巾纵向铺于患者的身下。

（5）观察皮肤：观察患者全身皮肤情况，尤其是受压部位的皮肤，如果出现反应性充血情况，不能用力擦洗和按摩。

（6）擦洗背部：将盛有温水的脸盆放在床旁椅上，把毛巾浸湿后包在手上呈手套状，依次擦洗患者的颈肩部、背部和臀部。擦洗过程中询问患者的感受，根据患者的反应随时调整。擦洗结束后用浴巾将患者身体擦干。

（7）按摩皮肤：两手掌蘸少许 50% 的乙醇，用大小鱼际肌做按摩。

1）全背按摩：从骶尾部上方沿脊柱两侧向上环形按摩，至肩部时用力稍减轻，再以环形动作向下折返至腰部、骶尾部，如此反复数次，持续按摩 3~5 分钟。再用拇指指腹蘸取适量 50% 的乙醇，从骶尾部开始沿脊柱按摩至第七颈椎处，再继续向下按摩至骶尾部。

2）局部按摩：对受压处皮肤进行局部按摩，按向心方向，由轻至重，再由重至轻，持续 3~5 分钟。注意对出现反应性充血的组织损伤处不得进行按摩，可用拇指指腹沿着损伤处以环状动作向外按摩。

（8）背部轻叩：按摩结束后用浴巾将背部擦干，进行 3 分钟的背部轻叩。

（9）注意观察：在按摩过程中可通过聊天等方式分散患者注意力，减轻患者紧张感，并询问患者的感受，根据患者的回复随时调整力度。注意观察患者局部和全身反应，倾听患者主诉，出现异常立即暂停操作，报告医师给予相应处理。

（10）清理床铺：撤去浴巾，用床刷清理床上碎屑，保证床单平整、无屑、无褶皱，如果床单污染则更换床单，保持床铺清洁干燥。

（11）保护骨隆突：协助患者取舒适卧位，根据患者具体情况在骨隆突处垫棉圈、气圈，或铺泡沫床垫。

（12）操作后处理：整理好床单位，询问患者有无其他需求，把呼叫器放在患者床旁，说明有需要随时按铃呼叫。

（13）分类处理用物。

（14）洗手、记录。

3. 健康教育

（1）向患者及家属介绍压疮发生的原因、对机体产生的危害，以及各项预防措施对减少压疮发生的重要意义，引导其积极配合各项护理操作。

（2）指导患者定时翻身（约每 2 小时一次），教会家属协助翻身的方法，并经常检查易发生压疮部位的皮肤情况。压疮的好发部位如下：①仰卧位：枕骨粗隆、肩胛部、肘部、脊椎体隆突处、骶尾部及足跟部。②侧卧位：耳郭、肩峰、肋骨、肘部、髋部、膝关节内外侧及内外踝。③俯卧位：面颊部、耳郭、肩部、女性乳房、男性生殖器、髂嵴、膝部及足尖处。④坐位：坐骨结节处。

（3）指导患者加强营养，在病情允许的情况下，给予高蛋白、高维生素饮食，保持正氮平衡，从而增强机体抵抗力和组织修复能力。

（4）指导功能障碍患者尽早开始功能锻炼，有计划、适度地活动全身。

（5）指导患者及家属保持患者身体及床褥的清洁卫生干燥，避免皮肤局部不良刺激。

【注意事项】

1. 操作时减少暴露，注意保暖，防止受凉，保护患者的自尊。

2. 全程监测患者的生命体征及全身状况，出现异常应立即停止操作。

3. 按摩手法正确、力度适中，全身按摩时力度应足够刺激肌肉组织，同时能保持皮肤完整性，局部按摩时应先由轻到重，再由重到轻，并根据患者主诉随时调整。

4. 护士在操作时应正确应用人体力学，注意节时省力。

【知识链接】

压疮预防新进展

1. 变换体位　经常变换体位可以间歇性解除局部组织承受的压力，因此勤翻身一直被认为是预防压疮的有效方法。以往研究认为对于长期卧床者应每隔 2 小时翻身一次，但是在临床操作中，考虑到中断患者睡眠、增加患者疼痛感、增加护士工作量及使用减压设备等实际情况，每隔 2 小时翻身一次未必是最优的选择。最新的《压疮防治指南》也不再推荐每隔 2 小时进行体位变换。近年来，有研究表明，在患者不使用减压材料的情况下，体位变化频率不宜超过 3 小时一次。而在患者使用减压材料的情况下，综合患者感受、护士工作量、医院成本、患者住院费用等各方面因素，认为每 4 小时翻身一次更佳。

2. **支撑材料** 长期卧床者可借助一些支撑材料来帮助减少局部皮肤压力，临床上常用的有泡沫垫、胶冻垫、羊皮垫，以及气垫床、水垫床等，这些支撑材料可以分散受压部位的压力，从而减少压疮的发生。有研究表明，高规格泡沫床垫和医院标准泡沫床垫相比，预防压疮的效果更好，因此建议压疮危险患者使用高规格泡沫床垫。

3. **减压敷料** 减压敷料可辅助其他护理技术来预防压疮，主要用于局部骨隆突处和使用相关医疗器械时的压疮预防。临床上常用的有水胶体类敷料、泡沫类敷料、水凝胶类敷料、藻酸盐类敷料等。由于对敷料用于压疮预防的效果研究是近些年才开始的，目前没有确切的证据表明哪一种敷料效果更好。但有相关研究表明，五层软聚硅酮泡沫敷料跟其他泡沫敷料相比预防压疮的效果更好，因具有可反复粘贴且不伤皮肤、可查看局部情况等特点而被专家推荐使用。

4. **高科技技术的干预** 近年来，随着医疗技术的发展，临床上开始通过使用一些高科技产品来预防压疮。比如炭精电极微管、低频超声波以及计算机压力监控系统的应用。有研究报道，一种全身受压监测系统可应用于临床护理，该系统能绘制出身体各部分受压图像，从而确定减压部位。经临床试验，该系统可达到97.7%的准确度，能有效预防压疮的发生。

【操作考核评分标准】

压疮预防护理技术操作考核评分标准列于表1-10-1。

表1-10-1 压疮预防护理技术操作考核评分标准

年/班级： 学号： 姓名： 得分：

项目	内容	分值	评分等级				得分
			A ×1.0	B ×0.8	C ×0.6	D ×0.4	
操作前（20分）	环境准备	5					
	患者准备	5					
	护士准备	5					
	物品准备	5					
操作中（55分）	床旁核对、解释	5					
	协助翻身	5					
	观察皮肤	10					
	擦洗背部	10					
	按摩皮肤	10					
	背部轻叩	5					
	清理床铺	5					
	保护骨隆突	5					

续表

项目	内容	分值	评分等级				得分
			A ×1.0	B ×0.8	C ×0.6	D ×0.4	
操作后（10 分）	协助取合理卧位，整理床单位	5					
	整理用物，洗手、记录	5					
整体评价（15 分）	操作熟练，动作轻柔	5					
	沟通自然，达到有效沟通	5					
	操作中关怀、体贴患者	5					

（王　晴）

十一、特殊口腔护理技术

特殊口腔护理（special oral care）是根据患者的病情和口腔状况，选取合适的口腔护理溶液，运用特殊的护理手段为患者清洁口腔的一种方法，常用于高热、昏迷、禁食、鼻饲、口腔疾病、危重、手术后及生活不能自理的患者。一般每日 2~3 次，可根据病情需要酌情增加次数。

实 训 目 标

通过本项技术操作规程的学习，学生能够：

1. 描述特殊口腔护理技术的适用人群，以及不同口腔护理溶液的作用和适用范围。
2. 熟练掌握特殊口腔护理技术操作流程。
3. 运用特殊口腔护理技术为患者进行口腔护理并能及时处理口腔问题。
4. 操作过程中护理人员要表现出耐心、爱心、细心和责任心，运用良好的沟通交流技巧做好患者及家属的解释和沟通工作，适当进行口腔卫生和口腔护理知识的健康宣教，关怀爱护患者，充分满足患者的身心需要。

【临床情景】

患者，刘某，男，70 岁，晨起时出现左侧肢体活动不灵，言语不清，症状进行性加重，无头痛、呕吐和意识障碍，有高血压病史 20 年，临床诊断为“脑血栓”。查体：体温 36.4 ℃、脉搏 78 次 / 分、呼吸 21 次 / 分、血压 160/100 mmHg。左侧肢体肌力下降，巴宾斯基征阳性，现患者肢体活动受限，生活不能自理。一日护士检查患者的口腔时发现患者口腔黏膜上有白斑。

思考与操作：

（1）请思考：该患者目前存在什么口腔问题？应如何选择口腔护理溶液？

（2）请操作：请为该患者进行特殊口腔护理。

（3）请分析：操作过程中患者出现呛咳应如何处理？

【目的】

1. 保持口腔的清洁、湿润，预防口腔感染等并发症。
2. 清除口腔异味和牙垢，增进食欲，保证患者舒适。
3. 对口腔内的病灶、伤口进行治疗和消毒。
4. 观察并评估口唇、口腔黏膜、舌苔、牙齿、牙龈等情况变化。

【操作程序】

1. 操作前准备

（1）环境准备：干净、整洁、宽敞、明亮，室温适宜，便于操作。

（2）患者准备：评估患者的年龄、病情、意识状态及营养状况等；评估患者心理状态及合作程度，是否存在焦虑、抑郁、抗拒、敌对等负性心理，必要时给予相应干预来保证口腔护理操作的顺利实施，如及时耐心的安慰、倾听与沟通，进行口腔护理知识的健康教育，或寻求其他医护人员的帮助等；评估患者口腔状况，牙齿有无松动、牙龈有无出血、有无义齿、口腔黏膜有无溃疡或其他口腔问题。患者及家属了解特殊口腔护理的目的、方法、配合要点及注意事项，取安全易于操作的体位。

（3）护士准备：着装整洁，修剪指甲，洗手，戴口罩。

（4）物品准备

治疗车上层：治疗盘内备口腔护理包（盛有16~18个无菌棉球的弯盘一个、治疗碗2个、弯止血钳和镊子各1把、治疗巾1块、压舌板1个）、吸水管、棉签、液状石蜡、手电筒及口腔护理溶液（根据患者病情准备）。必要时备口腔外用药（常用的有口腔溃疡膏、维生素B_2粉末、西瓜霜、锡类散等）和开口器。治疗盘外备手消毒液。

治疗车下层：医用垃圾桶（内套黄色垃圾袋）、生活垃圾桶（内套黑色垃圾袋）。

口腔护理常用溶液有：①生理盐水：用于清洁口腔、预防感染；② 1%~4% 碳酸氢钠溶液：适用于真菌感染；③ 1%~3% 过氧化氢溶液：适用于口腔细菌感染、有溃疡者；④ 0.1% 乙酸溶液：适用于绿脓杆菌感染；⑤ 0.08% 甲硝唑溶液：适用于厌氧菌感染；⑥ 0.02% 氯已定溶液和 0.02% 呋喃西林溶液：用于清洁口腔广谱抗菌；⑦ 2%~3% 硼酸溶液：酸性防腐溶液，有抑菌作用；⑧复方硼酸溶液（朵贝尔氏溶液）：轻度抑菌除臭。

2. 操作步骤

（1）检查用物：检查口腔护理包、口腔护理溶液等有无过期及变质。

（2）床旁核对：携用物至患者床边，核对患者（床号、姓名、腕带）信息。解释操作目的、方法、配合要点。

（3）打开口腔护理包：打开口腔护理包，在一个治疗碗里倒入适量口腔护理溶液以备患者漱口，在另一个治疗碗里放入无菌棉球，用口腔护理溶液浸湿后清点数量。

（4）安置体位：协助患者取侧卧位或仰卧位，头偏向护士一侧。

（5）铺巾置盘：将治疗巾铺在患者颌下，把弯盘置于患者口角处。

（6）湿润口唇：湿润患者口唇，防止因口唇干裂而在张口时破裂出血。

（7）协助漱口：协助能漱口者用吸管吸水漱口，吐在口角处的弯盘里（昏迷患者禁止漱口）。

（8）评估口腔：嘱咐患者张口，护士一手持手电筒，一手持压舌板，观察患者有无义齿（有活动性义齿者取下义齿，用冷水刷洗后置于冷水中备用）、口腔黏膜有无溃疡、出血或其他情况（昏迷患者或牙关紧闭者可用开口器协助张口）。

（9）擦洗口腔：用弯止血钳夹取棉球，拧干多余的水分，以不滴水为宜。向患者示范张口、闭口咬合等动作，嘱咐患者配合。

1）嘱患者上下齿咬合，用压舌板撑起左侧颊部，沿牙齿方向（齿根至齿尖）纵向擦洗左侧牙齿外侧面，按顺序由臼齿擦向门齿。同法擦洗右侧牙齿。

2）嘱患者上下齿张开（昏迷患者用开口器从臼齿放入，撑开口腔），按顺序擦洗牙齿左上内侧面→左上咬合面→左下内侧面→左下咬合面，弧形擦洗左侧颊部。同法擦洗右侧牙齿。注意牙齿的咬合面用螺旋形擦拭。

3）擦洗硬腭、舌面、舌下。

（10）清点棉球：擦洗结束后清点棉球，以防棉球落在患者口中。

（11）再次漱口：协助患者用吸水管再次吸水漱口，用纱布擦净口唇及面部。

（12）再次评估：再次评估口腔状况，根据具体情况处理口腔疾患。

（13）润唇：在患者口唇涂液状石蜡或润唇膏，防止口唇干裂。

（14）操作后整理：撤去弯盘和治疗巾，协助患者取舒适卧位，整理床单位，询问患者有无其他需求，并提供相应护理。耐心解答患者及家属的问题，把呼叫器放在患者床旁，说明有需要随时按铃呼叫。

（15）分类处理用物：将口腔护理用物弃于医用垃圾桶内。

（16）洗手、记录。

3. 健康教育

（1）向患者及家属介绍口腔卫生保健的相关知识，督促患者养成良好的口腔卫生习惯，并根据患者存在的口腔问题进行有针对性的指导和教育。

（2）操作前告知患者操作的目的、方法和相应的配合事项，阐明口腔护理的重要性，引导其积极配合各项护理操作。

（3）指导患者学会护理义齿，使其美观耐用。将义齿取下后用冷水刷洗干净，待患者漱口后再戴上。暂时不用的义齿，可浸于冷开水中备用（冷开水每日一换），不可浸在热水或乙醇等消毒液中，以免出现变色、变形和老化。

【注意事项】

1. 操作过程中，护士动作应轻柔、敏捷、准确，在保证将口腔各部位擦洗干净的基础上，避免用力过度损伤口腔黏膜和牙龈。

2. 操作中密切观察患者的局部和全身反应，询问患者感受，倾听患者的主诉，如发现任何异常应立即暂停操作，给予相应的处理。

3. 操作时在擦拭牙齿内侧面和外侧面时，应沿牙齿纵向擦洗，在擦洗舌面及软腭时勿过深，以免引起恶心。

4. 防止误吸：①意识不清及昏迷患者禁止漱口；②擦洗的棉球不可过湿，以不能挤出液体为宜。

5. 操作时夹紧棉球，防止脱落，操作前后应清点棉球数量，防止棉球遗留在口腔内。

6. 对长期使用抗生素和激素的患者，应注意观察其口腔内有无真菌感染。

7. 传染病患者的用物需按照隔离消毒原则处理。

【知识链接】

口腔护理溶液的选择方法

1. **根据口腔 pH 值选择**　由于不同微生物适宜生长的 pH 值不同，因此在为患者进行口腔护理操作之前，可先测定患者唾液 pH 值，根据测定结果来选择合适的口腔护理液，避免选择的盲目性。当口腔内 pH 值＜ 7 时可选择碱性溶液，比如 1%~4% 碳酸氢钠溶液等；pH 值呈中性时可选用中性溶液，比如生理盐水溶液；pH 值＞ 7 时可选用弱酸性溶液，比如朵贝尔氏液或 2%~3% 硼酸溶液等。由于口腔中酸性环境利于病原菌的生长繁殖，以真菌为甚，因此在没有测定口腔 pH 值的情况下，可先使用碱性漱口液，来提高口腔护理的质量和效果。

2. **根据感染病原菌种类选择**　可根据患者口腔感染的病原菌种类，有针对性地选择合适的口腔护理液，配合特殊的药物，以达到良好的治疗护理效果。比如真菌感染可使用 1%~4% 碳酸氢钠溶液，铜绿假单胞菌感染可使用 0.1% 乙酸溶液，厌氧菌感染可使用 0.08% 的甲硝唑或者替硝唑溶液，大肠杆菌和表皮葡萄球菌感染可使用聚维酮碘，革兰氏阳性菌和革兰氏阴性菌感染可使用 0.02% 呋喃西林溶液或 0.5% 聚维酮碘溶液。

3. **根据患者具体情况选择**　可根据患者的口腔情况或者具体的病情来选择口腔护理液，比如口腔溃疡有感染、坏死组织的患者，可使用 1%~3% 过氧化氢溶液；身体缺钾的患者应用 1% 氯化钾溶液漱口，可有效补充钾离子含量；对抗生素有耐药性的患者，可选用中药口腔护理液，比如金银花漱口液、紫荆皮含漱液、两面针漱口水等。

4. **联合使用**　在美国，大多数医院在对患者进行口腔护理时会选择不同类型的口腔护理液，并将多种口腔护理液联合使用，以期达到最高的护理效果。有研究发现，平均每个 ICU 会使用 1.4 种口腔护理来液对患者进行口腔护理，其中应用最广泛的是氯己定溶液和聚维酮碘溶液。

【操作考核评分标准】

特殊口腔护理技术操作考核评分标准列于表 1–11–1。

表 1-11-1　特殊口腔护理技术操作考核评分标准

年 / 班级：　　　　　学号：　　　　　姓名：　　　　　得分：

项目	内容	分值	评分等级				得分
			A ×1.0	B ×0.8	C ×0.6	D ×0.4	
操作前（20 分）	环境准备	5					
	患者准备	5					
	护士准备	5					
	物品准备	5					
操作中（55 分）	床旁核对、解释	5					
	打开口护包、铺巾置盘	5					
	湿润口唇、协助漱口	5					
	口腔评估	5					
	擦洗口腔手法正确	10					
	擦洗口腔顺序正确	10					
	清点棉球	5					
	再次漱口	5					
	再次评估、润唇	5					
操作后（10 分）	协助取舒适卧位，整理床单位	5					
	整理用物，洗手、记录	5					
整体评价（15 分）	操作熟练，动作轻柔	5					
	沟通自然，达到有效沟通	5					
	操作中关怀、体贴患者	5					

（王　晴）

十二、生命体征测量技术

生命体征（vital signs）是体温、脉搏、呼吸、血压的总称。体温（body temperature，T）是身体内部胸腔、腹腔、中枢神经的温度。脉搏（pulse，P）是每个心动周期中，由于心脏的收缩和舒张，动脉内的压力和容积也发生周期性变化，致使动脉管壁产生的有节律的搏动。呼吸（respiration，R）是机体与环境之间进行气体交换的过程。血压（blood pressure，BP）是血管内流动的血液对单位面积血管壁的侧压力，收缩压（systolic pressure）是心室收缩时动脉血压上升时所达到的最高值，舒张压（diastolic pressure）是心室舒张末期动脉血压下降所达到的最低值，脉压（pulse pressure）收缩压和舒张压的差值。

实训目标

通过本项技术操作规程的学习，学生能够：

1. 描述体温、脉搏、呼吸、血压的正常值。

2. 能够正确识别异常体温、脉搏、呼吸、血压。

3. 熟练测量并记录体温、脉搏、呼吸、血压。

4. 操作前根据患者的病情、文化程度做出合理的解释，操作过程中严格遵守操作规范，测量数值准确，表现出良好的沟通交流技巧和对患者的关心。

【临床情景】

患者，女某，女，75岁。晨起不慎滑倒，随后出现左侧肢体活动不灵便，言语障碍，被家属紧急送入医院，门诊以“急性脑卒中”收治入院。入院后查体：神志清醒，运动性失语，双侧瞳孔等大等圆，对光反射迟钝，左侧鼻唇沟变浅，伸舌左偏，左侧上下肢肌张力增高、腱反射活跃，左侧上肢肌力2级、下肢3级，左下肢病理征（+）。

思考与操作：

（1）请思考：生命体征包括的指标有哪些？

（2）请分析：针对该患者的情况，在测量生命体征时应注意什么？

（3）请动态监测并记录：患者生命体征的变化。

【目的】

1. 判断生命体征各项指标（体温、脉搏、呼吸、血压）有无异常。

2. 动态监测生命体征各项指标（体温、脉搏、呼吸、血压）的变化，用以分析和了解患者热型、伴随症状及循环系统的状况。

3. 为疾病的预防、诊断、护理、康复提供依据。

【操作程序】

1. 操作前准备

（1）环境准备：干净、整洁、宽敞、明亮、安静，便于操作。

（2）患者准备：评估患者的年龄、病情、意识状态、治疗情况、既往血压情况、心理状态及合作程度等；操作前，患者如有运动、进食、洗澡、冷热疗、冷热饮、灌肠等，应休息30分钟后再行测量。

（3）护士准备：着装整洁，修剪指甲，洗手，戴口罩。

（4）物品准备

治疗车上层：治疗盘、已消毒的体温计、弯盘、纱布数块（含消毒液的纱布数块，另备干燥纱布数块）、听诊器、血压计、笔、带秒针的表、手消毒液、记录本（体温单）。若测肛温需另备润滑油、卫生纸。

治疗车下层：医用垃圾桶（内套黄色垃圾袋）、生活垃圾桶（内套黑色垃圾袋）。

2. 操作步骤

（1）检查用物：检查体温计、血压计等有无破损，清点体温计数目。

（2）床旁核对：携用物至患者床边，核对患者（床号、姓名、腕带）信息。解释操作目的、方法、配合要点，协助患者取舒适体位。

（3）测量体温

1）口温：将体温计水银端放于舌下热窝处，闭口，用鼻呼吸。测量 3 分钟后取出，用消毒纱布擦拭，读数。

2）腋温：用纱布擦干患者腋下汗液，将体温计水银端放于患者腋窝正中处贴紧皮肤，屈臂夹紧。测量 10 分钟后取出，用消毒纱布擦拭，读数。

3）肛温：患者可采取侧卧、俯卧、屈膝仰卧位。用润滑剂润滑体温计前端，将肛表水银端轻轻插入肛门 3~4 cm。如为婴幼儿测肛温，护士可一手握住患儿双踝，提起双腿，另一手将肛表插入肛门，婴儿插入 1.25 cm，幼儿插入 2.5 cm，握住肛表的同时用掌根和手指将肛表固定，并将臀部合拢。测量 3 分钟后取出体温计，用消毒纱布擦拭，读数。

（4）测量脉搏：患者取卧位或坐位，手臂放松置于床上或桌面。将示指、中指、无名指指端按压在桡动脉上，力度适中，以能扪及脉搏搏动为宜。正常脉搏测 30 秒，数值乘以 2。脉搏异常者测 1 分钟。脉搏短绌者由两名护士同时测量，一人听心率，一人测脉率，由听心率者发出开始和停止的指令，测量 1 分钟。

（5）测量呼吸：一般与脉搏同时测量。护士将手指仍放在诊脉部位，保持测量脉搏的姿势，以分散患者注意力，眼睛观察患者胸部或腹部的起伏，一起一伏为一次呼吸，计数 30 秒，结果乘以 2。呼吸异常者测 1 分钟。

（6）测量血压

1）安置体位：协助患者取坐位或卧位，采用肱动脉测量血压者，坐位：平第 4 肋；仰卧位：平腋中线。保持血压计零点、肱动脉、心脏三点在同一水平位置。

2）暴露测量部位：卷袖、露出上臂，手掌向上，肘部伸直。

3）缠袖带：打开血压计的水银槽开关，将袖带内的空气驱尽，平整的缠于上臂中部，松紧以能插入一根手指为宜，下缘距肘窝 2~3 cm。

4）放置听诊器胸件：带好听诊器，将听诊器的胸件置于肱动脉搏动最强处并固定。

5）加压打气：另一手握紧加压球，关紧气门，加压至肱动脉搏动消失后再加压 20~30 mmHg。

6）放气判断：以 4 mmHg/s 的下降速度缓慢放气。从听诊器中听到第一声搏动时水银柱所指的刻度为收缩压，当搏动音突然变弱或消失时，水银柱所指的刻度为舒张压。

7）整理血压计：测量完毕，驱尽袖带内的余气，拧紧阀门，将血压计右倾 45° 使水银全部进入水银槽后，关闭水银槽开关，整理袖带并放于血压计盒内。

（7）操作后整理：协助患者取舒适卧位，整理床单位。告知患者体温、脉搏、呼吸、血压的测量数值。

（8）分类处理用物。

（9）洗手、记录：脉搏短绌者以心率 / 脉率次 / 分方式记录；血压值按收缩压 / 舒张压 mmHg 记录。

3. 健康教育

（1）向患者及家属解释监测生命体征（体温、脉搏、呼吸、血压）的重要性及注意事项。

（2）教会患者生命体征（体温、脉搏、呼吸、血压）指标的测量方法及血压计的使用方法。

（3）指导患者学会异常生命体征（体温、脉搏、呼吸、血压）指标的判断方法。

（4）指导患者采用健康的生活方式。

【注意事项】

1. 定期检查体温计、血压计有无破损及准确性。

2. 如患者有影响生命体征（体温、脉搏、呼吸、血压）测量的因素时，应休息20~30分钟后再测。

3. 口温测量禁忌证：婴幼儿、意识不清、精神障碍、口腔疾患、口鼻手术、呼吸障碍者。腋温测量禁忌证：腋下有创伤、手术、炎症、出汗较多、肩关节受伤或过于消瘦夹不紧体温计者。肛温测量禁忌证：直肠或肛门手术、腹泻、心肌梗死患者。

4. 婴幼儿、神志不清、危重者测量体温应有专人看护，防止发生意外。

5. 测量口温时，如患者不慎将体温计咬破，应立即清除玻璃碎屑以免损伤唇、舌、口腔、食管和胃肠道黏膜，再口服蛋清或牛奶以延缓汞的吸收。若病情允许可食用粗纤维食物，以促进汞的排出。

6. 不可用拇指诊脉，因拇指小动脉搏动较强，易与患者的脉搏相混淆。

7. 异常脉搏应测1分钟。

8. 除桡动脉外，也可用颞动脉、肱动脉、股动脉、颈动脉、股动脉、腘动脉测量脉搏。

9. 为偏瘫或肢体有损伤患者测量脉搏、血压时应选择健侧肢体。

10. 因呼吸频率受意识控制，故测量呼吸前不必提前告知患者或做解释。

11. 危重患者呼吸微弱不易观察时，可用少许棉花置于患者鼻孔前，观察棉花被吹动的次数，计数1分钟。呼吸不规律者及婴儿应测1分钟。

12. 需要长期监测血压的患者，应做到“四定”：定时间、定部位、定体位、定血压计。

13. 测血压时，若衣服太紧或过多时，应脱掉衣服；充气不可过猛、过快，以免影响测量结果。若发现血压听不清或有异常重测时，应待水银柱归“0”后，稍等片刻再测量。

【知识链接】

口温表不慎破裂的处理

1. 若病人没有口温测量禁忌证，不慎将体温计咬破。应立即清除玻璃碎屑以免损伤唇、舌、口腔、食管和胃肠道黏膜。

2. 口服蛋清或牛奶等蛋白质类食物以延缓汞的吸收。

3. 若病情允许可食用粗纤维食物，以促进汞的排出。

【操作考核评分标准】

生命体征测量技术操作考核评分标准列于表 1-12-1。

表 1-12-1　生命体征测量技术操作考核评分标准

年 / 班级：　　　　学号：　　　　姓名：　　　　得分：

项目	内容	分值	评分等级				得分
			A ×1.0	B ×0.8	C ×0.6	D ×0.4	
操作前（20 分）	环境准备	5					
	患者准备	5					
	护士准备	5					
	物品准备	5					
操作中（55 分）	测量体温：位置正确	5					
	测量体温：测温时间合理	5					
	测量脉搏：方法正确	5					
	测量脉搏：计数正确	5					
	测量呼吸：方法正确	5					
	测量呼吸：计数正确	5					
	测量血压：体位正确	5					
	测量血压：听诊器位置放置正确	5					
	测量血压：注气正确	5					
	测量血压：放气平稳	5					
	测量血压：读数准确	5					
操作后（10 分）	协助取舒适卧位，整理床单位	5					
	整理用物，洗手、记录	5					
整体评价（15 分）	操作熟练，方法规范	5					
	沟通自然，达到有效沟通	5					
	操作中关怀、体贴患者	5					

（靳岩鹏）

十三、氧气吸入技术

氧气吸入（oxygenic therapy）是指通过提高吸入气体中的氧浓度，增加肺泡内气体氧浓度，促进氧弥散，提高动脉血氧饱和度（SaO_2）和动脉血氧分压（PaO_2），增加动脉血氧含量（CaO_2），纠正各种原因引起的缺氧，促进组织新陈代谢，维持机体生命活动的一种治疗方法。

实训目标

通过本项技术操作规程的学习，学生能够：

1. 描述氧气吸入的目的及氧疗的副作用。

2. 熟练掌握氧气吸入技术操作流程。

3. 运用吸氧技术为患者给氧。

4. 操作过程中根据患者的病情、文化程度、心理状态做出合理的解释，表现出良好的沟通交流技巧和对患者的责任心、爱心。

【临床情景】

患者，王某，女，78 岁，近期天气转凉出现咳嗽咳痰伴气喘来到医院，以“急性呼吸道感染、慢性阻塞性肺疾病急性发作”收入院。既往有慢支病史 20 年，入院时体温 39.2 ℃，脉搏 80 次 / 分，呼吸 24 次 / 分，血压 145/90 mmHg，平车推入病房，神志清醒，咳嗽咳白色黏痰，能自行咳出，呼吸困难，气喘。查血气分析示 $PaO_2$54 mmHg，$PaCO_2$ 38 mmHg，医嘱：立即给予吸氧。

思考与操作：

（1）请判断：请根据患者症状及血气分析结果，判断其缺氧程度。

（2）请执行医嘱：根据患者情况，请为患者选择用氧的方式并说明采取用氧方式的理由。

（3）请分析：护士发现患者出现呼吸增快，恶心，呕吐，烦躁等症状，检查发现氧气流量表为 8 L/min，护士应该如何处理？

【目的】

1. 纠正各种原因引起的缺氧，提高动脉血氧饱和度和动脉血氧分压，增加动脉血氧含量。

2. 促进组织的新陈代谢，维持机体生命活动。

3. 辅助治疗多种疾病。

【操作程序】

1. 操作前准备

（1）环境准备：干净、整洁、宽敞、明亮，便于操作。

（2）患者准备：评估患者的年龄、病情、意识状态、鼻腔情况等；心理状态及合作程度；了解吸氧法的目的、方法、注意事项等；体位舒适，愿意配合。

（3）护士准备：着装整洁，洗手，戴口罩。

（4）物品准备：中心供氧装置。

治疗车上层：治疗盘、治疗碗（内盛冷开水）、纱布、无菌棉签、弯盘、吸氧管、氧气压力表装置、带有无菌蒸馏水的湿化瓶、用氧记录单、手电筒、笔、带秒针的表、手消毒剂。

治疗车下层：医用垃圾桶（内套黄色垃圾袋）、生活垃圾桶（内套黑色垃圾袋）。

2. 操作步骤

（1）床旁核对：携用物至患者床边，核对患者（床号、姓名、腕带）信息。解释操作目的、方法、配合要点，协助患者取舒适体位。

（2）取下氧气通道上的保护塞。

（3）安装湿化瓶及流量表：将流量表及湿化瓶安装在中心供氧装置上，打开流量开关，检查氧气装置是否漏气，关闭流量开关。

（4）清洁并检查鼻腔：用湿棉签清洁患者鼻腔，用手电筒检查患者鼻腔情况。

（5）连接鼻氧管：将鼻氧管与湿化瓶出口连接。

（6）调节氧流量：根据医嘱及患者病情，调节氧流量。

（7）湿润、检查鼻氧管：将鼻氧管前端放入冷开水中，湿润鼻氧管前端（输氧插头）并确认是否通畅。

（8）插入鼻氧管：将鼻氧管前端插入患者鼻孔，注意动作轻柔，以免引起黏膜损伤。

（9）固定：将鼻氧管环绕患者耳部向下放置并用固定环调节松紧度，稳妥固定。

（10）记录：记录给氧时间、氧流量，患者反应。

（11）观察：观察缺氧症状、实验室指标、氧气装置无漏气且通畅、有无氧疗不良反应。

（12）停止吸氧：依据医嘱或患者缺氧症状改善情况，先从鼻腔取出鼻氧管，擦净鼻部，然后关闭流量表，从氧气通道卸下吸氧装置。

（13）操作后整理：协助患者取舒适卧位，整理床单位。

（14）分类处理用物。

（15）洗手、记录。

3. 健康教育

（1）向患者及家属解释氧疗的重要性。

（2）指导正确使用氧疗的方法、注意事项以及氧疗的副作用。

（3）嘱患者及家属不可随意调节氧流量。

（4）指导患者用鼻深吸气，用口缓呼气。

（5）积极宣传呼吸道疾病的预防保健知识。

【注意事项】

1. 严格遵守操作规程，注意用氧安全。

2. 使用氧气时应先调节流量而后应用，停氧时应先取下鼻氧管，再关闭氧流量开关。中途改变流量时，先分离鼻氧管与湿化瓶连接处，调节好流量再连接，避免损伤肺部组织。

3. 常用湿化液灭菌蒸馏水。急性肺水肿用20~30%乙醇，具有降低肺泡内泡沫的表面张力，使肺泡泡沫破裂、消散，改善肺部气体交换，减轻缺氧症状的作用。

4. 用氧过程中，应加强监测。用氧前、中均应检查氧气装置有无漏气，是否通畅。经常观察患者缺氧症状、了解实验室指标，评估用氧效果，避免发生氧疗的副作用。

【知识链接】

1. 氧疗方法

（1）鼻氧管给氧法：将鼻氧管前端（输氧插头）插入鼻孔内约 1 cm，分氧管固定环固定稳妥即可。此法比较简单，患者感觉比较舒适，容易接受，是目前临床上常用的给氧方法之一。鼻氧管吸氧浓度（FiO_2）=21+4* 氧流量（L/min）。

（2）面罩法：将面罩置于张口呼吸且病情较重患者的口鼻部供氧，氧气自下端输入，呼出的气体从面罩两侧孔排出。由于口、鼻部都能吸入氧气，效果较好。主要用于经鼻氧管氧疗达不到治疗效果的患者。给氧时必须有足够的氧流量，一般需 6~8 L/min。还应注意检查面部、耳郭皮肤受压情况，避免受压损伤。

（3）氧气头罩法：将患儿头部置于头罩里，罩面上有多个孔，可以保持罩内一定的氧浓度。头罩与颈部之间要保持适当的空隙，防止 CO_2 潴留及重复吸入。

（4）氧气枕法：家庭氧疗、危重患者的抢救或转运途中，可采用氧气枕法供氧。氧气枕是一长方形橡胶枕，内充入氧气，枕的一角有一橡胶管，上有调节器可调节氧流量，氧气枕接上湿化瓶即可使用。

2. 氧疗效果评价

氧疗效果的评价是应用中的重要一环，推荐氧疗后 SaO_2 上升至 94~98%，活动后 $SaO_2 \geqslant 90\%$，静息时无呼吸窘迫或呼吸窘迫改善。若活动后 $SaO_2 < 90\%$，需控制活动强度，避免大小便过度屏气。低流量条件下 SaO_2 持续 $> 98\%$，宜暂停吸氧，观察 SaO_2 变化，评估病情。

3. 氧疗的副作用

（1）氧中毒：表现为胸骨下不适、疼痛、烧灼感，继而出现呼吸增快、恶心、呕吐、烦躁、断续的干咳等肺实质的改变。预防措施：避免长时间、高浓度氧疗及经常做血气分析，动态观察氧疗的治疗效果。

（2）肺不张：表现为烦躁，呼吸、心率增快、血压上升，继而出现呼吸困难、发绀、昏迷。导致的原因是吸入高浓度氧气后，肺泡内氮气被大量置换，一旦支气管被阻塞其所属肺泡内的氧气被肺循环血液迅速吸收，将引起肺组织萎缩。预防措施：鼓励患者深呼吸，多咳嗽和经常改变卧位、姿势，防止分泌物阻塞；避免长时间、高浓度氧疗。

（3）呼吸道分泌物干燥：因为储备的氧气是干燥气体，不经充分湿化长期吸入后可导致呼吸道黏膜干燥，分泌物黏稠，不易咳出，且有损纤毛运动。预防措施：氧气吸入前一定要先湿化再吸入，定期给予雾化吸入，以此减轻刺激作用。

（4）早产儿视网膜病变：表现为早产儿视网膜纤维化，甚至出现不可逆的失明。导致的原因与吸入氧的浓度过高、持续时间过长有关。预防措施：应控制氧浓度和吸氧时间。

（5）呼吸抑制：表现为Ⅱ型呼吸衰竭患者呼吸中枢抑制加重，甚至呼吸停止。导致的原因是患者低氧血症伴二氧化碳潴留，呼吸中枢处于二氧化碳麻醉状态，在吸入高浓度的氧气后，又解除缺氧对呼吸的刺激作用所致。预防措施：对Ⅱ型呼吸衰竭患者应给予低浓度、低流量（1~2 L/min）持续吸氧，维持 PaO_2 在 60 mmHg 即可。

【操作考核评分标准】

氧气吸入技术操作考核评分标准列于表 1-13-1。

表 1-13-1　氧气吸入技术操作考核评分标准

年 / 班级：　　　　　　学号：　　　　　　姓名：　　　　　　得分：

项目	内容	分值	评分等级				得分
			A ×1.0	B ×0.8	C ×0.6	D ×0.4	
操作前 （20 分）	环境准备	5					
	患者准备	5					
	护士准备	5					
	物品准备	5					
操作中 （55 分）	床旁核对、解释	5					
	安装氧气表、湿化瓶	5					
	打开流量开关、检查有无漏气	5					
	清洁鼻腔、检查通畅	5					
	调节氧流量	5					
	固定鼻氧管	5					
	记录用氧时间、氧流量	5					
	健康指导	5					
	观察	5					
	停止吸氧	10					
操作后 （10 分）	协助取舒适卧位，整理床单位	5					
	整理用物，洗手、记录	5					
整体评价 （15 分）	操作熟练，操作正确	5					
	沟通自然，达到有效沟通	5					
	操作中关怀、体贴患者	5					

（张小丽　刘瑞华）

十四、吸痰技术

吸痰（aspiration of sputum）指经口、鼻腔、人工气道将呼吸道的分泌物吸出，以保持呼吸道通畅，预防吸入性肺炎、肺不张、窒息等并发症的一种技术。

实训目标

通过本项技术操作规程的学习，学生能够：

1. 描述吸痰法的适应证、注意事项。

2. 熟练掌握吸痰技术操作流程。

3. 运用吸痰法为患者进行吸痰并能促进患者有效咳嗽。

4. 操作过程中根据患者的文化程度、病情变化及心理状态做出合理的解释，表现出良好的沟通交流技巧、责任心和对患者的爱心、耐心及同情心。

【临床情景】

患者，王某，男，68岁，因“肺癌”收入院，入院后在全麻下行左下肺叶切除手术，术后第三日体温36.8 ℃，心电监测仪显示血压138/76 mmHg，脉搏90次/分，呼吸22次/分，持续吸氧，流量2 L/min。患者痰液黏稠，排痰无力。医嘱：吸痰处理。

思考与操作：

（1）请执行医嘱：请为患者进行经口吸痰。

（2）请分析：吸痰过程中患者出现口唇发绀、呼吸困难，最可能出现的问题是什么？护士应该如何处理？

（3）请思考：患者术后因害怕切口疼痛而不敢用力咳嗽，护士应该如何进行指导？

【目的】

1. 清除呼吸道分泌物，保持呼吸道通畅。

2. 促进呼吸功能恢复，改善肺通气。

3. 预防肺不张、坠积性肺炎等并发症发生。

【操作程序】

1. 操作前准备

（1）环境准备：室温适宜、光线充足、环境安静，便于操作。

（2）患者准备：评估患者的年龄、病情、意识状态、治疗情况，有无将呼吸道分泌物排出的能力，心理状态及合作程度，目前患者的血氧饱和度。

（3）护士准备：衣帽整洁，修剪指甲，洗手，戴口罩。

（4）物品准备：中心负压吸引装置1套（或电动吸引器1台）。

治疗车上层：适当型号一次性吸痰管数根（内含无菌手套与无菌纸）、无菌治疗碗2个、生理盐水1瓶、无菌纱布、无菌镊子或止血钳、听诊器、弯盘、手消毒液，必要时备压舌板或口咽通气道、张口器、舌钳等。

治疗车下层：医用垃圾桶（内套黄色垃圾袋）、生活垃圾桶（内套黑色垃圾袋）。

2. 操作步骤

（1）床旁核对：携用物至患者床边，核对患者（床号、姓名、腕带）信息。解释操作目的、方法、配合要点。

（2）安装吸引器：安装吸引器，打开电源，检查吸引器性能。

（3）调节负压：一般成人调至0.04~0.053 3 MPa（300~400 mmHg），儿童调至小于0.04 MPa（300 mmHg）。

（4）安置体位：协助患者取合适卧位，头转向一侧，面向护士；颌下铺治疗巾，检查患者口、鼻腔，取下活动义齿。

（5）倒生理盐水：打开生理盐水，倒入治疗碗内。

（6）连接吸痰管：撕开吸痰管外包装前端，无菌状态下取出手套戴好，按无菌原则取出吸痰管，吸痰管根部与连接管相连，吸痰管前端无污染。

（7）开机试吸：打开电源开关，在治疗碗中试吸少量生理盐水以检查导管的通畅性，同时湿润导管前端。

（8）吸痰：一手关闭负压（或者反折吸痰导管末端），另一只戴无菌手套的手（或无菌镊子）夹持吸痰管前端，经鼻腔或者口腔插入口咽部（10~15 cm处），然后打开负压（或者放松导管末端），边左右旋转边提吸痰导管，遇到分泌物较多处可稍作停留，充分吸尽呼吸道分泌物。一般每次吸痰时间不超过15秒。一次未吸干净，应休息3~5分钟，更换吸痰管后再吸。先吸口咽部痰液，再吸气管深处痰液。

（9）观察：吸痰过程中注意观察患者的面色、呼吸、血氧饱和度，吸出物的性状、颜色及量，如患者生命体征出现较大变化应立即停止吸痰。

（10）冲管：吸痰管退出后抽吸生理盐水冲洗导管，一根吸痰管只用一次。

（11）听诊：吸痰结束，用听诊器听诊患者大气道内有无痰鸣音，以判断吸痰效果。

（12）操作后整理：用纱布擦净患者口、鼻周围分泌物，检查口、鼻腔黏膜有无破损，整理床单位，协助患者取舒适卧位。

（13）处理用物：按医院感染要求分类处理用物。

（14）洗手、记录：记录痰液的性质、量、颜色、患者的反应。

3. 健康教育

（1）教会清醒患者吸痰时正确配合的方法，向患者及患者家属讲解呼吸道疾病的预防保健知识。

（2）指导患者呼吸道有分泌物时应及时吸出，确保气道通畅，改善呼吸，纠正缺氧。

【注意事项】

1. 严格无菌操作，插管动作轻柔、敏捷。

2. 吸痰时动作要轻、稳、准、快，切不可动作粗暴导致口、鼻腔黏膜出血。

3. 吸痰时间不宜超过15秒，如需再次吸引则需要更换新吸痰管重新吸引，并要间隔3~5分钟。

4. 如患者痰液黏稠，可配合翻身拍背、雾化吸入等提高吸痰效果；患者发生缺氧的症状如发绀、心率下降等症状时，应立即停止吸痰，休息缓解后再吸。

5. 负压应选择能够吸出痰液的最小压力，如果痰液黏稠可适当增加吸引的负压，选择质地适宜、型号合适的吸痰管。

6. 为昏迷患者吸痰时的注意事项：

（1）评估患者呼吸道分泌物潴留情况。

（2）协助患者取平卧位头偏向护士一侧或侧卧位，便于痰液吸出。

（3）对昏迷患者可以使用压舌板轻轻撑开或用开口器帮助张口，吸痰方法同清醒患者，吸痰毕，取出压舌板、开口器或口咽通气道。

7. 经口腔吸痰时，应指导患者张口，鼓励咳嗽；口腔吸痰有困难时，可由鼻腔插管到咽部、气管，将分泌物吸尽；对有颅底骨折或鼻中隔偏曲的患者不宜从鼻腔插管吸痰。

【知识链接】

促进有效咳嗽的主要措施

1. 改变患者姿势，使分泌物流入大气道内便于咳出。
2. 鼓励患者做缩唇呼吸，即鼻吸气，口缩唇呼气，以引发咳嗽反射。
3. 在病情许可情况下，增加患者活动量，有利于痰液的松动。
4. 双手稳定地按压胸壁下侧，提供一个坚实的力量，有助于咳嗽。

有效咳嗽的步骤为：患者取坐位或半卧位，屈膝，上身前倾，双手抱膝或在胸部和膝盖上置一枕头并用两肋夹紧，深吸气后屏气 3 秒（有伤口者，护士应将双手在切口的两侧），然后患者腹肌用力，两手抓紧支持物（脚和枕），用力做爆破性咳嗽，将痰液咳出。

【操作考核评分标准】

吸痰技术操作考核评分标准列于表 1-14-1。

表 1-14-1　吸痰技术操作考核评分标准

年 / 班级：　　学号：　　姓名：　　得分：

项目	内容	分值	评分等级				得分
			A ×1.0	B ×0.8	C ×0.6	D ×0.4	
操作前（20 分）	环境准备	5					
	患者准备	5					
	护士准备	5					
	物品准备	5					
操作中（55 分）	床旁核对、解释	5					
	安装吸引器	5					
	调节负压	5					
	安置患者体位	5					
	连接吸痰管，试吸	5					
	吸痰手法正确	10					
	吸痰时间合理	5					
	观察患者反应	5					
	吸痰后冲管	5					
	吸痰后听诊	5					

续表

项目	内容	分值	评分等级				得分
			A ×1.0	B ×0.8	C ×0.6	D ×0.4	
操作后（10 分）	协助取舒适卧位，整理床单位	5					
	整理用物，洗手、记录	5					
整体评价（15 分）	操作熟练，无菌观念强	5					
	沟通自然，达到有效沟通	5					
	操作中关怀、体贴患者	5					

（张晓松）

十五、乙醇擦浴技术（物理降温）

冷疗法（cold therapy）是将低于人体温度的物质作用于体表，通过神经传导促使皮肤和内脏器官收缩，进而改变机体的循环和新陈代谢，达到治疗的目的。酒精擦浴（alcohol sponge bath）主要用于高热患者的降温，是将 75% 的乙醇稀释至 25%~35% 后进行全身擦浴降温，同时将冰袋置于头部，热水袋置于足底的冷疗法。

实训目标

通过本项技术操作规程的学习，学生能够：

1. 描述乙醇擦浴的目的、方法及注意事项。
2. 熟练掌握乙醇擦浴操作流程。
3. 熟练运用乙醇擦浴技术为患者实施降温。
4. 操作前注意根据患者的病情、文化程度、心理状态做出合理的解释，操作过程中注意尊重患者的隐私，表现出良好的沟通交流技巧和共情能力。

【临床情景】

患者，刘某，女，50 岁。主诉：“咳嗽伴发热 5 日，体温最高达 40 ℃”就诊。入院后诊断为“细菌性肺炎”。体格检查：体温 39.6 ℃，脉搏 95 次 / 分，呼吸 26 次 / 分，血压 130/90 mmHg。医嘱：青霉素 80 万 U 肌内注射，并进行乙醇擦浴。

思考与操作：

（1）请执行医嘱：请为患者进行乙醇擦浴降温。

（2）请处理：在乙醇擦浴的过程中患者突然出现寒战、面色苍白、呼吸异常，作为护士应如何处理？

（3）请思考：乙醇擦浴的禁忌证和注意事项。

【目的】

为高热患者降温。乙醇是可挥发液体，擦拭在皮肤上能够迅速蒸发，同时将机体大量的热量带走。乙醇作用于皮肤表面，能够刺激血管扩张，促进散热。

【操作程序】

1. 操作前准备

（1）环境准备：干净、宽敞、明亮，关闭门窗，调节室温，必要时用床帘或屏风遮挡。

（2）患者准备：评估患者的年龄、病情、体温、意识状态、治疗情况；乙醇过敏史、肢体活动能力、心理状态及合作程度；皮肤状况，如颜色、温度、有无硬结、瘀血等，及有无感觉障碍及冷过敏。患者及家属了解乙醇擦浴的目的和配合方法。擦浴前嘱排尿或排便，取舒适卧位。

（3）护士准备：着装整洁，修剪指甲，洗手，戴口罩。

（4）物品准备

治疗车上层：大毛巾 1 块、小毛巾 2 块、冰袋（套布套）、热水袋（套布套）、清洁衣裤、治疗碗（内盛 30 ℃、25%~35% 乙醇 200~300 ml）、手消毒液。

治疗车下层：医用垃圾桶（内套黄色垃圾袋）、生活垃圾桶（内套黑色垃圾袋）、必要时备便器。

2. 操作步骤

（1）核对患者：携用物至患者床边，核对患者（床头卡、腕带）信息。解释操作目的、方法、配合要点，协助患者取舒适卧位。

（2）松盖被：松开床尾盖被。

（3）脱衣：协助患者脱去衣裤，在擦拭部位下垫大毛巾。

（4）放置冰袋、热水袋：将冰袋置于患者头部，在帮助患者降温的同时防止头部充血导致头痛。置热水袋于足底，在促进足底血液循环的同时减轻头部出血，促进患者舒适。

（5）擦浴

1）擦浴的方法：将小毛巾在盛有乙醇中的治疗碗中浸湿，并拧至半干，将其叠成手套状缠在手上，以离心方向进行擦浴，2 块小毛巾可交替使用。

2）擦浴的顺序

①双上肢：患者取仰卧位，擦浴顺序为：自颈部外侧至肩部，沿上臂外侧至前臂，擦至手背。再由侧胸经腋窝沿上臂内侧经前臂内侧肘窝，擦至手心。

②腰背部：患者取侧卧位，擦浴顺序为：自颈部下侧至肩部后擦至臀部。用大毛巾擦干后，辅助患者穿好上衣。

③双下肢：患者取仰卧位，擦浴顺序为：外侧，自髂前上棘沿大腿外侧擦至足背；内侧，自腹股沟沿大腿内侧擦至内踝；后侧，自腰部经大腿后侧，经腘窝至足跟。用大毛巾擦干后，辅助患者穿好裤子。

3）擦浴的时间：每侧（上下肢、腰背部）各 3 分钟，全程不超过 20 分钟，以防发生继发效应。

（6）病情观察：擦浴过程中注意观察患者有无寒战、面色苍白、脉搏异常、呼吸异常等状况。如果在擦浴过程中有异常，应立即停止并处理。

（7）擦浴后处理：取下热水袋，协助患者取舒适体位，整理床单位，开窗，拉开床帘、撤去屏风。

（8）分类处理用物。

（9）洗手、记录：记录擦浴的时间、效果、反应。擦浴后 30 分钟应再次测量体温，若体温降至 39 ℃以下，即可取下头部的冰袋，并在体温单上记录降温后的体温。

3. 健康教育

（1）向患者及家属解释乙醇擦浴的目的、方法、作用及注意事项。

（2）向患者及家属说明乙醇擦浴应达到的治疗效果。

【注意事项】

1. 乙醇的温度应接近体温，避免对皮肤的过冷刺激。

2. 乙醇擦浴禁忌证：

（1）心前区（冷刺激可导致反射性心率减慢、心房纤颤、心室纤颤及房室传导阻滞）。

（2）腹部（腹部冷刺激易引起腹泻）。

（3）足底（冷刺激可导致反射性末梢血管收缩、一过性冠状动脉收缩）。

（4）婴幼儿（易造成中毒，严重者会发生昏迷甚至死亡）。

（5）血液病（易引起或加重出血）。

3. 擦浴过程中，应严密观察局部皮肤的变化及患者的反应。如突然出现寒战、面色苍白、脉搏及呼吸异常时，应立即停止擦浴，并及时与医师联系处理。

4. 擦浴时，以拍拭（轻拍）的方式进行，为防止摩擦生热，应尽量避免采用摩擦的方式。

5. 擦拭至腋窝、肘窝、手心、腹股沟、腘窝等血管丰富处时，应稍用力并适当延长擦拭时间，促进散热的增加。

6. 擦浴后 30 分钟应再次测量体温，若体温降至 39 ℃以下，即可取下头部的冰袋。

【知识链接】

其他冷疗法

1. **冰帽**　常用于头部降温，是临床上最常见的物理降温方法之一。传统冰帽是将冷冻好的冰块装入冰帽中，效果较好，但冷冻冰块较为费时。为了方便操作和控制，目前临床上出现了半导体降温帽。利用半导体温差电制冷技术，控制帽内低温环境，达到降温的作用。主要用于脑外伤、脑水肿、颅内高压等。

2. **冰袋**　常见的冰袋是将冷冻好的冰块装入帆布袋，再用木槌将冰块敲成小块，放入冷水中冲去棱角。再将其装入冰袋或冰囊中装至 1/2~2/3 满，排尽空气后，夹紧袋口，将冰袋置于高热患者的前额、头顶部或体表大血管处，放置小于 30 分钟。为了更加方便，出现了化学制冷袋来替代传统冰袋。常用的有两种，一种是一次性的，它是将两种化学制冷剂分装在两个密封的聚乙烯塑料袋里，使用时将两种制剂充分融合后使用。另外一种是目前使用较多的超级冷袋，它是将凝胶或其他冷冻介质装入冰袋，放入冰箱后冷冻 4 小时，就可将介质凝胶状态变成固体状态。具有可反复使用、较为方便的优点。

3. **全自动冷疗仪** 目前较多应用于关节置换手术患者中，主要结合了冷疗与局部加压的双重作用。由主机、冰囊、温度传感器、压力传感器、电源线等 5 部分组成，其原理是将主机通过半导体制冷方式将水温控制在 0~20 ℃，然后通过水泵定时将主机内的水与冰囊中的水进行互换，既保证了水温持续保持在有效的冷疗范围之内，又不会让患者局部的皮肤温度低于 10 ℃，这样就保证了患者在持续冷疗时不至于因为继发效应的发生而产生冻伤。同时在局部产生物理压迫作用，这种物理压迫作用能将冷疗的作用不仅停留在皮肤表面，同时也将冷疗作用传递至关节腔内。全自动冷疗仪在加压过程中有高压低压循环，也大大减少了患者发生血液循环障碍的风险。

【操作考核评分标准】

乙醇擦浴技术操作考核评分标准列于表 1-15-1。

表 1-15-1　乙醇擦浴技术操作考核评分标准

年 / 班级：　　　　　　学号：　　　　　　姓名：　　　　　　得分：

项目	内容	分值	评分等级				得分
			A ×1.0	B ×0.8	C ×0.6	D ×0.4	
操作前（20 分）	环境准备	5					
	患者准备	5					
	护士准备	5					
	物品准备	5					
操作中（55 分）	床旁核对、解释	5					
	松盖被、协助脱衣	5					
	放冰袋、热水袋	5					
	擦浴方法正确	10					
	擦浴顺序正确	10					
	擦浴时长合理	5					
	擦浴时观察患者反应	5					
	擦浴后取下热水袋	5					
	擦浴后再测体温	5					
操作后（10 分）	协助取舒适卧位，整理床单位	5					
	整理用物，洗手、记录	5					
整体评价（15 分）	操作轻柔，注意保护患者的隐私	5					
	沟通自然，达到有效沟通	5					
	操作中关怀、体贴患者	5					

（靳岩鹏）

十六、口服给药技术

口服给药（administering oral medications）是临床常见的给药方法之一，药物经口服后被胃肠道吸收入血液循环，从而达到局部治疗和全身治疗的目的。具有方便、安全、经济的特点，然而，由于口服给药吸收较慢，易受胃内容物的影响，药物产生效应的时间较长，因此不适用于急救、意识不清、呕吐不止、禁食等患者。

实训目标

通过本项技术操作规程的学习，学生能够：

1. 描述口服给药目的和注意事项。
2. 熟练掌握口服给药操作流程。
3. 运用口服给药技术协助患者服药并能及时处理服药过程中出现的情况。
4. 操作过程中根据患者的病情、文化程度、心理状态做出合理的解释，表现出良好的沟通交流技巧和对患者的责任心、爱心及同理心。

【临床情景】

患者，刘某，女，35岁，阑尾炎术后第四天，出现感冒，体温39 ℃，脉搏96次/分，呼吸24次/分，血压120/80 mmHg，咳嗽咳痰。医嘱：给予复方磺胺甲恶唑800毫克/次，2/日；复方阿司匹林0.6克/次，每四小时一次。

思考与操作：

（1）请执行医嘱：请协助患者服药。

（2）请处理：患者对口服药提出异议拒不服药，如果你是当班护士，该如何处理?

（3）请分析：如何预防口服复方磺胺甲恶唑引起的泌尿系统结石?

【目的】

协助患者遵照医嘱安全、正确地服下药物，以达到减轻症状、治疗疾病、维持正常生理功能、协助诊断和预防疾病的目的。

【操作程序】

1. 操作前准备

（1）环境准备：干净、整洁、宽敞、明亮，便于操作。

（2）患者准备：评估患者的病情、年龄、意识状态及治疗情况；患者的吞咽能力，有无口腔、食管疾患，有无恶心、呕吐状况；患者是否配合服药及遵医行为，对药物的相关知识了解程度。

（3）护士准备：着装整洁，洗手，戴口罩。

（4）物品准备

备药用物：服药本、药盘、小药卡、药杯、量杯、药匙、滴管、包药纸、研钵、纱布。

发药用物：发药车、药盘、饮水管、水壶（内盛温开水）、手消毒剂等。

2. 操作步骤

（1）备药

1）根据服药卡查看药柜的药物是否齐全。

2）洗手，戴口罩，取出药盘等物品放于适宜的位置。

3）依床号、姓名填写小药卡，按顺序插入药盘内，放好药杯。

4）取固体药（片剂、胶囊等）时，一只手持药瓶、瓶签朝向自己，另一只手用药匙取出所需药量，放入药杯，将药瓶放回药柜，注意要核对服药卡与药瓶标签。

5）取液体药

①需要检查药物性质，将药液摇匀，打开瓶盖，将瓶盖内面朝上放置，一只手持量杯，拇指置于所需刻度，举起量杯，使所需刻度和视线平；另一只手将药瓶有标签的一面朝上，倒药液至所需刻度处，将药液倒入药杯，注意要核对服药卡与药瓶标签。

②药液不足 1 ml 或油剂，先在药杯内倒入少许温开水，用滴管吸取所需药液量，滴管尖与药液水平面成 45°，将药液滴入药杯内。

③每次取完药液后用湿纱布擦净瓶口，将药瓶放回药柜原处，更换药液品种时，洗净量杯。

6）摆完全部药物后，将物品放回原处，并根据服药本再核对一遍，盖上治疗巾。

（2）发药

1）核对药物：依据服药本核对药物。

2）床旁核对：携用物至患者床边，核对患者（床号、姓名、腕带）信息。解释服药的目的、方法、配合要点，告知患者服用药物的名称、作用。

3）安置体位：协助患者取舒适卧位，能坐起者协助坐起。

4）协助服药：倒温开水或使用饮水管，帮助患者服药。

5）确认服药：视患者服下药物后方可离开。

6）再次核对：患者服药后再次核对。

（3）操作后整理：协助患者取舒适卧位，整理床单位。

（4）处理用物：按医院感染管理要求分类处理用物。

（5）洗手、记录：洗手，做好服药相关记录，随时观察用药后的效果及不良反应，必要时记录。

3. 健康教育　向患者及家属解释用药的目的和注意事项，根据药物的特性进行正确的用药指导。

【注意事项】

1. 严格执行查对制度和无菌操作原则。

2. 发药前，评估患者，若遇特殊检查或术前禁食者，暂不发药；若患者发生呕吐，应查明情况后，再行处理。

3. 同一患者的药物应一次取离药车；不同患者的药物，不可同时取离药车，以免发生差错；若患者不在病房或因故暂不能服药，应将药物取回，适时再发或交班。

4. 宜用 40~60 ℃温开水服药，不可用茶水、牛奶、果汁代替水服药。

5. 危重患者应喂服，婴幼儿、鼻饲或上消化道出血患者所用的固体药，发药前需将药片研碎，用水溶解后服用。

6. 增加或停用某种药物时，应及时告知患者，当患者提出疑问时，应重新核对。

7. 不同药物的服药指导

（1）对牙齿有腐蚀作用的药物，如酸类和铁剂，应用吸水管吸服后漱口，以保护牙齿。

（2）缓释片、肠溶片、胶囊吞服时不可嚼碎；舌下含片应放舌下或两颊黏膜与牙齿之间待其溶化。

（3）健胃药宜在饭前服；助消化药及对胃黏膜有刺激性的药物宜在饭后服；催眠药在睡前服；驱虫药宜空腹或半空腹服用。

（4）抗生素及磺胺类药物应准时服药，以保证有效的血药浓度。

（5）服用对呼吸道黏膜起安抚作用的药物，如止咳糖浆后不宜立即饮水。

（6）某些磺胺类药物经肾排出，尿少时易析出结晶堵塞肾小管，服药后要多饮水。

（7）服强心苷类药物时需加强对心率及心律的监测，心率低于 60 次 / 分或节律不齐时应暂停服用，并告知医生。

（8）包衣片不能割开服用，药片的包衣主要起着保护、遮味、控释、隔离等作用，包衣层被割开后便有可能使药品失去疗效。如肠溶衣片的包衣，主要是保护药片通过胃，保证在肠道被吸收。因分割破坏了肠溶衣，包衣中的药物在胃中释出，就容易被胃酸破坏。又如红霉素片等药物的包衣，主要是避免药物刺激胃黏膜，一旦遭破坏，会造成强烈的胃部刺激。

（9）药物胶囊不能拆开服用，许多胶囊整剂无小儿规格，一些家长在给孩子喂药时，常常将胶囊内的药物颗粒倒出后用水送服。这样会影响药物的正常吸收，造成不良反应。尤其是使用缓释胶囊时，其囊内色彩各异的颗粒代表着不同溶解速度的药物，在拆开胶囊服药后，倒出的药物颗粒难免不均匀，因此达不到控释的目的。

（10）口腔含片不能直接吞咽，口腔含片分为“口含片”和“舌下含片”两大类，它们都需要在口腔内慢慢溶解后发挥药效。如果将其直接吞下，就达不到治疗的效果。特别是心绞痛的急救药“硝酸甘油片”，通过舌下口腔黏膜吸收，可迅速起效。但如果口服了，不但疗效仅为舌下含服的 1/10，还会大大推迟药效的作用时间，贻误急救时机。

8. 若患者同时口服中药和西药，两者服药之间应间隔 1~2 小时，以避免中药和西药相互影响。

【知识链接】

儿童和老年人服药注意事项

1. 儿童患者服药时的注意事项

（1）12 岁以上的儿童即可采用成人剂量。

（2）5 岁以下的儿童不会吞服片剂或胶囊，故药物剂型多为粉剂或水剂。使用滴管喂药，避免儿童呛到。

（3）勿将药物混入食物中，以避免儿童对食物产生排斥感。

（4）对于年龄较大的儿童，可解释药物味道不佳或有苦味，以免造成对护理人员的不信任感。

（5）儿童患者服完药后，可给予适当的奖励。

2. 老年患者服药的注意事项

（1）老年患者器官老化，动作较迟缓，所以给药时候要多些耐心；其代谢及排泄功能较差，所以应注意所服用药物的剂量。

（2）老年患者吞咽能力较差，可将药物磨成粉状后服用。

（3）老年患者记忆力较差，常常会忘记吃药或吃错剂量，因此需提醒家属及患者药物的使用方式，或教会患者以自我提醒的方式吃药，如以不同颜色的药盒代表不同的服药时间等方式。

（4）老年患者常合并有多种慢性疾病，需服用多种药物，需注意其所使用的药物之间是否有配伍禁忌。

【操作考核评分标准】

口服给药技术操作考核评分标准列于表 1–16–1。

表 1–16–1　口服给药技术操作考核评分标准

年 / 班级：　　　　　　　学号：　　　　　　姓名：　　　　　　得分：

项目	内容	分值	评分等级				得分
			A ×1.0	B ×0.8	C ×0.6	D ×0.4	
操作前（20 分）	环境准备	5					
	患者准备	5					
	护士准备	5					
	物品准备	5					
操作中（55 分）	备药：取固体药	5					
	备药：取液体药	10					
	床旁核对、解释	10					
	安置体位	5					
	协助服药	10					
	确认服药	10					
	再次核对	5					
操作后（10 分）	协助取舒适卧位，整理床单位	5					
	整理用物，洗手、记录	5					
整体评价（15 分）	操作熟练，用药指导正确	5					
	沟通自然，达到有效沟通	5					
	操作中关怀、体贴患者	5					

（孙　健）

十七、皮内注射技术（药物过敏试验）

药物过敏反应是一种比较常见的急性疾病，临床表现可有发热、皮疹、血管神经性水肿、四肢麻木、恶心、呕吐、呼吸困难，严重者可发生过敏性休克而危及生命。为防止患者发生过敏反应，在使用致敏性高的药物前，除详细询问患者用药史、过敏史、家族过敏史外，还应该为患者做药物过敏试验。皮内注射技术（intradermal injection, ID）是最常用的药物过敏试验方法，是一种将少量药液或生物制剂注射于表皮和真皮之间的方法，以观察有无过敏反应。

实训目标

通过本项技术操作规程的学习，学生能够：

1. 描述药物过敏试验的目的、方法及注意事项。
2. 熟练掌握皮试液的配制、皮内注射技术的操作流程。
3. 运用皮内注射技术为患者实施药物过敏试验。
4. 准确判断过敏试验结果并会处理过敏性休克。
5. 操作过程中根据患者的病情、文化程度、心理状态做出合理的解释，表现出良好的沟通交流技巧和对患者的责任心、爱心及同理心。

【临床情景】

患者，李某，男，70 岁，因“咳嗽、咳痰伴发热 3 天”来院就诊，因“重症肺炎”收入院。入院时体温 38.9 ℃，脉搏 86 次 / 分，呼吸 22 次 / 分，血压 115/70 mmHg。医生拟给患者应用青霉素药物治疗，医嘱：青霉素药物过敏试验。

思考与操作：

（1）请执行医嘱：请为患者进行青霉素过敏试验。

（2）请处理：做完皮试后 5 分钟，患者出现胸闷、气促、面色苍白、出冷汗，继而出现呼吸困难、意识丧失。如果你是当班护士，该如何处理？

（3）请分析：为避免患者发生药物过敏反应，护士应该在用药前进行哪些评估？

【目的】

通过药物过敏试验，确定患者是否对该类药物过敏，为临床用药提供治疗依据，保障患者用药安全。

【操作程序】

1. 操作前准备

（1）环境准备：干净、整洁、安全、光线适宜、安静。

（2）患者准备：询问患者用药史、过敏史及家族史，观察患者意识状态、心理状态及局部皮肤状况；询问患者是否空腹，如患者空腹时不宜进行皮试，因个别患者于空腹时注射用药会发生眩晕、恶心等反应，易与过敏反应相混淆。向患者及家属解释皮内注射的目的、方法、注意事项及配合要点、药物作用及副作用。

（3）护士准备：着装整洁，修剪指甲，洗手，戴口罩，戴手套。

（4）物品准备

治疗车上层：治疗盘（内有盛无菌持物镊的无菌容器、皮肤消毒剂（75% 乙醇）、无菌棉签、无菌纱布或棉球、启瓶器、砂轮、弯盘）、无菌盘、一次性注射器（1 ml、2 ml、5 ml）、4~5 号针头、6~7 号针头、青霉素药液（青霉素 G 80 万 U/ 瓶）、生理盐水、医嘱卡、一次性橡胶手套、手消毒液。

抢救用物与用品：0.1% 盐酸肾上腺素、急救小车（备常用抢救药物）、氧气、吸痰器等。

治疗车下层：锐器盒、医用垃圾桶（内套黄色垃圾袋）、生活垃圾桶（内套黑色垃圾袋）。

2. 操作步骤

（1）核对医嘱：根据医嘱核对药液（药名、浓度、剂量）及给药时间和给药方法。

（2）检查药物：检查药物有无过期及变质，有无浑浊、沉淀，瓶口有无松动、瓶身有无裂痕。

（3）铺无菌盘或皮试盘：按无菌技术要求，铺无菌盘。

（4）检查注射器：检查一次性注射器的型号、有效期、气密性，确认无误后打开注射器，将针头斜面和刻度对齐后旋紧。

（5）配置皮试液：通常青霉素的皮试液以每毫升含青霉素 200~500 U 的为标准，下面以青霉素 80 万 U 配制成每 ml 含青霉素 200 U 皮试液为例，介绍皮试液的配制。

1）抽吸 4 ml 生理盐水

自安瓿内吸取：①消毒安瓿：将安瓿顶端的药液弹至体部，用砂轮在安瓿颈划一环行锯痕，用 75% 乙醇棉签消毒，折断安瓿。②抽吸药液：持注射器，将针头斜面向下放入安瓿瓶内的液面下，持活塞柄，吸取药液。注意抽液时手不可触及活塞的体部。

自密封瓶吸取：①消毒瓶塞：除去瓶盖，常规消毒瓶塞，待干。②抽吸药液：注射器抽吸与注射药物等量的空气注入瓶内，然后倒转药瓶及注射器，使针头在液面下，吸药至所需量。以示指固定针栓，拨出针头。

2）排尽空气：将针头垂直向上，轻拉活塞，使针头内的药液流入注射器，并使气泡集于乳头口，轻推活塞，排出气体。

3）稀释青霉素粉剂（80 万 U 青霉素粉剂密封瓶）：①消毒瓶塞：除去铝盖中心部分，常规消毒瓶塞，待干。②稀释粉剂：用 5 ml 注射器抽吸 4 ml 生理盐水注入青霉素密封瓶内，拔出注射器，摇匀使青霉素粉剂完全溶解。

4）稀释青霉素液：①用 1 ml 注射器自密封瓶抽取青霉素液 0.1 ml，加 0.9 ml 的生理盐水至 1 ml，摇匀。②弃去 0.9 ml，剩 0.1 ml，加 0.9 ml 的生理盐水至 1 ml，摇匀。③再弃去 0.9 ml，剩 0.1 ml，加 0.9 ml 的生理盐水至 1 ml，摇匀，此为含青霉素 200 U 的皮试液。

（6）保持无菌：再次核对医嘱或执行单、药瓶，无误后将配置好的皮试液针管放于无菌盘内。

（7）床旁核对：携用物至患者床边，核对患者（床号、姓名、腕带）信息。解释操作目的、方法、配合要点，协助患者取舒适卧位。

（8）选择注射部位：选择患者前臂掌侧下 1/3 处，暴露局部皮肤。

（9）消毒注射部位：用 75% 乙醇棉签以注射点为中心，由内向外螺旋式旋转涂擦注射部位皮肤，消毒范围直径在 5 cm 以上，待干。

（10）二次核对：二次核对医嘱、药液和患者。

（11）再次排气：取出注射器，排尽空气。

（12）注射皮试液：左手绷紧前臂内侧皮肤，右手持注射器，将针头斜面向上，与皮肤平行刺入皮内（约与皮肤呈 5°），待针头斜面完全进入皮内后，放平注射器，左手拇指固定针栓，右手推动活塞，注入药液 0.1 ml，使表皮隆起呈皮丘（局部皮肤发白，圆形隆起，毛孔变大）。

（13）拔针：注射完毕迅速拔出针头，切勿按压，看表、记录时间。

（14）再次核对：查看腕带，核对患者姓名、床号；核对药名、浓度、剂量、用法、时间。在注射卡上签全名。

（15）操作后整理：协助患者取舒适卧位，整理床单位。并告知患者及家属注意事项。

（16）处理用物：按医院感染要求分类处理用物。

（17）判断皮试结果：注射 20 分钟后观察结果，双人观察并判断结果，双人签全名。青霉素药物过敏试验结果的判断：阴性表现为局部皮丘大小无改变，周围无红肿，无红晕；全身无自觉症状，无不适表现。阳性表现为皮丘隆起增大，出现红晕，直径大于 1 cm，周围有伪足伴局部痒感；全身可有头晕、心慌、恶心甚至发生过敏性休克。

（18）洗手、记录：将过敏试验结果记录在病历上，阳性用红笔标记“+”，阴性用蓝笔或黑笔记录“–”。

3. 健康教育

（1）药物过敏试验注射后嘱患者勿离开病室或注射室，20 分钟后观察结果。同时告知患者如有任何不适立即通知护士，以便及时处理。

（2）拔针后指导患者勿按揉局部，以免影响结果的观察。

（3）做好患者的心理护理，消除其紧张、焦虑情绪。

【注意事项】

1. 青霉素过敏试验前详细询问患者的用药史，药物过敏史及家族过敏史。

2. 凡初次用药、停药三天后再用以及在应用中更换青霉素批号时均需按常规做过敏试验。

3. 皮试液必须现配现用，浓度与剂量必须准确。

4. 严密观察患者，首次注射后须观察 30 分钟，注意局部和全身反应，倾听患者主诉，并备好肾上腺素注射液与注射器，做好急救准备工作。

5. 皮试结果阳性者不可使用青霉素，并在体温单、病历、医嘱单、床头卡醒目注明，同时将结果告知患者及其家属。

6. 如对皮试结果有怀疑，应在对侧前臂皮内注射生理盐水 0.1 ml 以作对照，确认青霉素皮试结果为阴性方可用药。使用青霉素治疗过程中要继续严密观察反应。

7. 有少数患者药物过敏试验结果呈假阴性反应，还有的少数患者在皮肤药物过敏试验期间可发生严重的过敏性反应，所以除在用药前详细询问过敏史、用药史、家族过敏史外，还要做好抢救等应急准备。

【知识链接】

皮试仪试验

皮试仪是一种过敏试验仪器，是在计算机智能控制下，使用脉冲电场将药物离子或带电荷的药物经电极无痛导入人体皮肤，作用原理一是通过角质层和表皮进入真皮毛细血管吸收，二是通过毛囊、皮脂腺和汗腺渗入皮肤进行吸收，三是电渗液作用，四是电场诱导皮肤通透性增加，从而达到在短时间内进行药物过敏试验的目的。

【操作考核评分标准】

青霉素过敏试验技术操作考核评分标准列于表 1–17–1。

表 1–17–1　青霉素过敏试验技术操作考核评分标准

年 / 班级：　　　　　　学号：　　　　　　姓名：　　　　　　得分：

项目	内容	分值	评分等级				得分
			A ×1.0	B ×0.8	C ×0.6	D ×0.4	
操作前（20 分）	环境准备	5					
	患者准备	5					
	护士准备	5					
	物品准备	5					
操作中（55 分）	核对医嘱、检查药物及消毒	5					
	配制皮试液	10					
	床旁核对、解释	5					
	选择并消毒注射部位	5					
	二次核对、排气	5					
	穿刺进针	5					
	推注皮试液	5					
	拔针	5					
	再次核对	5					
	观察皮试结果	5					
操作后（10 分）	协助取舒适卧位，整理床单位	5					
	整理用物，洗手、记录	5					
整体评价（15 分）	操作熟练，无菌观念强	5					
	沟通自然，达到有效沟通	5					
	操作中关怀、体贴患者	5					

（常学优）

十八、皮下注射技术

皮下注射（subcutaneous injection，H）是将少量药液或生物制剂注入皮下组织的技术。

实训目标

通过本项技术操作规程的学习，学生能够：

1. 描述皮下注射的目的、方法、注意事项及配合要点。
2. 熟练掌握皮内注射技术操作流程。
3. 运用皮下注射技术为患者进行注射并能及时处理并发症。
4. 培养学生严谨、慎独的护理工作态度和以人为本的护理理念，克服畏惧心理，增强注射信心。

【临床情景】

患者，张某，男，58 岁，退休教师，主诉“多饮、多食、多尿、消瘦 6 月”，医生诊断为“Ⅱ型糖尿病”。护理评估：体温 36.3 ℃，脉搏 82 次 / 分，呼吸 22 次 / 分，血压 118/80 mmHg。医嘱：8 U 胰岛素，tid，餐前皮下注射。

思考与操作：

（1）请执行医嘱：请为患者进行皮下注射。

（2）请处理：在为患者进行皮下注射时，如果刺破血管，该如何处理?

（3）请分析：长期进行胰岛素注射的患者，护士应该如何对患者及家属进行健康教育?

【目的】

1. 注入小剂量药物，用于不宜口服给药而需在一定时间内发生药效时，如胰岛素注射。
2. 预防接种。
3. 局部麻醉用药。

【操作程序】

1. 操作前准备

（1）环境准备：清洁、安静、光线适宜，必要时用屏风遮挡患者。

（2）患者准备：评估患者的年龄、病情、治疗情况、用药史、过敏史；患者的意识状态、心理状态、对用药的认知及合作程度；注射部位的皮肤及皮下组织状况；向患者及家属解释皮下注射的目的、方法、注意事项、配合要点、药物的作用及副作用；取舒适体位，暴露注射部位。

（3）护士准备：着装整洁，修剪指甲，洗手，戴口罩，戴手套。

（4）物品准备

治疗车上层：治疗盘［内有盛无菌持物镊的无菌容器、皮肤消毒剂（2% 碘酊、

75% 乙醇，或 0.5% 聚维酮碘，或安尔碘)、无菌棉签、无菌纱布或棉球、启瓶器、砂轮、弯盘]、无菌盘、一次性注射器(1 ml、2 ml)、药物(根据医嘱准备)、医嘱卡、一次性橡胶手套、手消毒液。

治疗车下层：锐器盒、医用垃圾桶(内套黄色垃圾袋)、生活垃圾桶(内套黑色垃圾袋)。

2. **操作步骤**

(1) 核对医嘱：根据医嘱核对药液(药名、浓度、剂量)及给药时间和给药方法。

(2) 检查药物：检查药物有无过期及变质。

(3) 消毒瓶塞：如为安瓿瓶则将药液弹至瓶体，用砂轮划瓶颈后用乙醇消毒，掰开；如为密封瓶则用启瓶器除去瓶盖中心部位，常规消毒瓶塞，待干。

(4) 检查注射器：检查注射器有效期，包装是否完好，针头有无倒钩。

(5) 抽吸药液：按医嘱抽吸药液，并排气。

(6) 保持无菌：再次核对医嘱或执行单、药瓶，无误后，放入无菌盘内备用。

(7) 床旁核对：携用物至患者床边，核对患者(床号、姓名、腕带)信息。解释操作目的、方法、配合要点，告知患者注射药液名称、作用、给药方式，协助患者取舒适卧位。

(8) 选择注射部位：协助患者取舒适卧位，选择注射部位。常选择的注射部位有上臂三角肌下缘、两侧腹壁、后背、大腿前侧、外侧等部位。

(9) 消毒皮肤：常规消毒注射部位皮肤，消毒范围直径大于 5 cm，待干。

(10) 二次核对：二次核对医嘱、药液和患者。

(11) 再次排气：取出注射器，排尽空气，夹取干棉签。

(12) 穿刺进针：一手绷紧局部皮肤，一手持注射器，以示指固定针栓，针头斜面向上，与皮肤呈 30°~40°，将针梗的 1/2~2/3 快速刺入皮下。

(13) 查回血、推药：松开绷紧皮肤的手，抽动活塞，如无回血，缓慢注射药液。

(14) 拔针按压：注药完毕，用干棉签按压针眼处，迅速拔针，继续按压至不出血为止。

(15) 再次核对：查看腕带，核对患者姓名、床号、药名、浓度、剂量、用法、时间。在注射卡上签全名。

(16) 操作后整理：协助患者取舒适卧位，整理床单位。

(17) 处理用物：按医院感染要求分类处理用物。

(18) 洗手、记录。

3. **健康教育** 对长期自行皮下注射的患者，如胰岛素注射，应让患者建立轮流交替注射部位的计划，经常更换注射部位，以促进药物的充分吸收。

【注意事项】

1. 严格执行查对制度和无菌操作原则，遵医嘱及药品说明书使用药品。
2. 对皮肤有刺激的药物一般不作皮下注射。
3. 护士在注射前详细询问患者的用药史，观察注射后的不良反应。
4. 对过于消瘦者，注射时应捏起局部组织，适当减小穿刺角度，进针角度不宜超过

45°，以免刺入肌层。

5. 长期注射者，有计划地更换注射部位。

【知识链接】

皮下注射并发症预防及处理

1. 出血

（1）预防：正确选择注射部位，避免刺伤血管。告知患者按压注射部位 5 分钟，勿按揉。

（2）处理：若已刺破血管，则立即拔针，按压注射部位，更换部位重新注射；拔针后针眼处少量出血者，再次延长按压时间；皮下血肿者，根据血肿的大小采取相应的措施；皮下小血肿早期采取冷敷促进血液凝固，48 小时后改用热敷促进淤血的吸收和消散；血肿较大者，早期可采取消毒后用无菌注射器穿刺抽出血液，再加压包扎；血液凝固后，可行手术切开取出血凝块。

2. 局部硬结、感染

（1）预防：熟练掌握注射深度与角度，注射药量不宜过多，少于 2 ml 为宜，注射过程中做到“二快一慢”，减少对局部的刺激；选用锐利针头，合理安排注射部位，避免在同一处多次反复注射，避免在瘢痕、炎症、皮肤破损处注射；严格执行无菌操作技术，防止微粒污染。注射一种药物使用一个注射器；做好皮肤消毒，防止注射部位感染；粉剂类药物充分溶解。

（2）处理：发生硬结，可采用局部热敷或硫酸镁湿敷患处，也可使用新型敷料局部敷贴，如水胶体敷料；必要时使用红外线照射；局部发生感染者给予局部消毒处理。

3. 针头弯曲或折断

（1）预防：选择有质量保证的注射器；选择注射部位时，避开硬结和瘢痕；注射时勿将针梗全部刺入皮肤。

（2）处理：若出现针头弯曲，应寻找原因，采取相应的措施，更换针头后重新注射；一旦发生针头断裂，立即用一只手捏紧局部肌肉，迅速用止血钳将折断的针头拔出。若针头完全进入体内，需在 X 线定位后通过手术将残留针头取出。

4. 过敏反应

（1）预防：注射前询问用药史、过敏史；注射后观察用药反应；治疗盘内备 0.1% 盐酸肾上腺素。

（2）处理：立即停药，快速、正确评估患者病情。一般过敏反应：使患者平卧位，立即通知医生，遵医嘱对症处理并记录；过敏性休克（同口服药过敏性休克处理）；记录过敏反应的时间、原因、病情及处理措施和效果，认真做好交接班。

【皮下注射评分标准】

皮下注射技术操作考核评分标准列于表 1–18–1。

表 1-18-1　皮下注射技术操作考核评分标准

年 / 班级：　　　　　　　　　学号：　　　　　　　姓名：　　　　　　　得分：

项目	内容	分值	评分等级				得分
			A ×1.0	B ×0.8	C ×0.6	D ×0.4	
操作前（20 分）	环境准备	5					
	患者准备	5					
	护士准备	5					
	物品准备	5					
操作中（55 分）	核对医嘱、检查药物及消毒	5					
	抽吸药液	5					
	床旁核对、解释	5					
	选择注射部位	5					
	消毒皮肤	5					
	二次核对、排气	5					
	穿刺进针	10					
	查回血、缓推药	5					
	拔针、按压	5					
	再次核对	5					
操作后（10 分）	协助取舒适卧位，整理床单位	5					
	整理用物，洗手、记录	5					
整体评价（15 分）	操作熟练，无菌观念强	5					
	沟通自然，达到有效沟通	5					
	操作中关怀、体贴患者	5					

（刘凤丽）

十九、肌内注射技术

肌内注射（intramuscular injection, IM）是指将一定量的药物注入到肌肉组织的技术。注射部位一般选择肌肉丰厚且距离大血管及神经较远的地方。常用的部位为臀大肌，其次是臀中肌、臀小肌、股外侧肌以及上臂三角肌。

实训目标

通过本项技术操作规程的学习，学生能够：

1. 描述肌内注射的目的及注意事项、肌内注射法的常用部位以及定位方法。

2. 熟练掌握肌内注射技术操作流程。

3. 运用减轻肌内注射疼痛的常见方法为患者进行肌内注射。

4. 操作过程中根据患者的病情、文化程度、心理状态做出合理的解释，表现出良好的沟通交流技巧和对患者的责任心、爱心及同理心。

【临床情景】

患者，李某，女，45 岁，因“面部肌肉疼痛 5 天”来院就诊。经检查，医生诊断为“三叉神经痛”。入院时体温 36.4 ℃，脉搏 78 次 / 分，呼吸 18 次 / 分，血压 126/72 mmHg，医嘱：维生素 B_{12} 2 ml，IM，立即执行。

思考与操作：

（1）请执行医嘱：为患者进行肌内注射药物。

（2）请分析：注射过程中，患者主诉害怕疼痛，作为当班护士可以采取哪些措施减轻患者疼痛？

（3）请处理：该患者肌内注射药物三天后，注射部位皮肤出现硬结，该如何处理？

【目的】

1. 注入药物，治疗疾病。
2. 用于不宜或不能口服、皮下注射、静脉注射且要求迅速发挥疗效时。
3. 用于注射刺激性较强或药量相对较大的药物时。

【操作程序】

1. 操作前准备

（1）环境准备：干净、整洁、宽敞、明亮，便于操作。

（2）患者准备：评估患者的病情、治疗情况、用药史、过敏史等；评估患者的意识状态、肢体活动能力、对用药的认识和合作程度、注射部位的皮肤状况。

（3）护士准备：着装整洁，洗手，戴口罩，戴手套。

（4）物品准备

治疗车上层：治疗盘（内有盛无菌持物镊的无菌容器、皮肤消毒剂（2% 碘酊、75% 乙醇，或 0.5% 聚维酮碘，或安尔碘）、无菌棉签、无菌纱布或棉球、启瓶器、砂轮、弯盘）、无菌盘、一次性注射器（2 ml、5 ml）、药物（根据医嘱准备）、医嘱卡、一次性橡胶手套、手消毒液。

治疗车下层：锐器盒、医用垃圾桶（内套黄色垃圾袋）、生活垃圾桶（内套黑色垃圾袋）。

2. 操作步骤

（1）核对医嘱：根据医嘱核对药液（药名、浓度、剂量）及给药时间和给药方法。

（2）检查药物：检查药物有无过期及变质。

（3）消毒瓶塞：如为安瓿瓶则将药液弹至瓶体，用砂轮划瓶颈后用乙醇消毒，掰开；如为密封瓶则用启瓶器除去瓶盖中心部位，常规消毒瓶塞，待干。

（4）检查注射器：检查注射器有效期，包装是否完好，针头有无倒钩。

（5）抽吸药液：按医嘱抽吸药液，并排气。

（6）保持无菌：再次核对医嘱或执行单、药瓶，无误后，放入无菌盘内备用。

（7）床旁核对：携用物至患者床边，核对患者（床号、姓名、腕带）信息。解释操作目的、方法、配合要点，告知患者注射药液名称、作用、给药方式。

（8）安置体位：根据病情，协助取合适体位。

（9）定位消毒：暴露注射部位，以注射点为中心，由内向外螺旋式消毒皮肤，消毒范围直径大于 5 cm，待干。

（10）二次核对：二次核对医嘱、药液和患者。

（11）再次排气：取出注射器，排尽空气，夹取干棉签。

（12）穿刺进针：左手拇指及示指绷紧皮肤，右手中指固定针栓，执笔式持注射器迅速、垂直刺入肌层，进针深度为针梗的 1/2~2/3。

（13）查回血、推药：松开绷紧皮肤的手，抽动活塞，如无回血，缓慢推注药物，观察并询问患者有无不适。

（14）拔针按压：注药完毕，干棉签按压针眼处，迅速拔针，棉签按压至不出血为止。

（15）再次核对：查看腕带，核对患者姓名、床号、药名、浓度、剂量、用法、时间。在注射卡上签全名。

（16）操作后整理：协助患者穿好衣裤、取舒适体位，整理床单位。

（17）处理用物：按医院感染要求分类处理用物。

（18）洗手、记录。

3. 健康教育

（1）注射前，告知并协助患者取放松的体位有利于减轻注射疼痛。若为臀大肌注射，侧卧位可为上腿伸直、下腿稍弯曲；俯卧位可为足间相对、足跟分开；坐位时椅子稍高，便于操作；危重及不能翻身者可取仰卧位。

（2）告知患者注射完药物后如有任何不舒适，及时按呼叫铃。

（3）若患者因长期注射，局部皮肤出现硬结，教会患者及其家属热敷、理疗的方法。

【注意事项】

1. 严格执行“三查七对”制度，防止发生差错。

2. 严格遵循无菌技术操作原则。

3. 若同时注射两种或两种以上药物时，注意配伍禁忌。

4. 合理选择注射部位，对于两岁以下的婴幼儿不宜选择臀大肌注射，因为其臀大肌还未发育好，有损伤坐骨神经的危险，应选择臀小肌和臀中肌、股外侧肌进行注射。

5. 定位方法要准确，以免引起意外和损伤。

（1）臀大肌注射定位法

1）十字法：从臀裂顶点向左或右侧划一水平线，从髂嵴最高点向下作一垂线，将臀部分为四个象限，外上象限并避开内角（从髂后上棘至大转子连线），即为注射区。

2）连线法：取髂前上棘和尾骨联线的外上三分之一处为注射部位。

（2）臀中肌、臀小肌注射定位法

1）构角法：以示指尖和中指尖分别置于髂前上棘和髂嵴下缘处，这样髂嵴、示指、中指便构成一个三角形，注射部位在示指与中指间构成的角内。此处血管、神经较少，且脂肪组织也较薄，故被广泛使用。

2）三指法：以髂前上棘外侧三横指处以患者自体手指宽度为标准。

（3）股外侧肌注射定位法

为大腿中段外侧，成人位于膝上 10 cm，髋关节下 10 cm 处。

（4）上臂三角肌注射定位法

上臂外侧自肩峰下 2~3 横指处，此处注射方便，但肌肉分布较臀部薄，只能作小剂量注射。

6. 若患者由于长期注射，局部皮肤出现硬结，再注射时应注意避开硬结处，并注意轮换注射部位，选用细长针头。

7. 注射过程中，若针头不慎折断，首先应安慰患者，嘱其不要动，固定局部组织，用无菌血管钳夹住断端取出，若针头全部没入肌肉组织，应立即请外科医生处理。

【知识链接】

留置气泡注射法

1. 操作方法

（1）留置气泡法技术应用于肌内注射。

（2）用注射器抽吸适量的药液后，再吸入 0.2~0.3 ml 的空气。

（3）注射时，气泡在上，当全部的药液注入后，再注入空气。

2. 优点介绍

（1）使针头部位的药液全部进入肌肉组织内。

（2）防止拔出针头时，药液渗入皮下组织。

（3）减低组织受刺激的程度，减轻疼痛。

（4）将药液限制在注射肌肉局部而利于吸收的作用。

【操作考核评分标准】

肌内注射技术操作考核评分标准列于表 1–19–1。

表 1-19-1 肌内注射技术操作考核评分标准

年 / 班级：　　　　学号：　　　　姓名：　　　　得分：

项目	内容	分值	评分等级				得分
			A ×1.0	B ×0.8	C ×0.6	D ×0.4	
操作前（20 分）	环境准备	5					
	患者准备	5					
	护士准备	5					
	物品准备	5					
操作中（55 分）	核对医嘱、检查药物及消毒	5					
	抽吸药液	5					
	床旁核对、解释	5					
	选择注射部位、正确定位	10					
	消毒皮肤	5					
	二次核对、排气	5					
	进针穿刺	5					
	推药、查回血	5					
	拔针、按压	5					
	再次核对	5					
操作后（10 分）	协助取舒适卧位，整理床单位	5					
	整理用物，洗手、记录	5					
整体评价（15 分）	操作熟练，无菌观念强	5					
	沟通自然，达到有效沟通	5					
	操作中关怀、体贴患者	5					

（汪凤兰）

二十、静脉注射技术

静脉注射（intravenous injection，IV）是将无菌药液自静脉注入体内的技术。常用的静脉有：四肢浅静脉、头皮静脉及股静脉。其中上肢静脉包括手背静脉、腕部静脉、贵要静脉、肘正中静脉、头静脉。下肢静脉包括大隐静脉、小隐静脉、足背静脉。头皮静脉主要应用于小儿，小儿头皮静脉丰富、分支多、表浅易见、易于固定，便于患儿活动。股静脉位于股三角区，股神经与股动脉的内侧。

实训目标

通过本项技术操作规程的学习，学生能够：

1. 描述静脉注射的概念、目的、方法及注意事项。

2. 熟练掌握静脉注射技术操作流程。

3. 运用静脉注射技术为患者进行注射，并能分析静脉穿刺失败的原因。

4. 操作过程中根据患者的病情、文化程度、心理状态做出合理的解释，表现出护士良好的沟通、协调能力，救死扶伤的精神和对患者的爱心及同理心。

【临床情景】

患者，李某，男，55岁。2小时前与家人发生口角后突然出现胸痛并进行性加重，入院后患者出现抽搐、意识丧失、口唇发绀、面色青紫。脉搏、呼吸、血压无法测出。诊断为："心搏骤停"。医嘱：肾上腺素1 mg静脉注射。

思考与操作：

（1）请执行医嘱：迅速给予该患者静脉注射肾上腺素1 mg。

（2）请分析：该患者较为肥胖，如何提高穿刺成功率?

（3）请处理：护士进行静脉注射时，抽吸可见回血，注入药物却出现了局部隆起，请问该护士静脉注射是否成功？该如何处理?

【目的】

1. 注入不宜口服、肌内注射、皮下注射的药物，或需要通过静脉注射迅速发挥药效时，采用静脉注射法。

2. 某些诊断性检查需要静脉注入药物。

3. 因药物浓度过高、刺激性大、量多不宜采用其他注射方法时进行静脉注射。

4. 静脉营养治疗。

【操作程序】

1. 操作前准备

（1）环境准备：干净、整洁、宽敞、明亮，便于操作，必要时用窗帘或屏风遮挡。

（2）患者准备：评估患者的年龄、病情、治疗情况、用药史、过敏史；心理状态及合作程度；穿刺部位的皮肤、肢体活动情况、血管充盈度及弹性等。患者对静脉注射目的的了解和配合程度。

（3）护士准备：着装整洁，洗手，戴口罩，戴手套。

（4）物品准备

治疗车上层：治疗盘（内有盛无菌持物镊的无菌容器、皮肤消毒剂（2%碘酊、75%乙醇或0.5%聚维酮碘、安尔碘）、无菌棉签、无菌纱布或棉球、启瓶器、砂轮、弯盘）、无菌盘、一次性注射器（视药量而定）、药物（根据医嘱准备）、止血带、胶布（或输液敷贴）、一次性治疗巾、注射卡、笔、带秒针的表、一次性橡胶手套、快速手消毒液，根据需要备静脉小垫枕、无菌手套（股静脉注射用）。

治疗车下层：锐器盒、医用垃圾桶（内套黄色垃圾袋）、生活垃圾桶（内套黑色垃圾袋）。

2. 操作步骤

（1）核对医嘱：根据医嘱核对药物（药名、浓度、剂量）及给药时间和给药方法。

（2）检查药物：检查药物有无过期及变质。

（3）消毒瓶塞：如为安瓿瓶则将药液弹至瓶体，用砂轮划瓶颈后用酒精消毒，掰开；如为密封瓶则用启瓶器除去瓶盖中心部位，消毒瓶塞，待干。

（4）检查注射器：检查注射器有效期，包装是否完好，针头有无倒钩。

（5）抽吸药液：按医嘱抽吸药液，并排气。

（6）保持无菌：再次核对医嘱或执行单、药瓶，无误后，放入无菌盘内备用。

（7）床旁核对：携用物至患者床边，核对患者（床号、姓名、腕带）信息。解释操作目的、方法、配合要点，告知患者注射药液名称、作用、给药方式，协助患者取舒适卧位。

（8）选择注射部位：常选择的注射部位有四肢静脉、小儿头皮静脉、股静脉等部位。

（9）穿刺、注射

◆ 四肢静脉穿刺

1）选择血管：穿刺部位下铺一次性治疗巾，在穿刺点上方 6~8 cm 处扎止血带选择血管，尽量选择粗直、弹性好、易于固定的血管，同时注意避开关节和静脉瓣。评估穿刺局部情况，如有红肿、疼痛、炎症，应选择其他血管。血管选择好后松开止血带。

2）消毒皮肤：用 2% 碘酊或安尔碘消毒穿刺部位皮肤，消毒范围直径大于 5 cm，待干。

3）二次核对：二次核对医嘱、药液和患者。

4）再次消毒：再次扎止血带，用 75% 乙醇脱碘或安尔碘再次消毒。

5）再次排气：取出注射器，排尽空气，夹取干棉签。

6）穿刺进针：嘱患者握拳。左手拇指绷紧消毒区域外静脉下端的皮肤，右手持注射器，示指固定针栓，针头斜面向上，与皮肤呈 15°~30° 从静脉上方或侧方刺入皮下，沿静脉走行的方向刺入静脉，穿刺见回血后，放平针头再进针少许。

7）“两松”：松止血带，嘱患者松拳，左手固定针头。

◆ 小儿头皮静脉穿刺

1）安置体位：患儿取仰卧位或侧卧位。一位护士固定患儿头部。

2）消毒、穿刺：常规消毒注射部位后，另一位护士左手拇指、示指固定静脉两端，右手持头皮针针翼，沿静脉向心方向平行刺入，见回血后推入少量药物。如未见异常，使用胶布固定针翼。

◆ 股静脉穿刺：

1）安置体位：协助患者取仰卧位，下肢伸直外展外旋。

2）定位消毒：用左手在腹股沟中内 1/3 交界处触及动脉搏动最强处，在向内 0.5 cm，即为股静脉。常规消毒注射部位皮肤。

3）穿刺：护士左手戴无菌手套，右手持注射器，针头与皮肤的角度为 45° 或 90° 刺入股静脉，抽动活塞见暗红色回血。

（10）推注药液：缓慢推注药液，给药过程中要密切观察患者的反应，询问患者的感觉，尽量转移其注意力，减轻痛苦。

（11）拔针按压：注药完毕，用干棉签按压针眼处，迅速拔针，局部按压 3~5 分钟至不出血为止。若为股静脉穿刺，应用无菌纱布加压止血 3~5 分钟后用胶布固定。

（12）再次核对：查看腕带，核对患者姓名、床号、药名、浓度、剂量、用法、时间。在注射卡上签全名。

（13）操作后整理：协助患者取舒适卧位，整理床单位。

（14）处理用物：按医院感染要求分类处理用物。

（15）洗手、记录。

3. 健康教育

（1）向患者及家属解释静脉注射的目的及注意事项。

（2）向患者及家属告知可能发生的不良反应，如有不适情况及时与医护人员联系。

【注意事项】

1. 严格执行“三查七对”制度，防止发生差错。

2. 严格执行无菌操作，预防并发症的发生。注射器及药液应绝对无菌，如进行股静脉穿刺要带好无菌手套。穿刺部位皮肤消毒若使用 0.5% 聚维酮碘时局部涂擦两遍，无需脱碘。使用安尔碘时，视穿刺局部皮肤用原液涂擦 1~2 遍即可。

3. 对于需要长期静脉注射的患者，应保护血管，由远心端向近心端选择静脉。

4. 进行股静脉穿刺时，若误入股动脉，应立即拔出后用无菌纱布加压止血 5~10 分钟，直至不出血。

5. 若静脉注射有强烈刺激性药物时，务必先确认针头在静脉内后再注入药物，防止药液外溢导致组织坏死。

6. 根据患者的病情及药物性质，掌握药物推注的速度。

【知识链接】

1. 特殊患者的静脉穿刺

（1）肥胖患者：皮下脂肪厚，血管不明显，位置较深，但相对固定。静脉穿刺时，先摸清血管走行的方向后，在静脉上方进针，进针角度应在 30°~40°。

（2）老年患者：皮下脂肪少，血管易滑动且脆性大，针头较难刺入或易穿破血管。注射时用示指和拇指分别在穿刺段静脉上下两端固定后进行穿刺。

（3）水肿患者：沿静脉走行的解剖位置，揉按局部暂时推开皮下水分，使血管充分显露后再行穿刺。

（4）脱水患者：因脱水导致血管充盈不良，穿刺难度较大。穿刺前可进行局部热敷或按摩，在血管充盈后再行穿刺。

2. 静脉穿刺失败的常见原因

（1）针头未刺入血管：因穿刺深度过浅，或血管滑动，导致穿刺无回血，注入药物后局部隆起，患者感觉疼痛。

（2）针头斜面未完全进入血管：因针头斜面部分在外，导致部分药液外渗到皮下，有回血，但穿刺部位局部隆起，患者感觉疼痛。

（3）针头刺破对侧血管壁：针头斜面部分在血管内，部分在血管外。有回血，部分药液溢至深层组织，无局部隆起，但注药时患者有痛感。

（4）针头穿破对侧血管壁：针头完全穿破血管壁，进入深层组织。无回血，但注药时患者有痛感。

【操作考核评分标准】

静脉注射技术操作考核评分标准列于表 1–20–1。

表 1–20–1　静脉注射技术操作考核评分标准

年 / 班级：　　　　　　学号：　　　　　　姓名：　　　　　　得分：

项目	内容	分值	评分等级				得分
			A ×1.0	B ×0.8	C ×0.6	D ×0.4	
操作前（20分）	环境准备	5					
	患者准备	5					
	护士准备	5					
	物品准备	5					
操作中（55分）	核对医嘱、检查药物及消毒	5					
	抽吸药液	5					
	床旁核对、解释	5					
	选择注射部位	5					
	消毒皮肤	5					
	二次核对、排气	5					
	静脉穿刺	10					
	查回血、缓推药	5					
	拔针、按压	5					
	再次核对	5					
操作后（10分）	协助取舒适卧位，整理床单位	5					
	整理用物，洗手、记录	5					
整体评价（15分）	操作熟练，无菌观念强	5					
	沟通自然，达到有效沟通	5					
	操作中关怀、体贴患者	5					

（靳岩鹏）

二十一、密闭式静脉输液技术

静脉输液（intravenous infusion）是利用液体重量所产生的液体静压和大气压的作用，将大量的灭菌溶液、电解质或药物等由静脉输入体内的技术，又称静脉滴注（intravenous drip）。依据穿刺部位的不同，静脉输液可分为周围静脉输液和中心静脉输液。

实训目标

通过本项技术操作规程的学习，学生能够：

1. 描述常见输液故障及处理措施；描述常见输液反应的原因、临床表现及处理原则。
2. 熟练掌握密闭式静脉输液技术操作流程。
3. 运用密闭式静脉输液技术为患者进行输液并能及时处理输液故障。
4. 操作过程中根据患者的病情、文化程度、心理状态做出合理的解释，表现出良好的沟通交流技巧和对患者的责任心、爱心及同理心。

【临床情景】

患者，刘某，男，70岁，因“支气管扩张合并肺部感染，左心衰竭”入院治疗。入院时体温39.2 ℃，脉搏80次/分，节律不齐，呼吸22次/分，血压118/76 mmHg，口唇发绀，不能平卧。医嘱：头孢他啶2g加入5%葡萄糖溶液500 ml静脉滴注。

思考与操作：

（1）请执行医嘱：经测试该患者头孢他啶过敏试验为阴性，请为患者进行静脉输液。

（2）请处理：输液进行约1小时，患者主诉输液侧手臂发凉，如果你是当班护士，该如何处理？

（3）请分析：此时，护士发现患者的输液滴数被调快，为80滴/分，护士应该如何对患者及家属进行健康教育？该患者的输液速度调快后，最可能出现的问题是什么？

【目的】

1. 补充血容量，维持血压，改善微循环。
2. 补充水和电解质，以维持或调节酸碱平衡。
3. 输入药物，达到控制感染、解毒和治疗疾病的目的。
4. 补充营养和热量，促进组织修复，维持正氮平衡。
5. 输入脱水剂，提高血浆的渗透压，以达到降低颅压、预防或减轻脑水肿、改善中枢神经系统功能的目的，同时利用高渗作用，达到利尿消肿的目的。

【操作程序】

1. 操作前准备

（1）环境准备：干净、整洁、宽敞、明亮，便于操作。

（2）患者准备：评估患者的年龄、病情、意识状态及心肺功能等；心理状态及合作程度；穿刺部位的皮肤、血管及肢体活动情况。患者了解静脉输液的目的和配合方法，输液前排尿或排便，取舒适卧位。

（3）护士准备：着装整洁，洗手，戴口罩。

（4）物品准备

治疗车上层：治疗盘［内有盛无菌持物镊的无菌容器、皮肤消毒剂（2% 碘酊、75% 乙醇或 0.5% 聚维酮碘、安尔碘）、无菌棉签、无菌纱布或棉球、启瓶器、砂轮、弯盘］、一次性输液器、加药用的注射器、输液液体及药物（根据医嘱准备）、止血带、胶布（或输液敷贴）、一次性治疗巾、输液卡、输液贴、笔、带秒针的表、快速手消毒液，根据需要备网套、输液架、静脉小垫枕、夹板及绷带。

治疗车下层：锐器盒、医用垃圾桶（内套黄色垃圾袋）、生活垃圾桶（内套黑色垃圾袋）。

2. 操作步骤

（1）核对医嘱：根据医嘱核对药液（药名、浓度、剂量）及给药时间和给药方法。

（2）检查药物：检查药物有无过期及变质。

（3）消毒加药：核对无误后，启开输液瓶中心部位，常规消毒瓶盖中心部位及瓶塞、瓶颈，按医嘱抽吸药物加入液体瓶中，再次核对。

（4）粘贴输液瓶贴：根据输液卡填写输液瓶贴并倒贴在输液瓶药液标签旁。

（5）插入输液器：检查一次性输液器有无漏气及是否在有效期内并插入瓶塞至根部，关闭调节器。

（6）床旁核对：携用物至患者床旁，核对患者（床号、姓名、腕带）信息。解释操作目的、方法、配合要点，告知患者输入药液名称、作用，询问患者是否排泄，协助患者取舒适体位。

（7）挂瓶排气：再次核对药液无误后，挂瓶于输液架上，倒置茂菲滴管，打开调节器，待液体流入滴管的 1/2~2/3 时，迅速倒转滴管，液体下降达输液管的下段时，排尽导管和针头内空气，关闭调节器。检查并确认输液管茂菲滴管下端无气泡。

（8）选择穿刺血管：穿刺部位下铺一次性治疗巾，在穿刺点上方 6~8 cm 处扎止血带选择血管，评估穿刺局部情况，松开止血带。

（9）消毒皮肤：用 2% 碘酊或安尔碘消毒穿刺部位皮肤，消毒范围直径大于 5 cm，待干，准备输液贴。

（10）二次核对：二次核对医嘱、药液和患者。

（11）再次消毒：再次扎止血带，脱碘或安尔碘再次消毒。

（12）再次排气：检查并确认输液管内无气泡。

（13）穿刺进针：嘱患者握拳。取下护针帽，针头斜面向上，按照静脉注射方式从静脉上方或侧方刺入皮下，穿刺见回血后，放平针头再进针少许。

（14）三松：松止血带、调节器，嘱患者松拳。

（15）固定：待溶液点滴通畅，患者无不适反应后，用输液贴依次固定针柄、针眼部位，最后将头皮针软管环绕固定。必要时用夹板固定关节。

（16）调节滴速：根据患者年龄、病情、药物性质调节滴速。

（17）再次核对：查看腕带，核对患者姓名、床号、药名、浓度、剂量、用法、时间。在输液卡上签全名。

（18）操作后整理：撤去治疗巾，协助患者取舒适卧位，整理床单位，将呼叫器放于患者易取处，对患者及家属讲解注意事项，观察患者情况及有无输液反应。

（19）拔针：输液完毕，核对，用消毒棉签（或输液贴）按压穿刺点，迅速拔针，局部按压 1~2 分钟。

（20）整理用物：按医院感染要求分类处理用物。

（21）洗手、记录。

3. 健康教育

（1）向患者及家属说明输液速度是根据患者的年龄、病情及药物性质调节好的，嘱患者及家属不可随意调节输液速度。

（2）向患者介绍常见输液反应的症状及预防措施，告知患者一旦出现输液反应，应立即按呼叫器。

（3）对于长期输液的患者，护士应做好患者的心理护理，消除其紧张、焦虑情绪。

【注意事项】

1. 严格执行“三查七对”制度，防止发生差错。

2. 严格执行无菌操作，预防并发症。输液器及药液应绝对无菌，连续输液超过 24 小时应更换输液器。穿刺部位皮肤消毒若使用 0.5% 聚维酮碘时局部涂擦两遍，无需脱碘。使用安尔碘时，视穿刺局部皮肤用原液涂擦 1~2 遍即可。

3. 注意药物配伍禁忌，药物应现配现用，不可久置。

4. 注意保护血管，选择较粗、直、弹性好的血管，应避开关节和静脉瓣，并选择易于固定的部位。对长期输液者可采取：①四肢静脉从远端小静脉开始。②穿刺时提高穿刺成功率。③输液中加入对血管刺激性大的药物，应先用生理盐水进行穿刺，待穿刺成功后再加药，宜充分稀释，输完药应再输入一定量的等渗溶液，冲尽药液保护静脉。

5. 输液前排尽输液管内的空气，输液过程中及时更换输液瓶及添加药液，防止液体走空，输完后及时拔针，预防空气栓塞。

6. 在输液过程中应加强巡视，注意观察患者输液管是否通畅；针头连接处是否漏水；针头有无脱出、阻塞、移位；滴速是否适宜（一般成人 40~60 滴 / 分，儿童 20~40 滴 / 分）；患者穿刺部位局部和肢体有无肿胀；有无输液反应等。

7. 移动患者、为患者更衣或执行其他护理操作时，要注意保护穿刺部位，以避免过分牵拉。对婴幼儿、小儿应选用头皮静脉。昏迷或其他不合作的患者，必要时可用绷带或夹板加以固定。

8. 不可自静脉输液的肢体抽取血液化验标本或测量血压。偏瘫患者应避免经患侧肢体输液。

【知识链接】

输液故障及处理

1. 溶液点滴不畅或不滴

（1）针头滑出血管外：液体进入皮下，局部肿胀、疼痛。处理方法为拔出针头，另选血管重新穿刺。

（2）针头斜面紧贴血管壁，造成不滴：调整针头位置或适当变换肢体位置或在头皮针尾部垫棉签等，直至点滴通畅。

（3）针头阻塞：检测方法为挤压输液管，感觉有阻力，松手后无回血，表示针头已阻塞，应更换针头和部位，重新穿刺。

（4）压力过低：适当调高输液瓶的位置。

（5）静脉痉挛：输入的液体温度过低，或环境温度过低可造成静脉痉挛。表现为局部无隆起，但点滴不畅可采用局部热敷以缓解静脉痉挛。

2. 茂菲滴壶内液面过高 取下输液瓶倾斜，使插入瓶中的针头露出液面，必要时挤压输液管上端，使瓶内空气进入输液管内，液体流下直至露出液面，再挂回到输液架上。

3. 茂菲滴壶内液面过低 用一手捏紧滴壶下端的输液管，另一手挤压滴壶或滴壶上端的输液管，待滴壶内液面升至适当水平高度时，松开捏紧滴壶下端输液管的手即可。

4. 滴壶内液面自行下降 在输液过程中，如果滴壶内液面自行下降，则应检查输液器上端是否有漏气或裂隙，必要时更换输液管。

【操作考核评分标准】

密闭式静脉输液技术操作考核评分标准列于表 1-21-1。

表 1-21-1 密闭式静脉输液技术操作考核评分标准

年 / 班级： 学号： 姓名： 得分：

项目	内容	分值	评分等级				得分
			A ×1.0	B ×0.8	C ×0.6	D ×0.4	
操作前（20 分）	环境准备	5					
	患者准备	5					
	护士准备	5					
	物品准备	5					
操作中（55 分）	核对医嘱、检查药物及消毒	5					
	粘贴输液瓶贴、插入输液器	5					
	床旁核对、排气	5					
	选择穿刺部位	5					
	消毒皮肤	5					
	二次核对、消毒排气	5					

续表

项目	内容	分值	评分等级				得分
			A ×1.0	B ×0.8	C ×0.6	D ×0.4	
操作中 （55 分）	静脉穿刺	10					
	三松、固定	5					
	调节滴数、再次核对	5					
	拔针、按压	5					
操作后 （10 分）	协助取舒适体位，整理床单位	5					
	整理用物，洗手、记录	5					
整体评价 （15 分）	操作熟练，无菌观念强	5					
	沟通自然，达到有效沟通	5					
	操作中关怀、体贴患者	5					

（汪凤兰）

二十二、静脉留置针输液技术

静脉留置针又称静脉套管针，由不锈钢的芯、软的外套管及塑料针座组成。静脉留置针输液可减少因反复穿刺造成的痛苦和血管损伤，保持静脉通道畅通，便于治疗和抢救。适用于长期输液、静脉穿刺较困难的患者。

实 训 目 标

通过本项技术操作规程的学习，学生能够：

1. 描述静脉留置针的目的和常用的封管液。
2. 熟练掌握静脉留置针输液技术操作流程。
3. 运用静脉留置针输液技术为患者进行输液并能及时处理输液故障。
4. 操作过程中根据患者的病情、文化程度、心理状态做出合理的解释，表现出良好的沟通交流技巧和对患者的责任心、爱心及同理心。

【临床情景】

患者，张某，女，55 岁，有冠心病病史，主诉“反复胸闷 1 月，加重 3 日，伴活动后胸闷”入院。入院后拟行冠状动脉造影术，患者神志清楚，恐惧。医嘱：0.9% 氯化钠注射液 250 ml+ 单硝酸异山梨酯 25 mg 静脉点滴，给予静脉留置针输液。

思考与操作：

（1）请执行医嘱：请为患者进行静脉留置针输液。

（2）请处理：输液过程中，输液速度减慢，但有回血，如果你是当班护士，该如何处理？

（3）请分析：输液结束封管后，护士发现患者保留静脉留置针的手臂经常下垂，且手持重物，该患者的行为可能引起什么问题？护士应该如何对患者及家属进行健康教育？

【目的】

1. 补充血容量，维持血压，改善微循环。

2. 补充水和电解质，以维持或调节酸碱平衡。

3. 输入药物，达到控制感染、解毒和治疗疾病的目的。

4. 补充营养和热量，促进组织修复，维持正氮平衡。

5. 输入脱水剂，提高血浆渗透压，以达到降低颅内压，预防或减轻脑水肿，改善中枢神经系统功能的目的，同时利用高渗作用，达到利尿消肿的目的。

6. 保护静脉，减少反复穿刺造成的痛苦和血管损伤，保持静脉通畅，利于抢救和治疗。

【操作程序】

1. 操作前准备

（1）环境准备：干净、整洁、宽敞、明亮，便于操作。

（2）患者准备：评估患者的生命体征，意识状况、血液循环状况、自理能力、心理状态、对用药的认知及合作程度；用药史、过敏史及目前用药状况；局部皮肤情况：有无感染、硬结、瘢痕、出血，静脉充盈程度及管壁弹性。患者了解静脉留置针输液的目的和配合方法，输液前患者排尿或排便，取舒适卧位。

（3）护士准备：着装整洁，洗手，戴口罩。

（4）物品准备

治疗车上层：治疗盘［内有盛无菌持物镊的无菌容器、皮肤消毒剂（2% 碘酊、75% 乙醇，或 0.5% 聚维酮碘，或安尔碘）、无菌棉签、无菌纱布或棉球、启瓶器、砂轮、弯盘］、一次性输液器、静脉留置针、封管液（无菌生理盐水或稀释肝素溶液）、一次性注射器、输液液体及药物（根据医嘱准备）、止血带、胶布（或输液敷贴）、一次性垫巾、输液卡、输液贴、笔、带秒针的表、手消毒液，根据需要备网套、输液架、静脉小垫枕、夹板及绷带。

治疗车下层：锐器盒、医用垃圾桶（内套黄色垃圾袋）、生活垃圾桶（内套黑色垃圾袋）。

2. 操作步骤

（1）核对医嘱：根据医嘱进行核对药液（药名、浓度、剂量）及给药时间和给药方法。

（2）检查药物：检查药物有无过期及变质。

（3）消毒加药：核对无误后，启开输液瓶中心部位，常规消毒瓶盖中心部位及瓶塞、瓶颈，按医嘱抽吸药物加入液体瓶中，再次核对。

（4）粘贴输液瓶贴：根据输液卡填写输液瓶贴并倒贴在输注药液标签旁。

（5）插入输液器：检查一次性输液器有无漏气及是否在有效期内并插入瓶塞至根部，关闭调节器。

（6）床旁核对：携用物至患者床边，核对患者（床号、姓名、腕带等）信息。解释操作目的、方法、配合要点，告知患者输入药液名称、作用，询问患者是否排泄，协助患者取舒适卧位。

（7）挂瓶排气：再次核对药液无误后，挂瓶于输液架上，倒置茂菲滴管，打开调节器，待液体流入滴管的 1/2~2/3 时，迅速倒转滴管，液体下降达输液管的下段时，排尽导管和针头内空气，关闭调节器。检查并确认茂菲滴管下端输液管无气泡。

（8）连接留置针：打开静脉留置针和肝素帽（或正压接头）的外包装，手持外包装将肝素帽（或正压接头）对接留置针的侧管上，将输液器与肝素帽（或正压接头）连接，留置针放回留置针盒内。

（9）选择血管：穿刺部位下铺一次性治疗巾，在穿刺点上分 8~10 cm 处扎止血带选择血管，评估穿刺局部情况，松开止血带。

（10）消毒皮肤：用 2% 碘酊或安尔碘消毒穿刺部位皮肤，消毒范围直径大于 8 cm，待干。

（11）准备敷贴：检查无菌透明敷贴，打开无菌透明敷贴外包装，在敷贴上注明置管日期、时间和签名，准备胶布 2 条。

（12）二次核对：二次核对医嘱、药液和患者。

（13）再次消毒：再次扎止血带，脱碘或安尔碘再次消毒。

（14）再次排气：取下针套，旋转松动外套管（转动针芯），右手拇指与示指夹住两翼，再次排气于弯盘中。检查并确认输液管内无气泡。

（15）静脉穿刺：嘱患者握拳，绷紧皮肤，固定静脉，右手持留置针，在血管的上方，使针头与皮肤呈 15°~30° 进针。见回血后降低角度（放平针翼），顺静脉走行再继续进针 0.2 cm，左手固定导管针，右手后撤针芯约 0.5 cm，左手将针芯与外套管全部送入静脉内后固定，右手迅速将针芯抽出。

（16）三松：松止血带、调节器，嘱患者松拳。

（17）固定：待溶液点滴通畅，患者无不适反应后，用无菌透明敷贴对留置针管作密闭式固定，用注明置管日期和时间的透明胶布固定留置针管及接头，用胶布固定输液管。

（18）调节滴速：根据患者年龄、病情、药物性质调节滴速。

（19）再次核对：查看腕带，核对患者姓名、床号、药名、浓度、剂量、用法、时间。在输液卡上签全名。

（20）操作后整理：撤去治疗巾，协助患者取舒适卧位，整理床单位，呼叫器放于患者易取处，对患者及家属讲解注意事项，观察患者情况及有无输液反应。

（21）洗手、记录。

（22）封管：输液完毕，关闭调节器，分离输液导管与肝素帽。常规消毒肝素帽。

若不是正压接头则用注射器向静脉帽内注入封管液，剩余0.5~1 ml封管液时，边拔针头边推注液体，直至针头完全退出为止，确保正压封管；若为正压接头，以脉冲方式注入封管液；若为可来福接头可不用封管。

（23）再次输入液体：常规消毒静脉帽的胶塞，先抽回血，再用无菌生理盐水冲洗导管。将静脉输液针头插入肝素帽内，或输液管连接正压接头，完成输液。

（24）拔管：关闭调节器，揭开胶布及无菌敷贴，用无菌干棉签或无菌棉球轻压穿刺点上方，快速拔出套管针，局部按压至无出血为止。

（25）处理用物：按医院感染要求分类处理用物。

（26）洗手、记录。

3. 健康教育

（1）向患者或家属解释静脉留置针的目的、方法及注意事项。

（2）指导患者在输液过程中保护留置针的方法，减少留置针的脱落及局部渗漏、阻塞、静脉炎等情况发生。输液结束，嘱患者缓慢活动穿刺侧肢体，以防血栓性静脉炎发生。

【注意事项】

1. 严格执行查对制度，避免差错事故发生。

2. 严格执行无菌操作原则，检查留置针等一次性用物质量，预防感染发生。

3. 静脉穿刺点应选择适当部位，距离创面5 cm以上，周围组织无炎症，注意避开烧伤创面部位。若需要手术植皮，则不宜在供皮区附近穿刺。

4. 留置针选择应适合患者血管，若病情严重，需要快速补液时，可选用16 G留置针。

5. 输液前排空输液管路及针头内空气，输液过程中避免液体滴空，及时更换输液瓶或封管。

6. 每次输液前后应检查穿刺部位及静脉走行方向有无红、肿、疼痛等异常。若发现异常应及时拔除导管，并做相应处理。

7. 每次输液前先抽回血，再用无菌生理盐水冲洗导管。若静脉留置针导管堵塞，不可用注射器用力推注，避免将凝固的血栓推入静脉导致栓塞。

8. 封管时要注意边退针边注入封管液，确保正压封管。常用封管液有：①无菌生理盐水，每次5~10 ml，每隔6~8小时重复冲管一次。②稀释的肝素溶液，每毫升生理盐水含肝素10~100 U，每次用量2~5 ml。

9. 每日评估留置针穿刺处局部皮肤情况。

【知识链接】

输液故障预防及处理

1. 静脉留置针阻塞 保护有留置针肢体，避免肢体下垂，防止血液回流阻塞针头。有留置针侧肢体不可进行血压测量、加压包扎。发现针管有回血，应立即用封管液缓慢冲管（不可强行推注以免发生小血栓脱落），防止堵塞管腔。

2. 静脉留置针脱落及局部渗漏 保持注射部位干燥。控制输液的速度，推注药物速度要慢，边推注边观察套管针是否在血管内，防止药液外渗。若局部肿胀，应立即拔出留置针，重新更换穿刺部位，局部冷敷。

3. **特殊患者封管要求**　心血管疾病患者，特别是原发性高血压患者需要限制盐的摄入量。应采用每 1 ml 生理盐水含 10~100 U 肝素钠封管，每次 2~5 ml；血小板减少症、血友病，以及肝素过敏患者不宜使用肝素，可选择生理盐水注射液封管。

【操作考核评分标准】

静脉留置针输液技术操作考核评分标准列于表 1-22-1。

表 1-22-1　静脉留置针输液技术操作考核评分标准

年 / 班级：　　　　　　学号：　　　　　　姓名：　　　　　　得分：

项目	内容	分值	评分等级				得分
			A ×1.0	B ×0.8	C ×0.6	D ×0.4	
操作前（20 分）	环境准备	5					
	患者准备	5					
	护士准备	5					
	物品准备	5					
操作中（55 分）	核对医嘱、检查药物及加药	5					
	床旁核对、排气	5					
	连接留置针	5					
	选择血管、消毒、准备敷贴	5					
	二次核对、排气	5					
	静脉穿刺	5					
	三松、固定	5					
	调节滴速、再次核对	5					
	封管	5					
	再次输入液体	5					
	拔针、按压	5					
操作后（10 分）	协助取舒适卧位，整理床单位	5					
	整理用物，洗手、记录	5					
整体评价（15 分）	操作熟练，无菌观念强	5					
	沟通自然，达到有效沟通	5					
	操作中关怀、体贴患者	5					

（孙　健）

二十三、经外周静脉穿刺的中心静脉导管维护技术

经外周静脉穿刺的中心静脉导管（peripherally inserted central venous catheter，PICC）是一种从外周静脉导入且末端位于中心静脉的深静脉置管技术，常用于中、长期的静脉输液或化疗用药。PICC 能减少患者反复静脉穿刺的痛苦，避免了药物外渗引起的局部组织坏死现象，提高了治疗的安全性，为患者提供了一条安全可靠的静脉输液途径。而 PICC 的维护对长期保留导管并维持导管的正常功能十分重要。

实 训 目 标

通过本项技术操作规程的学习，学生能够：

1. 描述 PICC 维护的临床意义、维护目的、方法及注意事项。
2. 熟练掌握 PICC 维护技术操作流程。
3. 运用 PICC 维护技术为患者维护导管。
4. 操作过程中根据患者的病情、文化程度、心理状态做出合理的解释，表现出良好的沟通交流技巧和对患者的责任心、爱心及同理心。

【临床情景】

患者，王某，45 岁，主诉“乏力 3 天”就诊，以“急性白血病”收入院，入院时体温 36.5 ℃，脉搏 82 次 / 分，呼吸 17 次 / 分，血压 126/79 mmHg。为定期化疗已留置 PICC 管 2 月余，今日距上次维护已有 7 天。患者 PICC 穿刺点无渗血渗液，无菌透明贴膜固定好。医嘱：为患者 PICC 进行维护。

思考与操作：

（1）请执行医嘱：为患者进行 PICC 维护。

（2）请处理：在维护导管时，发现导管中度脱出，如果你是当班护士，该如何处理？

（3）请分析：患者用置管肢体提重物后，贴膜松动、卷边，该患者的行为可能引起什么问题？护士应该如何对患者及家属进行健康教育？

【目的】

（1）预防导管相关血流感染。

（2）确保导管的通畅性。

（3）确保导管能够长期、安全留置在体内。

（4）维持导管的正常功能。

【操作程序】

1. 操作前准备

（1）环境准备：环境要求清洁、舒适、安全，适合无菌操作。

（2）患者准备：观察贴膜有无松动、脱落、卷边、潮湿。观察穿刺点有无发红、肿胀、渗血、渗液。观察导管刻度，导管有无移动、扭曲、打折、破损。

（3）护士准备：着装整洁，洗手，戴口罩。

（4）物品准备

治疗车上层：治疗盘［内有盛无菌持物镊的无菌容器、皮肤消毒剂（2%碘酊、75%乙醇或0.5%聚维酮碘、安尔碘）、无菌棉签、无菌纱布或棉球、启瓶器、砂轮、弯盘］、输液接头、思乐扣、10 ml预冲式注射器（或20 ml注射器1个及生理盐水1袋）、维护记录单（本）、手消毒液，必要时备10 ml注射器及10 u/ml肝素盐水。

PICC护理包：内装无菌透明贴膜1片、无菌医用胶布2张、乙醇棉签3支/包、聚维酮碘棉签3支/包、无菌医用纱布2块、乙醇棉片2片、无菌手套2双、无菌治疗巾1块、纸尺1条。

治疗车下层：锐器盒、医用垃圾桶（内套黄色垃圾袋）、生活垃圾桶（内套黑色垃圾袋）。

2. 操作步骤

（1）床旁核对：携用物至患者床边，根据维护单或PDA核对患者（床号、姓名、腕带）信息。解释操作目的、方法、配合要点。

（2）打开PICC护理包：手消毒，检查并无菌操作打开PICC护理包。

（3）安置体位：协助患者手臂外展45°~90°，将无菌治疗巾垫于手臂下方。

（4）测量臂围：测量肘上10 cm双侧臂围与之前记录对比相符。

（5）更换接头、冲洗导管

1）去除胶布：揭开固定输液接头的胶布，手消毒。乙醇棉签去除胶痕，清洁皮肤，手消毒。

2）预冲接头：取出预冲注射器10 ml释放压力，安装输液接头，排气备用。

3）戴手套：手消毒，戴无菌手套。

4）更换接头：乙醇棉片“口”字状撕开备用，卸下旧接头，用乙醇棉片包裹消毒导管接口，擦拭横切面及接口周边，机械性用力擦拭15秒。

5）冲洗导管：连接预冲注射器，抽回血评估导管功能，脉冲冲洗导管，正压封管。

（6）更换敷料

1）去除原有贴膜：一手轻压穿刺点，以零度角平拉去除贴膜，不污染穿刺点，不触碰思乐扣至穿刺点间的导管、不牵拉导管。

2）评估穿刺点：观察穿刺点情况。

3）卸除思乐扣：乙醇棉片或棉签浸润松动思乐扣背胶，打开纽扣移出导管，去除思乐扣，不污染穿刺点，保持导管原位。

4）脱手套，手消毒。

5）准备新的思乐扣：在PICC换药包内放置思乐扣，戴无菌手套。

6）消毒：无菌纱布覆盖接头，提起导管，①乙醇棉棒避开穿刺点及导管1 cm，按顺时针→逆时针→顺时针方向螺旋清洁脱脂三遍，消毒范围大于贴膜范围，待干。②2%洗必泰棉签或＞0.5%的聚维酮碘溶液或2%碘酊（消毒后脱碘）以穿刺点为中心（按压穿刺点2秒）连同导管表面及翻转螺旋式摩擦消毒三遍，消毒范围及顺序同乙醇消毒，待干，将体外导管妥善放置。

7）调整导管位置

8）导管固定：①安装思乐扣4P固定法（涂皮肤保护剂、导管移入安装思乐扣、左右按压扣锁，撕开背胶纸、贴放在皮肤上）。②透明贴膜以穿刺点为中心无张力粘贴，放置后自穿刺点进行导管塑形，完全覆盖思乐扣，注意“一捏二抚三按压”手法，边按压边去除纸质边框。③第一条胶带蝶型交叉固定导管固定装置下缘，再以另一条胶带横向固定蝶型交叉上方，脱手套，并在胶带上标注日期及更换人姓名，并横向贴在透明贴膜下缘，切勿遮盖穿刺点；采用高举平台法固定延长管及接头，妥善固定外导管。

（7）维护后整理：撤去治疗巾，协助患者取舒适卧位。交代注意事项，按医疗废物分类处理用物。

（8）洗手、记录。

3. **健康教育**

（1）告知患者，洗澡时，注意保护置管肢体，勿浸泡贴膜。

（2）告知患者每天进行3~5次/小时松握拳运动，置管肢体不要上举、提重物、下垂和过度活动。

（3）如有贴膜松动、卷边、污染，穿刺点渗血、渗液或疼痛时；PICC导管出现返血时，及时告知医务人员。

【注意事项】

1. 贴膜应逆向撕除，以防顺向撕除致导管脱出。
2. 选用高通透性的透明贴膜，导管末端S或U型固定，以屈肘时不致导管打折为宜。
3. 无菌透明贴膜应至少每7天更换1次，无菌纱布敷料应至少每2天更换1次。更换贴膜时，消毒范围大于贴膜的范围。
4. 发现导管堵塞，不可强行推注液体。
5. 发现导管部分脱出，严禁将脱出的导管回送。

【知识链接】

PICC导管脱出及处理

1. **PICC导管部分脱出**　导管脱出长度＜5 cm而其末端位于上腔静脉内，为导管轻度脱出；导管脱出长度为5~10 cm而其末端在锁骨下静脉，为导管中度脱出；导管脱出长度为10~20 cm而其末端位于外周静脉内，为导管重度脱出。

观察导管脱出长度，用无菌注射器抽回血，如无回血，遵医嘱用尿激酶进行通管，如不通畅则需拔管；如有回血，用生理盐水进行冲管，保持通畅，重新固定。通过X线检查结果判断导管是否能继续使用，导管轻中度脱出者经确认导管尖端在上腔静脉或锁骨下静脉内，不影响导管正常使用的，可在无菌操作下，垂直修剪脱出体外的多余导管，妥善固定，分析并找出导管脱出的原因，防止再次出现导管脱出。严禁将脱出的导管回送。

2. **PICC导管全部脱出**　测量导管长度，观察导管有无损伤或断裂；评估穿刺部位是否有血肿及渗血，用无菌纱布压迫穿刺点止血；消毒穿刺点，用无菌敷贴覆盖；根据需要重新置管。

【操作考核评分标准】

PICC 维护流程考核评分标准列于表 1-23-1。

表 1-23-1　PICC 维护流程考核评分标准

年 / 班级：　　　　学号：　　　　姓名：　　　　得分：

项目	内容	分值	评分等级				得分
			A ×1.0	B ×0.8	C ×0.6	D ×0.4	
操作前（20 分）	环境准备	5					
	患者准备	5					
	护士准备	5					
	物品准备	5					
操作中（55 分）	再次核对，打开 PICC 护理包	5					
	安置体位、测量臂围	5					
	去除胶布	5					
	预充接头、戴手套	5					
	更换接头	5					
	冲洗导管	5					
	去除贴膜、评估穿刺点	5					
	更换思乐扣	5					
	消毒	10					
	导管固定	5					
操作后（10 分）	维护后整理	5					
	洗手、记录	5					
整体评价（15 分）	操作熟练，无菌观念强	5					
	沟通自然，达到有效沟通	5					
	操作中体贴患者	5					

（张　艳）

二十四、微量注射泵使用技术

微量注射泵（简称微量泵）将少量药液精确、微量、均匀、持续地泵入体内，操作便捷、定时、定量，根据病情需要可随时调整药物的量、速度，使药物在体内能保持有效血药浓度，运用微量泵抢救危重患者，能减轻护士工作量，提高工作效率，准确、安全、有效地配合医生抢救。

实训目标

通过本项技术操作规程的学习，学生能够：

1. 描述常见微量注射泵故障及处理措施；常见输液反应的原因、临床表现及处理原则。

2. 熟练掌握微量注射泵使用的操作流程。

3. 运用微量注射泵操作技术为患者进行微量注射并能及时处理微量注射泵故障。

4. 操作过程中根据患者的病情、文化程度、心理状态及配合程度做出合理解释，表现出良好的沟通技巧和对患者的责任心、爱心及同理心。

【临床情景】

患儿，张某，男，15 天，主因“咳嗽 3 天，发热 2 天”入院，诊断：“新生儿肺炎”。入院时体温 38.1 ℃，心率 142 次 / 分，呼吸 45 次 / 分，血压 75/51 mmHg，体重 3.6 kg。医嘱：头孢他啶 0.18 g 加入 0.9% 氯化钠注射液 10 ml 静脉注射泵输注，速率 6 ml/h。

思考与操作：

（1）请执行医嘱：经测试该患儿头孢他啶过敏试验结果为阴性，请使用微量注射泵为患者进行静脉输注。

（2）请处理：微量注射泵输注药液 20 分钟后，微量注射泵报警提示：管路堵塞，如果你是当班护士，该如何处理？

（3）请分析：此时，护士发现该患儿的输液管路在活动时打折导致留置针处有少量回血，护士该如何对患儿及家属进行健康教育？该患儿的留置针处有回血，最可能出现的问题是什么？

【目的】

通过微量注射泵将患者所需药物按要求恒速均匀、小剂量、长时间的静脉推注，达到剂量准确、速度均匀、安全给药的目的。

【操作程序】

1. 操作前准备

（1）环境准备：干净、整洁、宽敞、明亮，便于操作。

（2）患者准备：评估患者的年龄、体重、病情、意识状态、心肺功能、血管情况及合作程度，留置针保留情况（如未建立静脉液路需评估患者穿刺部位局部皮肤及血管情况，观察患者皮肤完整性、有无水肿、瘢痕、硬结以及静脉充盈度及弹性等）。患者了解微量注射泵的使用目的和配合方法，输液前排尿或排便，取舒适卧位。

（3）护士准备：服装整洁，戴口罩，洗手。

（4）物品准备

治疗车上层：治疗盘［内有皮肤消毒剂（2% 碘酊、75% 乙醇，或 0.5% 聚维酮碘，或安尔碘）、无菌棉签、启瓶器、砂轮、弯盘］、微量注射泵及电源、专用延长管、50 ml

（或者 20 ml）注射器、一次性输液器、药物（根据医嘱准备）、止血带、胶布（或输液敷贴）、一次性治疗巾、输液卡、输液贴、笔、快速手消毒液，根据需要备网套、输液架、静脉小垫枕、夹板及绷带。

治疗车下层：锐器盒、医疗垃圾桶（内套黄色垃圾袋）、生活垃圾桶（内套黑色垃圾袋）。

2. 操作步骤

（1）核对医嘱：根据医嘱进行核对药液（药名、浓度、剂量）及给药时间和给药方法。

（2）加药：用注射器按医嘱抽吸药物，双人核对已配置的药液，粘贴注射卡，置于无菌盘。

（3）检查泵及延长管：检查微量注射泵的性能，专业延长管包装是否完好，是否在有效期，是否与注射器匹配。

（4）床旁核对：携用物至患者床边，核对患者（床号、姓名、腕带）信息。解释操作目的、方法、配合要点，告知患者泵入药液名称、作用，协助患者取舒适卧位。

（5）评估液路：评估有无静脉通道，输液导管是否通畅（如未建立静脉液路，按静脉穿刺操作规程进行穿刺）。

（6）固定注射泵：固定微量注射泵于输液架上。

（7）接通电源：接通微量注射泵电源，打开电源开关。

（8）连接延长管：将抽取药液的注射器连接延长管，排气，检查有无气泡。

（9）安装注射器：将注射器安装在注射器卡槽中，注射器圈边必须卡入注射器座中，将注射器推杆卡入推头槽内。

（10）调节泵速：遵医嘱调节每小时注射的量及其他参数。

（11）二次核对：二次核对医嘱、药液和患者。

（12）连接患者端：再次检查确认延长管及注射器内无气泡后，将延长管与患者的静脉通路连接。

（13）启动注射泵：按微量注射泵的“启动”键（START），观察液路通畅情况。

（14）再次核对：查看腕带，核对患者姓名、床号、药名、浓度、剂量、用法、时间。

（15）贴上标签：将写有药物名称、剂量和泵入速度的标签贴于注射器上。

（16）观察：观察患者生命体征及用药反应，必要时遵医嘱调整注射速率。

（17）操作后整理：整理床单位，协助患者取舒适卧位。

（18）注射结束：按停止键并切断电源，断开延长管与静脉通道的连接。

（19）处理用物：按医院感染要求分类处理用物。

（20）洗手、记录。

3. 健康教育

（1）向患者及家属说明泵入液体的速度是根据患者的年龄、病情及药物性质调节好的，嘱患者及家属不可随意调节泵速。

（2）向患者介绍注射药物后可能的反应、症状及预防措施。

（3）告知患者如注射泵报警应立即按呼叫器，护士也会经常巡视患者。

（4）发现静脉回血时，应检查管路是否折叠扭曲，应及时捋顺输液管路，必要时用0.9% 生理盐水冲管。

【注意事项】

1. 严格执行“三查七对”制度，防止发生差错。

2. 严格执行无菌操作，预防并发症、注意药物配伍禁忌，药物应现配现用，不可久置。

3. 使用注射泵前应排尽延长管及注射器内的空气，输液过程中及时更换下一组药液，防止药液泵入停止、留置针堵管。

4. 使用注射泵时应加强巡视，注意观察患者液路是否通畅，注射器与延长管、延长管与留置针接头处是否漏液，针头有无脱出、阻塞、移位，泵速是否适宜（患者无不良反应，遵医嘱调节泵速），患者穿刺部位局部皮肤和肢体有无肿胀，有无输液反应等。

5. 移动患者，为患者更衣或执行其他护理活动时，要注意保护穿刺部位，以免过分牵拉，昏迷或其他不合作的患者必要时可用绷带及约束带。

6. 不可在静脉输液的肢体抽取血液标本或监测血压。

7. 如患者需外出检查且仍需输注药液，应检查内置电池电量，拔掉电源，使用内置电源继续输注药液，返回病房后应立即连接电源。

8. 每班清点，每月检查注射泵性能呈备用状态。使用中的注射泵每日用半干的清水纱布擦拭，外壳、管路空气控制器、堵塞探测器，驱动器、滴速传感器接口、交流电源接口禁止用乙醇等有机溶剂，有污渍时用 500 mg/L 含氯消毒剂擦拭，避免任何液体进入泵内。长时间不使用再次使用时，给内置电池充电 12 小时，当泵不使用时，应置于阴凉干燥处，处于备用状态，避免剧烈震动、阳光直射或紫外线灯照射。

【知识链接】

微量注射泵使用中的问题

1. **药物外渗**　在推注过程中如发生药物外渗，微量注射泵的报警系统不会反应，如果不及时采取积极正确的措施，将会发生严重的后果，护士应在使用微量注射泵时加强巡视。

2. **静脉炎和静脉硬化**　微量注射泵给药时一般浓度相对较高，发生静脉炎和静脉硬化的风险也高。

3. **静脉回血**　静脉回血与速度过慢、延长管过长或折叠扭曲、双通道同时注射等因素有关，应及时捋顺输液管路，必要时用 0.9% 生理盐水冲管。

4. **针头堵塞**　由于延长管有一定弹性，容量大，针头堵塞后，微量注射泵仍继续注射药物，但药物并未进入血管，而积聚在延长管内，当延长管压力增加到一定限度时，微量注射泵才报警，这对患者是不利的。

5. **微量注射泵速率调节错误**　由于护士不熟悉速度设置键，或更换药物后未及时更改速度，或在个别情况下速度设置键被他人无意中触碰而改变了速度，使药物进入体内过多或不足，导致不良后果。

6. **微量泵故障**　微量注射泵故障常为速度不准确，蓄电池耗光，与保养不当、不注意微量泵的清洁有关，特别是高黏度药液附在推进器和导轨摩擦处，影响速度的准确性。

【操作考核评分标准】

微量注射泵使用技术操作考核评分标准列于表 1–24–1。

表 1–24–1　微量注射泵使用技术操作考核标准

年 / 班级：　　　　　　　　学号：　　　　　　　姓名：　　　　　　　　得分：

项目	内容	分值	评分等级				得分
			A ×1.0	B ×0.8	C ×0.6	D ×0.4	
操作前（20 分）	环境准备	5					
	患者准备	5					
	护士准备	5					
	物品准备	5					
操作中（55 分）	核对医嘱、检查药物及消毒	5					
	检查注射泵及延长管	5					
	床旁核对、解释	5					
	固定注射泵、接通电源	5					
	安装注射器	5					
	调节泵速及注入量	10					
	二次核对、连接患者端	10					
	启动注射泵、再次核对	5					
	贴上标签	5					
操作后（10 分）	协助取舒适卧位，整理床单位	5					
	整理用物，洗手、记录	5					
整体评价（15 分）	操作熟练，无菌观念强	5					
	沟通自然，达到有效沟通	5					
	操作中体贴、关怀患者	5					

（刘　璐）

二十五、微量输液泵使用技术

输液泵（infusion pump）是机械或电子的输液控制装置，它通过作用于输液导管达到控制输液速度的目的，常用于需要严格控制输液速度和药量的情况，如应用升压药、抗心律失常药以及婴幼儿的静脉输液或静脉麻醉。

实训目标

通过本项技术操作规程的学习，学生能够：

1. 描述常见微量输液泵故障及处理措施。

2. 熟练掌握微量输液泵使用的操作流程。

3. 运用微量输液泵操作技术为患者进行输液并能及时处理微量输液泵故障。

4. 操作过程中根据患者的病情、文化程度、心理状态及配合程度做出合理解释，表现出良好的沟通技巧和对患者的责任心、爱心及同理心。

【临床情景】

患儿，张某之女，6天，足月儿，因“低血压休克”入院。入院时体温36.1 ℃，心率145次/分，呼吸43次/分，血压41/20 mmHg，体重2 kg。医嘱：多巴胺14.4 mg加入5%葡萄糖23.3 ml静脉输注，滴速1 ml/h。

思考与操作：

（1）请执行医嘱：请为患儿使用输液泵进行静脉输液。

（2）请处理：输液进行约5分钟，输液泵报警，报警指示处“点滴异常”点亮，如果你是当班护士，如何处理？

（3）请分析：此时护士发现茂菲滴管被移动，茂菲滴管内液面高于点滴夹红色指示线，护士应该如何对患儿及家属进行健康教育？

【目的】

1. 用于输入静脉高营养、化疗药物、抗生素及对心血管有特殊作用的药物等，多用于重症监护患者，尤其是小儿监护患者。

2. 保证精确的输液速度，使药物输注速度均匀，用量准确地输入患者体内，保证患者安全。

3. 减轻护士的工作负担。

【操作程序】

1. 操作前准备

（1）环境准备：干净、整洁、宽敞、明亮，便于操作。

（2）患者准备：评估患者的年龄、体重、病情、意识状态、心肺功能、血管情况及合作程度（如为婴幼儿或意识不清者需准备夹板），留置针保留情况（如未建立静脉液路需评估患者穿刺部位局部皮肤及血管情况，观察患者皮肤完整性、有无水肿、瘢痕、硬结以及静脉充盈度及弹性等）。患者了解微量输液泵的使用目的和配合方法，输液前排尿或排便，取舒适卧位。

（3）护士准备：服装整洁，戴口罩，洗手。

（4）物品准备

治疗车上层：治疗盘［内有皮肤消毒剂（2%碘酊、75%乙醇，或0.5%聚维酮碘，或安尔碘）、无菌棉签、启瓶器、砂轮、弯盘]、微量输液泵及电源、一次性输液器、加药用的注射器、输液液体及药物（根据医嘱准备）、止血带、胶布（或输液敷贴）、一次性治疗巾、输液卡、输液贴、笔、快速手消毒液，根据需要备网套、输液架、静脉小垫枕、夹板及绷带。

治疗车下层：锐器盒、医用垃圾桶（内套黄色垃圾袋）、生活垃圾桶（内套黑色垃圾袋）。

2. 操作步骤

（1）按密闭式静脉输液技术操作步骤（1）~（5）进行核对药物、消毒加药、粘贴输液瓶贴及插入输液器。

（2）床旁核对：携用物至患者床旁，核对患者（床号、姓名、腕带）信息。解释操作目的、方法、配合要点，告知患者输入药液的名称、作用，询问患者是否排泄，协助患者取舒适卧位。

（3）固定输液泵：将输液泵固定在输液架上。

（4）接通电源：接通微量注射泵电源，打开电源开关。

（5）挂瓶排气：再次核对药液无误后，挂瓶于输液架上，倒置茂菲滴管，打开调节器，待液体流入滴管的1/2~2/3时，将滴管下端输液管缓慢放下，待液体通过气泡过滤器时，关闭调节器（注：第一次排气不可将药液排出）。检查并确认输液管茂菲滴管下端无气泡。

（6）安装输液器：打开泵门，按操作指示将输液导管安装在输液泵管道槽内并妥善固定，关闭泵门。

（7）设置速率：打开输液泵开关，根据医嘱设定输液的量、速度、每毫升滴数等参数。

（8）二次核对：二次核对医嘱、药液和患者。

（9）连接患者端：排尽输液管路空气，将输液器与患者静脉通路连接（如未建立静脉液路，按静脉输液操作规程进行穿刺）。

（10）启动输液泵：打开输液器的调节器，按输液泵上“启动”键，开始输液。

（11）再次核对：查看腕带，核对患者姓名、床号、药名、浓度、剂量、用法、时间。

（12）操作后处理：协助患者取舒适卧位，将呼叫器放于患者易拿取处，向患者及家属讲解注意事项，观察患者情况及有无输液反应。

（13）输液结束：按“停止”键关闭输液泵，打开泵门，将输液导管取出。

（14）处理用物：按医院感染要求分类处理用物。

（15）洗手、记录。

3. 健康教育

（1）向患者及家属说明输液滴速是根据患者的年龄、病情及药物性质调节好的，嘱患者及家属不可随意调节滴速。

（2）向患者介绍常见输液反应的症状及预防措施，告知患者一旦出现输液反应或输液泵出现报警，应立即按呼叫器通知医务人员，切不可自行处理。

（3）告知患者及家属在使用输液泵输液时不要随意搬动输液泵，防止输液泵电源因牵拉而脱落。

（4）告知患者输液泵内部有蓄电池，如需如厕或外出检查，可使用呼叫器请医护人员帮助暂时拔掉电源线，返回病房后立即接入直流电源。

（5）对于长期输液的患者，护士应做好患者的心理护理，消除其紧张、焦虑情绪。

【注意事项】

1. 严格执行“三查七对”制度，防止发生差错。

2. 严格执行无菌操作，预防并发症，输液器及药液应绝对无菌，连续输液超过24小时应更换输液器。

3. 注意药物配伍禁忌，药物应现配现用，不可久置。

4. 输液泵先开机再安装输液管，按操作说明安装，输液管路不要弯曲。

5. 输液前排尽输液管内的空气，输液过程中及时更换输液瓶及添加药液，防止液体走空，输完后及时拔针，预防空气栓塞。

6. 在输液过程中应加强巡视，注意观察患者输液管是否通畅；针头连接处是否漏液；针头有无脱出、堵塞、移位；滴速是否适宜，患者穿刺部位局部和肢体有无肿胀；有无输液反应等。

7. 正确设定输液速度及其他必需参数，防止设定错误延误患者治疗。

8. 移动患者、为患者更衣或执行其他护理操作时，要注意保护穿刺部位，以避免过分的牵拉。昏迷或其他不合作的患者，必要时可用绷带或夹板加以固定。

9. 不可从静脉输液的肢体抽取血液化验标本或测量血压。偏瘫患者应避免经患侧肢体输液。

10. 护士应随时查看输液泵的工作状态，及时排除警报、故障。安装在输液泵内的输液导管应间隔6~8小时变换位置，以防调节器和气泡传感器挤压输液导管时间过长影响正常运行。

11. 输液泵工作时，输液器的调节器应完全打开。

12. 输液泵长时间不用，应3个月充电一次。

13. 输液泵表面及泵门内有污渍，应及时用75%乙醇湿布擦拭，保持清洁，以免凝固影响开门的灵敏度，防止药物对输液泵的腐蚀。气泡传感器表面要保持清洁，以免降低灵敏度。

14. 加热功能只有在使用外部交流电源时才可使用。

15. 患者外出检查或转运时，输液泵内置电池只能维持4小时，应及时接通外部交流电源。

【知识链接】

微量输液泵使用中的问题

1. **超时报警** 开机后或停止运行2分钟内无操作，警报声响，警报指示处“超时”点亮，可按“静音”键静音或开始操作。

2. **输液器未校准提示** 如果选用未校准的输液器，按“启动”键后微量输液泵不能运行，此时主界面显示“输液器未校准”。

原因及排除方法：更换成已经校准的输液器，或对该输液器进行重新校准。

3. **管路阻塞报警**　输液过程中，当输液管内压力达到设定的极限值时，声光报警，报警指示处“阻塞”点亮，此时泵自动停止工作，泵会自动释放由于堵塞造成的多余剂量，按“静音”键静音。

原因及排除方法：检查输液管路是否打结或折叠；输液管调节器未打开；压力档位设置过低，调节档位。

4. **管路气泡报警**　运行过程中，超声波气泡传感器检测到气泡，声光报警，报警指示处“气泡”点亮，泵自动停止工作，按“静音”键可静音。

原因及排除方法：将输液器管路中的气泡排除，把管道插到气泡传感器的底部；输液管内有气泡；空瓶。

注意：设备开机时将自动检测气泡传感器，如果气泡传感器不正常或开机时已经安装了充满液体的输液管，显示屏将会弹出“请重新安装输液器”的提示框。重新安装后，仍然提示，气泡传感器已经损坏，请联系产品售后服务部门。

5. **速率超限报警**　在体重模式或时间模式中，当计算所得的输液速率超过 1500 ml/h，会产生报警，左侧的数码管会闪烁“FFFF”的字样，按“静音”键可静音。

原因及排除方法：设置相关参数直至速率低于 1500 ml/h。

6. 因操作不当或者机器故障，报警声响时，报警指示处“错误”点亮，主界面显示出错误代码（出错原因如下），此时需要重新启动机器，如重启后仍然发出系统出错报警，请联系本产品售后服务部门。

ERR01——按键错误

ERR02——电机错误

ERR03——存储器错误

7. **开机时出现错误报警**　先按“静音”键消除警报音，再按正确方法重新安装输液管。注：必须先开机，再安装输液管。

8. **点滴异常报警**　先按“静音”键消除报警音，再安装点滴夹。注：使用点滴模式，必须安装点滴夹。

【操作考核评分标准】

微量输液泵使用技术操作考核评分标准列于表 1-25-1。

表 1-25-1　微量输液泵使用技术操作考核标准

年 / 班级：　　　　学号：　　　　姓名：　　　　得分：

项目	内容	分值	评分等级				得分
			A ×1.0	B ×0.8	C ×0.6	D ×0.4	
操作前（20 分）	环境准备	5					
	患者准备	5					
	护士准备	5					
	物品准备	5					

续表

项目	内容	分值	评分等级				得分
			A ×1.0	B ×0.8	C ×0.6	D ×0.4	
操作中（55分）	核对医嘱、检查药物及消毒	5					
	床旁核对、解释	5					
	固定输液泵、接通电源	5					
	排气	10					
	打开泵门、安装输液器	10					
	调节泵速及输入量	10					
	二次核对、连接患者端	5					
	启动输液泵、再次核对	5					
操作后（10分）	协助取舒适体位，整理床单位	5					
	整理用物，洗手、记录	5					
整体评价（15分）	操作熟练，无菌观念强	5					
	沟通自然，达到有效沟通	5					
	操作中关怀、体贴患者	5					

（刘　璐）

二十六、雾化吸入技术

雾化吸入（spray inhalation）是应用雾化装置将药液分散成细小的雾滴以气雾状喷出，使其悬浮于气体中，经口或鼻吸入呼吸道，达到预防和治疗疾病的目的。雾化吸入用药具有药物用量小，不良反应轻、奏效快的特点，临床应用广泛；药液被支气管黏膜直接吸收，不仅对呼吸道产生局部作用，还可以通过肺组织吸收而产生全身性疗效。临床常用的雾化吸入技术有超声波雾化吸入技术、氧气雾化吸入技术。

超声波雾化吸入是利用超声波声能，将药液变成细小的雾滴，随患者吸气进入呼吸道的方法。其雾量大小可以调节，雾滴小而均匀，直径在 5 μm 以下，药液可随吸气到达终末支气管和肺泡，达到局部以及全身治疗的目的。电子部件产热可以对药液加热，使吸入气体温暖潮湿。工作原理：超声波发生器通电后发出高频电能，通过水槽底部的晶体换能器转换为超声波声能，声能振动并通过雾化罐底部的透声膜作用于罐内的药液，破坏药液的表面张力，从而形成雾滴，通过导管随患者呼吸进入呼吸道。

氧气雾化吸入是利用高速氧气气流使药液形成雾状，随吸气进入呼吸道的方法。工作原理：借助高速氧气气流通过毛细管管口并在管口产生负压，将药液由相邻的管口吸出，所吸出的药液又被毛细管口高速气流撞击成细小的雾滴，呈雾状喷出，随患者呼吸进入呼吸道达到治疗的作用。

实训目标

通过本项技术操作规程的学习，学生能够：

1. 描述雾化吸入的目的、方法及原理。
2. 熟练掌握超声雾化吸入技术、氧气雾化吸入技术的操作流程。
3. 运用雾化吸入技术为患者实施吸入操作。
4. 操作过程熟练，沟通交流恰当，动作轻柔，体贴患者。

【临床情景】

患者，王某，男，70岁，吸烟40余年，有慢性支气管炎病史，今日受凉后，患者主诉“咳嗽，咳痰，痰液黏稠，不易咳出”，患者自感痛苦，入院时体温37.2 ℃，脉搏82次/分，呼吸22次/分，血压120/76 mmHg。医嘱：给予α–糜蛋白酶0.5 mg，超声雾化吸入。

思考与操作：

（1）请执行医嘱：经评估患者呼吸道通畅，痰液黏稠，口腔黏膜无破损，请为患者进行超声雾化吸入。

（2）请处理：患者雾化过程中，出现呼吸急促，值班护士应如何处理?

（3）请分析：雾化结束后，患者痰液增多？如何为其排出痰液?

【目的】

1. 湿化气道：通过吸入温暖、潮湿的气体，减少呼吸道的刺激。稀释痰液，促进纤毛运动，使痰液易于咳出。常用于呼吸道湿化不足、痰液黏稠、气道不畅者，也常用于胸部手术及气管切开术后或配合人工呼吸机使用。

2. 改善通气：解除支气管痉挛，保持呼吸道通畅。常用于支气管哮喘等患者。

3. 消炎、祛痰：通过吸入抗感染、祛痰药物，治疗急、慢性呼吸道炎症、支气管扩张、肺结核等疾病。

4. 间歇吸入抗癌药物治疗肺癌。

【操作程序】

1. 操作前准备

（1）环境准备：干净、整洁、宽敞、明亮，温湿度适宜。

（2）患者准备：评估患者的年龄、病情、治疗情况、用药史、过敏史等；意识状态、心理状态及合作程度；呼吸道是否通畅、面部及口腔黏膜有无感染、溃疡等。

（3）护士准备：着装整洁，洗手，戴口罩。

（4）物品准备

◆ 超声雾化吸入

治疗车上层：超声雾化吸入器一套、水温计、弯盘、冷蒸馏水、生理盐水、药液（按医嘱准备，常用的雾化吸入药物有：①抗生素类，如庆大霉素、卡那霉素等控制呼吸道感染。②平喘药类，如氨茶碱、沙丁胺醇等解除支气管痉挛。③祛痰药类，如 α-糜蛋白酶等稀释痰液。④糖皮质激素类，如地塞米松等减轻呼吸道黏膜水肿）、一次性治疗巾、执行单、手消毒液。

◆ 氧气雾化吸入

治疗车上层：氧气雾化吸入器一套、氧气装置一套（湿化瓶内勿放水）、弯盘、药液（同上）、生理盐水、一次性治疗巾、执行单、手消毒液。

治疗车下层：锐器盒、医用垃圾桶（内套黄色垃圾袋）、生活垃圾桶（内套黑色垃圾袋）。

2. **操作步骤**

◆ 超声雾化吸入技术

（1）检查、连接：使用前检查雾化器各部件是否完好，有无松动、脱落等异常情况。连接雾化器主件与附件。

（2）加水：加冷蒸馏水于水槽内，水量要求浸没雾化罐底部的透声膜。

（3）加药：将药液用生理盐水稀释至 30~50 ml 倒入雾化罐内，检查无漏水后，将雾化罐放入水槽，盖紧水槽盖。

（4）床旁核对：携用物至患者床边，核对患者（床号、姓名、腕带）信息。解释操作目的、方法、配合要点，协助患者取舒适卧位。

（5）调节雾量：接通电源，先打开电源开关，预热 3~5 min，调节定时开关至所需时间，打开雾化开关，调节雾量。

（6）二次核对：二次核对医嘱、药液和患者。

（7）协助吸入：协助患者将口含嘴或面罩放好，指导其深吸气时轻闭口唇，呼气时张口，直至药液吸完为止。

（8）再次核对：查看腕带，核对患者姓名、床号、药名、浓度、剂量、用法、时间。

（9）结束雾化：取下口含嘴，先关雾化开关，再关电源开关。

◆ 氧气雾化吸入技术

（1）检查：使用前检查雾化器各部件是否完好，有无松动、脱落、漏气等异常情况。

（2）加药：遵医嘱将药液稀释至 5 ml，注入雾化器内。

（3）床旁核对：携用物至床旁，核对患者床号、姓名、腕带。

（4）连接吸氧装置：将雾化器的接气口连接于中心吸氧装置或氧气筒的输氧管上。

（5）调节氧流量：调节氧流量，一般为 6~8 L/min。

（6）二次核对

（7）协助吸入：指导患者手持雾化器，将吸嘴放入口中紧闭嘴唇深吸气，用鼻吸气，如此反复，直至药液吸完为止。

（8）再次核对

（9）结束雾化：取出雾化器，关闭氧气开关。

（10）操作后整理：协助患者擦干面部，清洁口腔，取舒适体位，整理床单位。

（11）分类处理用物：放掉水槽内的水，擦干水槽备用。将螺纹管、口含嘴、雾化管浸泡消毒，洗净晾干备用。

（12）洗手、记录。

3. 健康教育

（1）向患者及家属介绍超声雾化吸入器的作用原理，教会患者正确使用方法。

（2）告知患者深呼吸的方法，雾化时配合深呼吸。

【注意事项】

1. 操作轻稳，以免损坏水槽底部的晶体换能器和雾化罐底部的透声膜。
2. 水槽内需有足够的冷蒸馏水，槽内水温勿超过 50 ℃，水温过高需关机换冷水。
3. 氧气湿化瓶内勿盛水，以免液体进入雾化器内使药液稀释影响疗效。
4. 雾化时间一般每次 15~30 分钟，连续雾化时中间需间隔 30 分钟。
5. 长期雾化吸入治疗的患者，所用雾化量必须适中，如果湿化过度可致痰液增多，对神志不清或咳嗽反射减弱的患者，常因痰不能咳出而使病情恶化甚至死亡，如果湿化不够，则很难达到治疗目的。
6. 观察及协助排痰，注意观察患者痰液排出情况，如痰液仍未咳出，可予以拍背、吸痰等方法协助其排痰。
7. 严格无菌操作，定期消毒，避免交叉感染。

【知识链接】

手压式雾化吸入法

手压式雾化吸入法是利用拇指按压雾化器顶部，使药液从喷嘴喷出，形成雾滴作用于口咽部、气管、支气管黏膜吸收的治疗方法。通过吸入拟肾上腺素类药、氨茶碱或沙丁胺醇等支气管解痉药，改善通气功能，适用于支气管哮喘、喘息性支气管炎的对症治疗。

手压式雾化吸入器使用时，取下雾化器保护盖，充分摇匀药液，将雾化器倒置，接口端放入双唇间，平静呼气，在吸气开始时按压气雾瓶顶部，使之喷药，随着深吸气的动作吸入药物，吸气末尽可能延长屏气时间，再呼气，反复 1~2 次，结束雾化，取出雾化器。

手压式雾化吸入器使用后放在阴凉处（30 ℃以下）保存，塑料外壳应定期用温水清洁。使用前检查雾化器各部件是否完好，有无松动、脱落等异常情况。治疗时，每次 1~2 喷，两次使用间隔时间不少于 3~4 小时。疗效不满意时，告知患者，不随意增加或减少用量或缩短用药间隔时间，以免加重不良反应。

【操作考核评分标准】

1. 超声雾化吸入技术操作考核评分标准列于表 1–26–1。

表 1-26-1　超声雾化吸入技术操作考核评分标准

年 / 班级：　　　　学号：　　　　姓名：　　　　得分：

项目	内容	分值	评分等级				得分
			A ×1.0	B ×0.8	C ×0.6	D ×0.4	
操作前（20 分）	环境准备	5					
	患者准备	5					
	护士准备	5					
	物品准备	5					
操作中（55 分）	检查、连接雾化器	5					
	加水	5					
	加药	5					
	床旁核对、解释	5					
	调节雾量	10					
	二次核对	5					
	协助吸入	10					
	再次核对	5					
	结束雾化	5					
操作后（10 分）	协助取舒适卧位，整理床单位	5					
	整理用物，洗手、记录	5					
整体评价（15 分）	操作熟练	5					
	沟通自然，达到有效沟通	5					
	操作中关怀、体贴患者	5					

2. 氧气雾化吸入法操作考核评分标准列于表 1-26-2。

表 1-26-2　氧气雾化吸入法操作考核评分标准

年 / 班级：　　　　学号：　　　　姓名：　　　　得分：

项目	内容	分值	评分等级				得分
			A ×1.0	B ×0.8	C ×0.6	D ×0.4	
操作前（20 分）	环境准备	5					
	患者准备	5					
	护士准备	5					
	物品准备	5					

续表

项目	内容	分值	评分等级				得分
			A ×1.0	B ×0.8	C ×0.6	D ×0.4	
操作中（55分）	检查雾化器	5					
	加药	5					
	床旁核对、解释	5					
	连接吸氧装置	10					
	调节氧气流量	5					
	二次核对	5					
	协助吸入	10					
	再次核对	5					
	结束雾化	5					
操作后（10分）	协助取舒适卧位，整理床单位	5					
	整理用物，洗手、记录	5					
整体评价（15分）	操作熟练	5					
	沟通自然，达到有效沟通	5					
	操作中关怀、体贴患者	5					

（汪凤兰　单　媛）

二十七、鼻饲技术

鼻饲（nasogastric gavage）是将导管经鼻腔插入胃内，从管内灌注流质食物、水分和药物的技术。

实训目标

通过本项技术操作规程的学习，学生能够：

1. 陈述鼻饲技术的目的、适应证、禁忌证及注意事项。
2. 熟练掌握鼻饲技术的操作流程，并按照要求给患者进行喂食鼻饲液。
3. 运用鼻饲技术为患者插管、喂食鼻饲液，并能确认胃管在胃内。
4. 操作过程中动作轻柔，根据患者的病情、意识、心理状态、文化状态及合作程度做出合理的解释，使清醒的患者配合插胃管，减少患者痛苦。

【临床情景】

患者，王某，男，68 岁，主诉“突发失语伴左侧肢体麻木 3 小时”就诊，以“急性脑梗死”收入院。入院时体温 36.6 ℃，脉搏 68 次 / 分，呼吸 18 次 / 分，血压 130/72 mmHg，入院后完善相关检查，并及时治疗，患者现有吞咽功能障碍，不能经口进食，医嘱给予鼻饲饮食，肠内高营养一日五次。

思考与操作：

（1）请执行医嘱：经评估，患者鼻腔黏膜无破损，可进行吞咽动作，但口腔肌肉无力，无法完成摄食，请为患者进行鼻饲操作。

（2）请处理：患者插胃管过程中，出现呛咳、呼吸困难、发绀，此时你该如何处理？

（3）请分析：患者经过康复训练后可下床活动，但仍需留置胃管，如何防止胃管滑脱呢？请为患者及家属进行健康教育。

【目的】

1. 保证患者摄入足够的热量和营养素，满足其对营养的需要。

2. 昏迷或不能经口进食的患者，如口腔疾患、口腔术后、吞咽功能障碍患者，保证其营养及热量摄入。

3. 拒绝进食或不能张口患者，如破伤风患者，保证其营养及热量摄入。

4. 早产儿和病情危重的婴幼儿，保证其营养及热量摄入。

【操作程序】

1. 操作前准备

（1）环境准备：干净、整洁、宽敞、明亮，便于操作。

（2）患者准备：评估患者的年龄、病情、意识状态等；心理状态及合作程度；鼻腔通畅情况。患者了解插胃管的配合方法，可配合完成吞咽动作。

（3）护士准备：着装整洁，洗手，戴口罩。

（4）物品准备：

治疗车上层：治疗盘内放无菌鼻饲包［内备：胃管 1 根、治疗碗 2 个、液状石蜡棉球、小纱布 2 块（另备 2 块纱布拔管用）、止血钳 1 把、治疗巾、压舌板］、鼻饲液 200 ml、水温计、50 ml 注射器、温开水、棉签、胶布、别针、橡皮圈、听诊器、手电筒、乙醇、弯盘、治疗本及笔。

治疗车下层：医用垃圾桶（内套黄色垃圾袋）、生活垃圾桶（内套黑色垃圾袋）。

2. 操作步骤

（1）床旁核对：携用物至患者床边，核对患者（床号、姓名、腕带）信息。解释操作目的、方法、配合要点。

（2）安置体位：协助能配合者取坐位或半坐卧位；无法坐起者取右侧卧位；昏迷患者取去枕平卧位，头向后仰。有义齿者取下义齿。

（3）倒水、备胶布：打开鼻饲包，摆放物品，治疗碗内倒温开水，准备胶布。打开注射器，检查胃管是否通畅。

（4）铺治疗巾：将治疗巾铺于患者颌下，放置弯盘。

（5）清洁鼻腔：选择通畅侧的鼻腔，用湿棉签清洁鼻腔。

（6）标记胃管：右手持止血钳夹住胃管前端，左手用纱布托住胃管，测量胃管插入长度，并做标记（插入长度测量方法：一般为前额发际到胸骨剑突或者由鼻尖经耳垂到胸骨剑突的距离）。一般长度为 45~55 cm。

（7）润滑胃管：用液状石蜡棉球润滑胃管前端及全程。

（8）开始插管：一手用纱布托住胃管，另一手用止血钳夹住胃管，托胃管手在后，夹胃管手在前，沿选定鼻孔先稍向上平行再向下缓慢插入。

（9）插至 14~16 cm 时：嘱患者做吞咽动作，顺势将胃管继续插入，直至预定长度；昏迷患者左手将其头部托起，使下颌靠近胸骨柄以增加咽喉的弧度，缓慢将胃管插入至预定长度。

（10）确认胃管在胃内：①胃管末端接注射器抽出胃液。②置听诊器于患者胃区，经胃管向胃内快速注入 10 ml 空气，听到气过水声。③将胃管末端放入盛有水的治疗碗中，无气泡溢出。

（11）固定胃管：确认胃管在胃内后，用胶布固定胃管于鼻翼两侧及颊部。

（12）灌注食物：用注射器吸入少量温开水，通过胃管注入胃内；再抽吸鼻饲液缓慢注入；最后注入少量温开水冲洗胃管。

（13）处理胃管末端：将胃管末端抬高使管内液体充分流入胃内后反折，用无菌纱布包好，橡皮圈系紧，别针固定于枕旁或患者衣领处。

（15）拔管：核对并说明拔管原因。将弯盘置于患者颌下，将胃管末端夹紧放于弯盘内。轻轻揭去固定胶布。嘱患者深呼吸，在呼气时缓慢拔管，到咽喉处快速拔出并放入弯盘内，快速移至患者视线以外。

（16）检查鼻腔：清洁患者口腔、鼻腔及面部，用手电检查鼻腔黏膜有无损伤。

（17）操作后整理：撤下治疗巾，协助患者取舒适卧位，询问、观察患者感受，整理床单位。

（18）分类处理用物。

（19）洗手、记录。

3. 健康教育

（1）向患者及家属解释鼻饲饮食的目的及配合要点，解除患者紧张情绪。

（2）向患者及家属介绍进食的卧位，鼻饲液的量、时间、温度。患者进食后保持原卧位 20~30 分钟。若有不适，及时告知医务人员。

（3）告知患者及家属翻身或活动时勿牵拉胃管，胃管勿打折、扭曲，怀疑胃管脱出，勿自行处理，及时告知医务人员。

【注意事项】

1. 插管动作轻柔，避免损伤食道黏膜。

2. 插管道咽部时（14~16 cm），清醒患者可嘱其做吞咽动作的同时将胃管插入；若为昏迷患者，左手将患者头部托起，使下颌靠近胸骨柄以增加咽喉的弧度，同时将胃管插入。

3. 插管过程中特殊情况处理

（1）若插入不畅时，应用压舌板检查胃管是否盘在口中。

（2）若患者出现剧烈恶心呕吐，应暂停片刻，嘱患者做深呼吸动作，以减轻不适。

（3）如患者出现呛咳，呼吸困难，发绀等情况可能误入气管，立即拔出，休息片刻更换胃管重新插入。

4. 每次鼻饲前均应证实胃管在胃内且通畅。

5. 每次喂食鼻饲液的量不超过 200 ml，间隔时间大于 2 小时；鼻饲液的温度应保持在 38~40 ℃；鼻饲给药时，药片应研碎溶解后注入；新鲜果汁与奶液不要同时注入，以免产生凝块。

6. 长期鼻饲者，每日口腔护理 2 次，并定期更换胃管，一般于晚间末次喂食后拔管，次日晨换管并由另一侧鼻孔插入。

7. 注意预防鼻饲引起的腹泻。鼻饲前后温开水冲洗胃管，鼻饲用物清洁干净，鼻饲液温度适宜，开始时鼻饲液宜少量、清淡，让患者有一个适应过程。

8. 食管静脉曲张、食管梗阻者禁忌鼻饲。

【知识链接】

检查胃管在胃内的其他方法

1. **腹部 X 线法** 是确认胃管是否置入到胃的金标准，但是费用较高且临床可操作性差。在不能完全肯定胃管位置时，必须进行 X 线检查。

2. **抽取液检测法** 抽取胃液后通过 pH 值或胆红素含量检测判断胃管是否置入到胃。抽出液体 $pH < 5$ 可作为较可靠的确认方法。将 pH 值与胆红素含量检测相结合能够有效判断胃管处于呼吸道、胃还是十二指肠内。

3. **二氧化碳浓度测量法** 用二氧化碳浓度仪来检测插入胃管末端排出气体的二氧化碳浓度，以辨别胃管是否误入气管内。但测量二氧化碳浓度仅能判断胃管被置入呼吸道内还是消化道内，不能判断胃管在消化道内置入的深度。

4. **超声检查辅助法** 采用彩色多普勒超声技术观察注气时的变化来确认胃管置入与否。

【操作考核评分标准】

鼻饲技术操作考核评分标准列于表 1-27-1。

表 1-27-1 鼻饲技术操作考核评分标准

年 / 班级： 学号： 姓名： 得分：

项目	内容	分值	评分等级				得分
			A ×1.0	B ×0.8	C ×0.6	D ×0.4	
操作前（20 分）	环境准备	5					
	患者准备	5					
	护士准备	5					
	物品准备	5					

续表

项目	内容	分值	评分等级				得分
			A ×1.0	B ×0.8	C ×0.6	D ×0.4	
操作中（55 分）	床旁核对、解释	5					
	安置体位	5					
	清洁鼻腔	5					
	测量并标记胃管插入的长度	5					
	润滑胃管	5					
	插入胃管	5					
	确认胃管在胃内	5					
	固定胃管	5					
	灌注食物	5					
	处理胃管末端	5					
	拔管	5					
操作后（10 分）	协助取舒适卧位，整理床单位	5					
	整理用物，洗手、记录	5					
整体评价（15 分）	操作熟练，动作轻柔	5					
	沟通自然，达到有效沟通	5					
	操作中关怀、体贴患者	5					

（汪凤兰　单　媛）

二十八、导尿术（女、男）

导尿术（urethral catheterization）是指在严格无菌操作下，将导尿管经尿道插入膀胱引流尿液的方法。导尿术容易引起医源性感染，如在导尿的过程中因操作不当造成膀胱、下尿路的损伤，导尿物品被污染，操作过程中违反无菌原则等均可导致泌尿系统的感染。因此，为患者导尿时必须严格遵守无菌技术操作原则，预防泌尿系统感染和损伤。

实训目标

通过本项技术操作规程的学习，学生能够：

1. 陈述导尿术的目的及注意事项。
2. 熟练掌握男、女导尿术的操作流程。
3. 运用导尿技术为排尿异常患者进行导尿。
4. 操作过程中根据患者的病情、文化程度、心理状态做出合理的解释，顾及患者的隐私及感受，表现出良好的沟通交流技巧和对患者的责任心、爱心及同理心。

【临床情景】

患者，陈某，男，20 岁，因“急性阑尾炎”于今晨 9 时在硬膜外麻醉下行手术治疗，2 小时后回病房。现患者主诉“下腹胀痛，虽有尿意但无法排出”，已 6 小时未排尿。护理评估体温 36.7 ℃，脉搏 70 次 / 分，呼吸 18 次 / 分，血压 128/76 mmHg，体检见耻骨上膨隆，可触及囊样包块，叩诊实音，轻压下腹患者感到疼痛。经诱导排尿无效，护士遵医嘱为患者实施导尿术，为患者引流出尿液，以减轻痛苦。

思考与操作：

（1）请执行医嘱：为患者实施导尿术操作。

（2）请处理：插管过程中，患者特别紧张，插管阻力较大，该如何处理？

（3）请分析：操作过程中，患者总不自觉抓住被子想遮盖会阴部，为什么会有此种现象发生？护士应提前做哪些准备和解释工作？

【目的】

1. 协助临床诊断，如留取未受污染的尿标本作细菌培养；测量膀胱容量、压力及检查残余尿液；进行尿道或膀胱造影等。

2. 为膀胱肿瘤患者进行膀胱化疗。

3. 为尿潴留患者引流出尿液，以减轻患者痛苦。

【操作程序】

1. 操作前准备

（1）环境准备：关闭门窗，屏风遮挡，保持合适的室温，光线充足。

（2）患者准备：患者和家属了解导尿的目的、意义、过程、注意事项及配合操作的要点；指导患者清洁外阴，做好导尿的准备。

（3）护士准备：着装整洁，洗手，戴口罩。

（4）物品准备

治疗车上层：①外阴初步消毒用物包括治疗碗 1 个（内盛棉球数个，血管钳 1 把），弯盘 1 个。②无菌导尿包内有治疗碗 1 个，弯盘 1 个，导尿管 10、12 号各 1 根，小药杯 1 个（内盛 4 个棉球），血管钳 2 把，润滑油棉签或棉球瓶 1 个，标本瓶 1 个，洞巾 1 块，纱布数块。若为男性患者导尿，初步消毒包和无菌导尿包内备纱布数块。其他用物包括无菌持物钳和容器 1 套，无菌手套 1 双，消毒溶液，一次性手套包，一次性中单 1 块或小橡胶单和治疗巾 1 套，浴巾 1 条，便盆及便盆巾，必要时备屏风。

也可使用一次性导尿包：为生产厂商直接准备的已消毒灭菌的导尿用物，包括初步消毒、再次消毒和导尿用物。

治疗车下层：医用垃圾桶（内套黄色垃圾袋）、生活垃圾桶（内套黑色垃圾袋）、便盆及便盆巾。

2. 操作步骤

（1）床旁核对：携用物至患者床边，核对患者（床号、姓名、腕带）信息。解释操作目的、方法、配合要点。

（2）关窗遮挡：关闭门窗，拉上围帘或屏风遮挡，便盆放于右侧床下或床旁椅上。

（3）安置体位：松床尾盖被，脱去对侧裤腿盖在近侧腿上，对侧腿用盖被遮盖，近侧腿用毛毯盖住，协助患者取仰卧屈膝，双腿略外展体位，暴露外阴。

（4）臀下垫巾：将一次性中单垫于患者臀下。

（5）打开初步消毒包：检查并打开初步消毒包，弯盘置于近外阴处，治疗碗放于两腿之间，倒聚维酮碘于棉球上。

（6）初步消毒：护士戴上手套，右手持血管钳夹取消毒棉球由外向内、由上而下消毒阴阜、大阴唇，接着用左手分开大阴唇，消毒小阴唇和尿道口，污棉球置弯盘内；消毒完毕，脱下手套置弯盘内，将碗及弯盘移至床尾处。

若为男性患者则依次消毒为阴阜、阴茎、阴囊。再用左手用无菌纱布裹住阴茎将包皮向后推暴露尿道口，自尿道口向外、向后旋转擦拭尿道口、龟头及冠状沟数次。

（7）打开无菌导尿包：在患者两腿之间，按无菌技术操作打开导尿包。

（8）倒消毒液：用无菌持物钳显露小药杯，倒消毒液于药杯内。

（9）戴手套、铺洞巾：戴无菌手套，铺上洞巾，使洞巾和治疗巾内层形成一连续无菌区。

（10）排列用物：按操作的先后顺序整理好用物。

（11）润滑尿管：选择一根合适的导尿管，用液状石蜡棉球润滑导尿管前端，用止血钳夹住导尿管前段备用。

（12）再次消毒：护士左手分开并固定小阴唇，右手持血管钳夹取消毒棉球，分别消毒尿道口、两侧小阴唇、尿道口。污棉球、血管钳、小药杯放于弯盘内，移至床尾。

若为男性患者则左手用纱布包住阴茎将包皮向后推，暴露尿道口，右手持血管钳夹消毒棉球再次消毒尿道口、龟头及冠状沟。

（13）插入尿管：将无菌治疗碗置于洞巾口旁，嘱患者张口呼吸，用另一血管钳持导尿管对准尿道口轻轻插入尿道 4~6 cm，见尿液流出再插入 1~2 cm，松开固定小阴唇的手，固定导尿管，将尿液引入治疗碗内。

若为男性患者则左手用无菌纱布固定阴茎并提起，使之与腹壁成 60°，用另一血管钳夹持导尿管对准尿道口轻轻插入尿道 20~22 cm，见尿液流出再插入 1~2 cm。

（14）夹管倒尿：当治疗碗内盛 2/3 满尿液，用血管钳夹住导尿管尾端，将尿液倒入便器内，再打开导尿管继续导尿。

（15）留取标本：若需作尿培养，用无菌标本瓶接取中段尿 5~10 ml，盖好瓶盖，放置于合适处。

（16）拔出尿管：导尿完毕，轻轻拔出尿管，撤下洞巾，擦净外阴，脱去手套放置于弯盘内，撤出患者臀下的一次性治疗巾放置于治疗车下层。

（17）操作后整理：协助患者穿好裤子，取舒适体位，观察患者反应，整理床单位。

（18）分类处理用物。

（19）洗手、记录。

（20）送检标本：测量尿量，尿标本贴标签后送检。

3. 健康教育

（1）告知患者如导尿后有任何不适及时按呼叫器，立即通知医生和护士。

（2）尿潴留的患者，指导其白天摄入液体 2 000~3 000 ml，以促进排尿反射，还可预防泌尿系统感染。

（3）告知患者养成定时排尿，建立规则的排尿习惯。

【注意事项】

1. 严格消毒用物、严格无菌操作，预防泌尿系感染。

2. 注意遮挡，保护患者隐私，并适当采取保暖措施防止患者受凉。

3. 插管动作要轻柔，选择光滑和粗细适宜的导尿管，防止损伤尿道黏膜。

4. 为女性患者导尿，老年尿道口回缩，插管时仔细辨认，误插入阴道应更换导尿管重新插入。

5. 若膀胱高度膨胀，患者又极度虚弱时，第一次放尿不宜超过 1 000 ml，因大量放尿，可导致腹腔内压力突然下降，产生虚脱。此外，膀胱内压力突然降低，可引起膀胱黏膜急剧充血，发生血尿。

6. 护士应熟悉男性与女性尿道的解剖特点，避免损伤尿道和泌尿系统感染发生。

【知识链接】

无痛导尿术

无痛导尿术是一种具有镇痛功能的新型尿管置入技术，操作简便，临床应用效果良好。

物品准备：一次性导尿包、一次性 10 ml 注射器、复方利多卡因乳膏 1 支（对酰胺类局部麻醉药过敏禁用）。

操作方法：进行导尿首次消毒后，再打开导尿包，将复方利多卡因乳膏的无菌包装打开，垂直投入导尿包内，然后放置孔巾，二次消毒后，打开复方利多卡因乳膏，利用自带的推送尖嘴将乳膏挤入尿道，当乳膏溢出，则可以使用注射器往尿道内注入空气，起到助推作用，此过程需要使用 5 g 左右的乳膏。在待干期间，检查导尿管的完整性后，将剩余复方利多卡因乳膏由上往下挤在尿管表面。最后隔着无菌孔巾，护士用手掌鱼际肌按摩患者会阴部位。男性患者还需护士左手持无菌纱布包裹阴茎，提起阴茎使之与腹壁成 60°。3~5 分钟后，持镊子夹导尿管，按照常规导尿法插入尿管。导尿管内见尿液流出后，再继续插入 1~2 cm，充盈气囊后固定尿管。

作用原理：复方利多卡因乳膏为酰胺类局麻药，是能够从完整的皮肤渗透达到真皮层的浅表镇痛剂，其成分是利多卡因和丙胺卡因。其中利多卡因是常用的局麻药，起效迅速，一般药效维持 1.5 小时；丙胺卡因是目前麻醉药中维持时效最长的药物，可达 5 小时以上，两者通过阻滞神经冲动产生和传导所需的离子流而稳定神经细胞膜，起到局部麻醉的作用。两者合用成功解决了其他药品不能有效地渗透完整皮肤并达到长时间镇痛的难题，具有作用安全、起效快、麻醉维持时间长的优点，并且乳膏制剂更具有可替代液状石蜡的润滑作用，使用快捷有效，可松弛尿道括约肌，解除尿道痉挛，无痛效果好。

【操作考核评分标准】

导尿技术操作考核评分标准列于表 1–28–1。

表 1–28–1　导尿技术操作考核评分标准

年 / 班级：　　　　　学号：　　　　　姓名：　　　　　得分：

项目	内容	分值	评分等级				得分
			A ×1.0	B ×0.8	C ×0.6	D ×0.4	
操作前（20 分）	环境准备	5					
	患者准备	5					
	护士准备	5					
	物品准备	5					
操作中（55 分）	床旁核对、解释	5					
	安置体位	5					
	初步消毒	5					
	打开无菌导尿包、铺洞巾	5					
	排列用物、润滑尿管	5					
	再次消毒	5					
	插入尿管	10					
	引流尿液	5					
	留取尿液标本	5					
	拔出导尿管	5					
操作后（10 分）	协助取舒适体位，整理床单位	5					
	整理用物，洗手、记录	5					
整体评价（15 分）	操作熟练，无菌观念强	5					
	沟通自然，达到有效沟通	5					
	操作中关怀、体贴患者	5					

（汪凤兰）

二十九、灌肠技术

灌肠技术（enema therapy）用导管自肛门经直肠插入结肠灌注液体，以达到通便、排气的治疗方法。能刺激肠蠕动，软化、清除粪便，并有降温、催产、稀释肠内毒物、减少吸收的作用。使用低温溶液可为高热患者降温。此外，亦可达到供给药物、营养、水分等治疗目的。

实训目标

通过本项技术操作规程的学习，学生能够：

1. 描述灌肠法的适应症及注意事项。
2. 熟练掌握灌肠技术操作流程。
3. 运用灌肠技术为患者进行灌肠。
4. 操作过程中根据患者的病情、文化程度、心理状态做出合理的解释，表现出良好的沟通交流技巧和对患者的责任心、爱心及同理心。

【临床情景】

患者，李某，男，68 岁，因“肠梗阻”收入院，查体：体温 36.6 ℃，脉搏 82 次 / 分，呼吸 20 次 / 分，血压 130/80 mmHg，入院后给予完善相关化验检查，给予胃肠减压、抗炎补液、灌肠治疗。医嘱：灌肠处理。

思考与操作：

（1）请执行医嘱：请为患者进行灌肠。

（2）请分析：护士在为患者灌肠过程中发现患者出现心慌、呼吸困难，最可能出现的问题是什么？护士应该如何处理？

（3）请问：对该患者及家属如何进行健康教育？

【目的】

1. 解除便秘、肠胀气。
2. 清洁肠道为肠道手术、检查或分娩做准备。
3. 稀释并清除肠道内有害物质，减轻中毒。
4. 灌入低温液体，为高热患者降温。

【操作程序】

1. 操作前准备

（1）环境准备：酌情关闭门窗，遮挡患者，保持合适的室温，光线充足。

（2）患者准备：评估患者的年龄、病情、临床诊断、意识状态、心理状态、排便情况、理解配合能力；患者及家属了解灌肠的目的、操作方法、注意事项和配合要点，灌肠前排尿。

（3）护士准备：着装整洁，洗手，戴口罩。

（4）物品准备

治疗车上层：一次性灌肠包（内有灌肠器、手套）、弯盘、一次性治疗巾（或橡胶单和治疗巾）、医嘱执行本、水温计、手消毒液、液状石蜡棉球。根据医嘱准备的灌肠液（常用 0.1%~0.2% 的肥皂液，0.9% 生理盐水。成人每次用量为 500~1000 ml，小儿 200~500 ml。溶液温度一般为 39~41 ℃，降温时用 28~32 ℃，中暑用 4 ℃）。

治疗车下层：医用垃圾桶（内套黄色垃圾袋）、生活垃圾桶（内套黑色垃圾袋），便盆。

其他：必要时备屏风，输液架。

2. **操作步骤**

（1）床旁核对：携用物至患者床边，核对患者（床号、姓名、腕带）信息。解释操作目的、方法、配合要点，询问患者是否排尿。

（2）关窗遮挡：关闭门窗，用屏风或者围帘遮挡患者。

（3）安置体位：协助患者取左侧卧位，双膝屈曲，脱裤至膝部，臀部移至床边，及时盖被。

（4）垫巾置盘：暴露臀部并垫上一次性治疗巾，弯盘置于臀部。

（5）倒液、挂袋：检查并取出灌肠袋，关闭引流管上的开关，测量灌肠液温度，倒入灌肠袋内，将灌肠袋挂于输液架上，袋内液面距肛门 40~60 cm。

（6）润管、排气：戴手套，润滑肛管前端，排尽管内气体，关闭开关。

（7）插入肛管：一手垫卫生纸分开臀裂，暴露肛门，嘱患者深呼吸，一手将肛管插入 7~10 cm（小儿 4~7 cm）。

（8）灌入液体：固定肛管，打开开关，使液体缓缓流入。

（9）观察患者：观察液面下降速度和患者情况。如液体流入受阻，可移动肛管或挤捏肛管；如患者感觉腹胀或有便意，将灌肠袋放低，嘱患者张口深呼吸或者暂停片刻，以便转移患者注意力，减轻腹压。

（10）拔管：待液体将要流尽时夹管，用卫生纸包裹肛管轻轻拔出，弃于医疗垃圾桶内，擦净肛门，脱下手套，消毒双手。

（11）保留灌肠液：协助患者取舒适卧位，嘱其尽量保留 5~10 分钟后再排便。

（12）协助排便：对不能下床患者，给予便盆，将卫生纸、呼叫器放于易取处，可以下床者协助其到厕所排便。

（13）操作后整理：排便后，协助患者擦净肛门，有异常大便留取标本；取出便盆、垫巾，整理床单位；开窗通风；协助患者洗手，休息。

（14）分类处理用物。

（15）洗手、记录：在当天体温单大便栏内记录结果。

3. **健康教育**

（1）向患者及家属讲解维持正常排便习惯的重要性。

（2）指导患者及家属保持健康的生活习惯以维持正常排便。

（3）指导患者掌握灌肠时的配合方法。

【注意事项】

1. 妊娠、急腹症、严重心血管疾病、消化道出血等患者禁忌灌肠。

2. 伤寒患者灌肠时溶液不能超过 500 ml，压力要低（液面距肛门不得超过 30 cm）。

3. 肝性脑病患者灌肠，禁用肥皂水，以减少氨的产生和吸收；充血性心力衰竭和水钠潴留患者禁用 0.9% 生理盐水灌肠。

4. 准确掌握灌肠溶液的温度、浓度、流速、压力和溶液的量。

5. 灌肠时患者如有腹胀或便意时，应嘱患者深呼吸，以减轻不适。

6. 灌肠过程中随时观察患者的病情变化，如发现脉速、面色苍白、出冷汗、剧烈腹痛、心慌气急时，立即停止灌肠与医生联系，采取急救措施。

注：小量不保留灌肠的灌肠液量为200~500 ml。灌肠后保留时间为20~30分钟。

【知识链接】

中药灌肠疗法

中药灌肠疗法属中医内病外治法之一，是将中药煎剂或将中药散剂掺入水中予以灌肠，使中药药液自肛门部位灌入，保留在直肠结肠内，通过肠黏膜吸收来治疗疾病的一种方法。

中药灌肠治疗在中医辩证论治的指导下，从整体上针对病因采用中药通过灌肠进行调节治疗。现代研究证实，中药不仅具有抑菌杀菌、提高机体免疫力的作用，还具有逆转耐药酶的作用，在一定程度上减少机体耐药菌感染的概率。直肠给药也有多种优点：第一，药物经直肠下静脉和肛管直接进入体循环，避免了肝的首过效应，提高了生物利用度，同时防止和减少了药物对肝的毒副作用，减轻了肝负担，保护了人体的重要器官。第二，相比口服给药，灌肠可以避免药物受到胃酸和消化酶的分解破坏，提高了药物的生物效应，同时又防止了药物对胃肠的不良刺激等副作用。第三，对于盆腔和肠道疾病，可以发挥局部高浓度的直接治疗作用。中药灌肠可用于临床溃疡性结肠炎、慢性肠炎、便秘、肠梗阻、急慢性盆腔炎、前列腺炎、子宫内膜异位症等。临床研究显示，中药灌肠法在子宫内膜异位症中应用普遍，且方法多样，在中医药治疗中的优势明显；在溃疡性结肠炎、慢性盆腔炎等疾病的治疗中也越来越广泛。

中药灌肠法是由《伤寒论》中的蜜煎导法逐步发展演变而来的外治法中最常用、最经典的治疗干预疾病的方法之一，其临床疗效肯定，不仅能达到同口服或鼻饲相近的临床效果，而且不增加循环系统的前负荷压力，相比西药灌肠，中药灌肠法具有适用范围广，治疗疾病种类多、有效成分吸收快、生物学利用程度高等优势。随着中医药现代化基础研究的不断深入，中药灌肠法在干预和辅助治疗现代疾病中发挥着积极作用，成为中西医并重干预治疗疾病研究热点。

【操作考核评分标准】

灌肠技术操作考核评分标准列于表1–29–1。

表1–29–1 灌肠技术操作考核评分标准

年/班级：　　　　学号：　　　　姓名：　　　　得分：

项目	内容	分值	评分等级				得分
			A ×1.0	B ×0.8	C ×0.6	D ×0.4	
操作前（20分）	环境准备	5					
	患者准备	5					
	护士准备	5					
	物品准备	5					

续表

项目	内容	分值	评分等级				得分
			A ×1.0	B ×0.8	C ×0.6	D ×0.4	
操作中（55 分）	床旁核对、解释	5					
	关闭门窗、遮挡患者	5					
	安置体位、臀下垫巾	5					
	倒入灌肠液、挂上灌肠袋	5					
	润滑肛管、排气	5					
	插入肛管	10					
	灌入液体	5					
	观察患者情况	5					
	患者健康教育	5					
	协助排便、便后处理	5					
操作后（10 分）	协助取舒适卧位，整理床单位	5					
	整理用物，洗手、记录	5					
整体评价（15 分）	操作熟练，动作轻柔	5					
	沟通自然，达到有效沟通	5					
	操作中关怀、体贴患者	5					

（葛洁明　汪凤兰）

三十、心肺复苏技术

心肺复苏（cardiopulmonary resuscitation，CPR）是对各种原因导致的呼吸、心搏骤停患者，紧急采取重建和促进心脏、呼吸有效功能恢复的一系列措施。

基础生命支持技术（basic life support，BLS）又称为现场急救，是指在事发现场，对患者实施及时、有效的徒手抢救。一旦患者发生呼吸、心搏骤停，应在最短时间内（4 分钟）实施徒手抢救。BLS 的三个关键步骤是 C、A、B，即胸外按压（circulation，C）、开放气道（airway，A）、人工呼吸（breathing，B）。

实训目标

通过本项技术操作规程的学习，学生能够：

1. 描述心肺复苏的概念；基础生命支持技术的概念；心肺复苏有效指征。
2. 熟练掌握心肺复苏技术操作流程。
3. 快速判断心搏骤停患者，并能运用心肺复苏技术为患者进行抢救。
4. 培养学生急救意识，遇到突发事件的应急能力以及对生命的敬畏之心。

【临床情景】

患者，张某，男，72 岁。因“呼吸困难半小时”来急诊就诊，心电图显示直线，意识丧失，呼之不应。随后转入抢救室。既往：高血压病史 20 年，呼吸睡眠暂停综合征 2 年。查体：呼之不应，呼吸停止，心音消失，血压测不出，双侧瞳孔 3mm，对光反射消失。医嘱：立即心肺复苏。

思考与操作：

（1）请执行医嘱：请为患者立即进行心肺复苏术。

（1）请思考：进行心肺复苏基础生命支持技术过程中有哪些注意事项？

（2）请分析：操作过程可能出现的并发症有哪些？

【目的】

1. 通过实施基础生命支持技术重建患者的循环、呼吸功能。
2. 保证患者重要脏器的血液供应，尽快促进心跳、呼吸功能的恢复。

【操作程序】

1. 操作前准备

（1）环境准备：光线充足、安静，抢救环境安全。

（2）患者准备：评估患者意识、呼吸、脉搏，有无活动性义齿等。

（3）护士准备：仪表端庄、着装整洁。

（4）物品准备：纱布数块、弯盘、手电、血压计、听诊器、心肺复苏板、秒表、脚凳、快速手消毒液、笔、抢救记录卡。

2. 操作步骤

（1）评估

1）确认周围环境安全。

2）判断意识：双手轻拍患者肩部，在其双耳两侧大声呼叫：“喂！您怎么了？”

3）判断颈动脉搏动：示指和中指指端触及患者气管正中（喉结部位），然后旁开两指，至胸锁乳突肌前缘凹陷处，触摸有无搏动，同时观察患者胸廓起伏，迅速判断有无呼吸，判断时间 6~10 秒。

（2）立即呼救：如无意识，立即大声呼救，计时。启动 EMSS。

（3）安置复苏体位：患者平卧在平地或硬板上，如果患者面朝下时，应将患者整体翻转，即头、肩、躯干同时转动，避免躯干扭曲，头、颈部应与躯干始终保持在同一个轴面上，将双上肢放置于身体两侧，解开上衣及腰带，暴露胸部。

（4）胸外心脏按压：抢救者站或跪于患者一侧，一手掌根部置于按压部位：两乳头连线中点（胸骨中下 1/3 交界处）。另一手掌根部置于此手的手背上，手指翘起不能接触胸壁。两臂伸直，肘关节不得弯曲，肩、肘、腕关节成一垂直轴面。利用上半身的体重及肩、臂部的力量有节律地垂直向下按压，按压深度成人为 5~6 cm，儿童婴儿至少下压胸部前后径的 1/3，大约相当于儿童 5 cm，婴儿 4 cm。每次按压后使胸廓完全回弹，放松时手掌根不离开胸壁。

（5）开放气道

1）使患者头偏向一侧，清除口腔分泌物，有义齿者取出义齿。

2）开放气道方法

①仰头抬颈法：抢救者一手抬起患者颈部，将另一手的小鱼际置于患者前额，使其头后仰，颈部上托。

②仰头提颏法：抢救者一手的小鱼际置于患者前额，用力向后压使其头部后仰，另一手示指、中指置于患者的下颌骨下方，将颏部向上抬起。

③双下颌上提法：抢救者双肘置于患者头部两侧，双手示、中、环指放在患者下颌角后方，向上或向后抬起下颌。

（6）人工呼吸：胸外按压后，气道已开放，进行2次人工呼吸，常用的人工呼吸法有：

1）口对口人工呼吸法：患者口鼻部盖一单层纱布，抢救者用按压患者前额手的拇指和示指捏紧患者鼻孔，深吸一口气，屏气，双唇紧包患者的口唇外缘，用力吹气，使胸廓扩张。吹气毕，立即离开口部，松开捏鼻的手指，观察胸廓起伏情况，通气频率为每5~6秒钟一次呼吸（每分钟10~12次呼吸）。

2）口对鼻人工呼吸法：用仰头抬颏法保持气道通畅，同时用举颏的手将患者口唇闭紧，抢救者用双唇包住患者鼻部同上法吹气。

3）口对口鼻人工呼吸法：抢救者双唇包住患者的口鼻部吹气，频率为20次/分。

（7）按压与呼吸比：单人施救时按压与呼吸之比均为30∶2，每个周期为5个循环，然后检查患者自主呼吸和心跳是否恢复。

（8）复苏有效的主要指征：①能扪及大动脉（颈、股动脉）搏动。②收缩压维持在60 mmHg以上。③口唇、面色、甲床等颜色由发绀变为红润。④瞳孔随之缩小，有时可有对光反射。⑤出现自主呼吸，昏迷变浅，出现反射或挣扎。⑥室颤波由细小变为粗大，甚至恢复窦性心律。

3. **健康教育**　心肺复苏后注意事项：患者绝对卧床休息，意识障碍者，平卧位头偏向一侧。血压平稳后，取头高10°~30°卧位，以利静脉回流。

【注意事项】

1. 发现无呼吸或不正常呼吸（喘息样呼吸）的心搏骤停成人患者，应立即启动紧急救护系统，立即进行CPR。

2. 患者仰卧于硬板床或地上，就地抢救，避免因搬动而延误抢救时机。抢救尽可能在15~30秒内进行。

3. 由于动脉搏动可能缓慢、不规律，或微弱不易触及，因此，触摸脉搏时间一般5~10秒，但不超过10秒。

4. 按压部位要准确。部位过低，可损伤腹部脏器或引起胃内容物反流；部位太高，可能伤及大血管；若部位不在中线，则可引起肋骨骨折等并发症；按压姿势要正确，注意双肘关节伸直，双肩位于双手的正上方，有节律地垂直向下按压，在按压过程中手掌根部不能离开按压部位。成人胸外心脏按压频率100~120次/分，按压深度成人5~6 cm，儿童大约为5 cm，婴儿大约为4 cm，儿童和婴儿的按压幅度至少为胸部前后径的三分之一。

5. 人工呼吸通气频率为每 5~6 秒钟一次呼吸（每分钟 10~12 次呼吸），每次吹气时间不超过 2 秒钟，有效指标：患者胸廓起伏，且呼气时听到或感到有气体逸出。

6. 人工呼吸和心脏按压同时进行，单人施救时所有年龄段的患者按压与呼吸之比均为 30 ∶ 2；双人施救时成人 30 ∶ 2，儿童和婴儿 15 ∶ 2，新生儿 3 ∶ 1。

【知识链接】

《2020 年美国心脏协会心肺复苏及心血管急救指南》十大亮点

1. 再次强调非专业施救者尽早启动心肺复苏（CPR）的重要性。

2. 重点突出肾上腺素早期给药：肾上腺素可提高自主循环恢复和生存率。

3. 实时视听反馈：按压深度和回弹音频反馈可使院内心搏骤停出院生存率提高 25%。

4. CPR 质量的生理监测：可行情况下使用动脉血压或呼气末二氧化碳分压等生理参数来监测和优化 CPR 质量。

5. 不支持双重连续除颤：尚未确定双重连续除颤对顽固性可电击心律的有用性。

6. 静脉通路优先于骨内通路。

7. 心搏骤停恢复自主循环后救治和神经预测：再次确认了《2015 年美国心脏协会心血管救治与复苏指南更新》中有关低血压治疗、进行氧浓度调整以避免低氧血症和高氧血症、癫痫发作的检测和治疗以及目标体温管理的建议。

8. 康复期间的治疗和支持。

9. 施救者分析总结。

10. 孕妇心搏骤停：孕妇患者更易发生缺氧，在孕妇心搏骤停复苏期间应优先考虑氧合和气道管理；由于可能干扰孕产妇复苏，在孕妇心搏骤停期间不应进行胎儿监测；建议对心搏骤停复苏后仍然昏迷的孕妇进行目标体温管理；对孕期患者进行目标体温管理期间，建议连续监测胎儿是否存在并发心动过缓的可能性。

【操作考核评分标准】

心肺复苏基础生命支持技术操作考核评分标准列于表 1–30–1。

表 1–30–1　心肺复苏基础生命支持技术操作考核评分标准

年 / 班级：　　　　学号：　　　　姓名：　　　　得分：

项目	内容	分值	评分等级				得分
			A ×1.0	B ×0.8	C ×0.6	D ×0.4	
操作前（20 分）	环境准备	5					
	患者准备	5					
	护士准备	5					
	物品准备	5					

续表

项目	内容	分值	评分等级				得分
			A ×1.0	B ×0.8	C ×0.6	D ×0.4	
操作中（55 分）	判断意识	5					
	判断脉搏、呼吸	5					
	立即呼救	5					
	安置复苏体位	5					
	胸外心脏按压	10					
	开放气道	10					
	人工呼吸	10					
	判断复苏是否有效	5					
操作后（10 分）	安置患者，整理床单位	5					
	整理用物，洗手、记录	5					
整体评价（15 分）	操作熟练，急而不乱	5					
	符合抢救程序，抢救方法到位	5					
	患者在抢救过程中无损伤	5					

（刘凤丽）

三十一、洗胃技术

洗胃（gastriclavage）是将洗胃管由口腔或鼻腔插入胃内，将大量溶液反复灌入胃内，以冲洗并排出胃内容物，减轻或避免吸收中毒的胃灌洗技术。

实训目标

通过本项技术操作规程的学习，学生能够：

1. 描述洗胃的目的和常用洗胃液。
2. 熟练掌握电动洗胃机洗胃操作流程。
3. 运用洗胃技术为患者进行洗胃并能及时处理洗胃过程出现的意外情况。
4. 操作过程中根据患者的病情、文化程度、心理状态做出合理的解释，表现出良好的沟通交流技巧和对患者的责任心、爱心及同理心。

【临床情景】

患者，张某，女，25 岁，因感情问题口服有机磷杀虫剂，神志不清，躁动，口内有大蒜味，双侧瞳孔直径约 2.5 mm，对光反射迟钝，体温 36.8 ℃，脉搏 96 次 / 分，呼吸 22 次 / 分，血压 120/80 mmHg，SpO_2 95%。医嘱：立即洗胃。

思考与操作：

（1）请执行医嘱：请为患者进行洗胃。

（2）请处理：洗胃前，抽出胃内容物为咖啡色，如果你是当班护士，该如何处理？

（3）请分析：患者入院时，如无法确定何种物质引起的中毒，请问如何选择洗胃溶液？

【目的】

1. 清除胃内毒物或刺激物，减少毒物吸收，用于急性食物或药物中毒。服毒后 4~6 小时内洗胃效果最佳。

2. 减轻胃黏膜水肿、炎症，用于幽门梗阻患者。

3. 手术或某些检查前的准备，便于检查及预防术后感染。

【操作程序】

1. 操作前准备

（1）环境准备：干净、整洁、宽敞、明亮，便于操作。

（2）患者准备：评估患者的年龄、病情、意识状态及生命体征等；口鼻腔黏膜有无损伤，有无活动义齿；摄入毒物的种类、量、浓度、时间及途径等；患者心理状态及合作程度。

（3）护士准备：着装整洁，洗手，戴口罩。

（4）物品准备

治疗盘内：无菌洗胃包（内有胃管、镊子、纱布或使用一次性胃管）、防水布、治疗巾、检验标本容器或试管、量杯、水温计、压舌板、弯盘、棉签、50 ml 注射器、听诊器、手电筒、液状石蜡、胶布，必要时备张口器、牙垫、舌钳放于治疗碗内。

洗胃溶液：按医嘱根据毒物性质准备洗胃溶液，一般为 10 000~20 000 ml，洗胃溶液温度 25~38 ℃。

洗胃设备：全自动洗胃机；水桶 2 只（分别盛洗胃液、污水）。

2. 操作步骤

（1）检查洗胃机：接通电源，检查洗胃机功能良好，并连接各种管道。

（2）床旁核对：携用物至患者床边，核对患者（床号、姓名、腕带）信息。解释操作目的、方法、配合要点，

（3）安置体位：采取左侧卧位。

（4）铺巾：将治疗巾铺于患者颌下，如有活动义齿应取出，弯盘及纱布置于口角旁，松解患者腰带，女患者松解内衣扣。

（5）润滑胃管：准备胶布、戴手套，测量胃管插入长度，插入长度为前额发际至剑突的距离，约 55~60 cm，用液状石蜡棉球润滑胃管前端，润滑插入长度的 1/3。

（6）插胃管：从口腔或鼻腔插入胃管至合适长度。

（7）验证、固定：通过三种检测方法确定胃管在胃内后，用胶布固定胃管。

（8）留取标本：根据需要，用注射器抽取胃内容物，送检。

（9）连接洗胃机：将已配好的洗胃液倒入水桶内，洗胃机入液管放入洗胃液桶内，污水管放入空水桶内，将患者胃管和自动洗胃机胃管连接，打开电源开关。

（10）洗胃、观察：按“自动”键开始洗胃，洗胃过程中，护士密切观察洗出液的颜色、量、性状，进出液量是否平衡，观察患者病情及有无急性胃扩张、呛咳等情况。

（11）分离胃管：洗出液澄清、无渣、无味时停止洗胃，关电源开关，分离胃管和洗胃机导管。

（12）拔胃管：撤去胶布，反折胃管末端，纱布包裹拔出胃管，边拔边擦拭，至咽部时嘱患者屏气（或呼气），迅速拔出，置于弯盘。

（13）清洁：清洁患者口鼻及面部，撤去治疗巾。

（14）操作后整理：协助患者取舒适卧位，整理床单位。

（15）处理用物：消毒洗胃机及管道。

（16）洗手、记录：记录洗胃液名称、量，洗胃时间，洗出液的量、颜色、性质以及患者反应。

3. 健康教育

（1）向患者及家属解释洗胃的目的及注意事项。

（2）向患者及家属解释操作过程中可能出现的不适反应，如恶心、呕吐等，并告知其应对方法，使之配合。

【注意事项】

1. 首先注意了解患者中毒情况，如患者中毒的时间、途径、毒物种类、性质、量等，入院前是否呕吐。

2. 准确掌握洗胃禁忌证和适应证。

（1）适应证：非腐蚀性毒物中毒，如有机磷、安眠药、重金属类、生物碱及食物中毒等。

（2）禁忌证：强腐蚀性毒物（如强酸、强碱）中毒、肝硬化伴食管胃底静脉曲张、胸主动脉瘤、近期内有上消化道出血及胃穿孔、胃癌等。患者吞服强酸、强碱等腐蚀性药物，禁忌洗胃，以免造成穿孔。可按医嘱给予药物或迅速给予物理性对抗剂，如牛奶、豆浆、蛋清、米汤等以保护胃黏膜。上消化道溃疡、食管静脉曲张、胃癌等患者一般不洗胃，昏迷患者洗胃应谨慎。

3. 急性中毒病例，应紧急采用“口服催吐法”，必要时进行洗胃，以减少中毒物的吸收。插管时，动作要轻、快，切勿损伤食管黏膜或误入气管。

4. 当中毒物质不明时，洗胃溶液可选用温开水或生理盐水。待毒物性质明确后，再采用对抗剂洗胃。

5. 洗胃过程中应随时观察患者的面色，生命体征，意识、瞳孔变化，口鼻腔黏膜情况及口中气味等。

6. 洗胃并发症：包括急性胃扩张、胃穿孔、大量低渗液洗胃致水中毒、水及电解质紊乱、酸碱平衡失调、昏迷患者误吸或过量胃液反流致窒息、迷走神经兴奋致反射性心搏骤停等。若发生上述现象，应立即停止洗胃，与医生联系，并采取相应的急救措施，做好记录。

7. 洗胃时注意患者的心理状态、合作程度及对康复的信心，对自服毒物者，耐心劝导，做针对性心理护理，帮助其改变认知，要为患者保守秘密与隐私，减轻其心理负担。

8. 洗胃后注意患者胃内毒物清除状况。中毒症状有无得到缓解或控制。

9. 根据毒物的种类选择合适的洗胃液，每次灌入的洗胃液量为 300~500 ml，总洗胃液量 10 000~20 000 ml，洗胃液的温度为 25~38 ℃。

【知识链接】

洗胃时常见问题及处理

1. 洗胃时，对插管困难或插入失败者可采取的措施

（1）喉镜明视下插胃管：少数患者因喉头水肿压迫食管，食管痉挛或老年性食管口狭窄致使插管困难，可用喉镜协助留置胃管。操作方法：患者取去枕平卧位，护士站于其头侧，左手握镜柄自口腔进入咽喉，使其充分暴露食管与声门，在咽镜直视下插入胃管。

（2）利用气管内导管插管方法：将选好的洗胃管及气管内导管外涂适量液状石蜡，患者取仰卧位并保持呼吸道通畅。护士左手持喉镜，右手持气管内导管沿喉镜外侧缘缓推至食管内，且管后端无气体溢出，即证明导管已插入食管内，再经气管内导管插入洗胃管。

（3）食管镜导入胃管：在口腔咽喉镜下，先将食管镜准确轻柔插入食管，再通过贲门进入胃内，先退出喉镜，再将胃管从食管镜导入胃内。

2. 洗胃不彻底常见的原因及处理措施

（1）胃管因素：胃管过细时，易被食物残渣堵塞；胃管插入过深，已发生扭曲，至引流不畅；胃管插入过浅，不能将胃液完全吸出。处理措施：抽取少量液体脉冲式冲洗胃管。

（2）洗胃时间和洗胃液量不足：洗胃时间过短或洗胃液量少于 1 000 ml，容易导致洗胃不彻底。处理措施：严格按照护理常规操作，直至洗出液为澄清无味为止。

（3）胃内食物过多：在未催吐或催吐不彻底的情况下，大量食物残渣，应尽可能先采用口服催吐法，将胃内食物残渣排出。

（4）胃内液体充盈不足：洗胃液不能完全与胃黏膜接触。处理措施：增加每次灌入量和排出量，或稍变换患者体位，使洗胃液与胃黏膜充分接触。

【操作考核评分标准】

洗胃技术操作考核评分标准列于表 1–31–1。

表 1-31-1　洗胃技术操作考核评分标准

年 / 班级：　　　　　　　学号：　　　　　　　姓名：　　　　　　　得分：

项目	内容	分值	评分等级				得分
			A ×1.0	B ×0.8	C ×0.6	D ×0.4	
操作前（20 分）	环境准备	5					
	患者准备	5					
	护士准备	5					
	物品准备	5					
操作中（55 分）	检查洗胃机	5					
	床旁核对、解释	5					
	安置体位	5					
	铺巾、润滑胃管	5					
	插胃管	10					
	验证、固定胃管	5					
	留取胃内容物标本	5					
	洗胃、观察	10					
	拔管	5					
操作后（10 分）	协助取舒适卧位，整理床单位	5					
	整理用物，洗手、记录	5					
整体评价（15 分）	操作熟练，动作轻柔	5					
	沟通自然，达到有效沟通	5					
	操作中关怀、体贴患者	5					

（孙　健）

三十二、血液标本采集技术

血液检查是通过采集人体的血液（如动脉血、静脉血、末梢血），对血液中的各种血细胞、血浆中的成分进行检验，是临床最常用的检验项目之一，可以反映机体各种功能及异常变化，为判断患者病情进展程度以及治疗疾病提供参考。

实训目标

通过本项技术操作规程的学习，学生能够：

1. 描述血液标本采集目的、方法及注意事项。
2. 熟练掌握血液标本采集技术操作流程。
3. 运用血液标本采集方法为患者采集血标本。
4. 操作过程中对患者做好解释沟通，取得患者配合。

（一）静脉血标本采集技术

【临床情景】

患者，王某，女，56岁，主因“上腹部间断疼痛2个月，伴有恶心、呕吐、胃部灼热、食欲缺乏，加重7天”入院，持续性腹痛时伴有咖啡样呕吐物，常出现在饭后，临床初步诊断为“消化性溃疡”。入院时体温36.8 ℃，脉搏86次/分，呼吸20次/分，血压135/80 mmHg，为进一步明确病情，医生开具医嘱：血液常规检查、血液生化检查。

思考与操作：

（1）请执行医嘱：请为患者采集血液标本。

（2）请处理：采集前发现患者晕血，护士应如何处理。

（3）请分析：患者由于紧张，身体发抖，不能配合护士做抽血检测，如果你遇到这种情况，你会如何应对？

【目的】

1. 测定血液中某些物质含量，反映机体功能和代谢情况，辅助临床诊断。
2. 指导临床治疗。

【操作程序】

1. 操作前准备

（1）环境准备：整洁、安静、光线明亮、必要时隔帘遮挡。

（2）患者准备：评估患者的意识状态、皮肤及血管情况、心理状态及合作程度，并向患者及家属解释血标本采集的目的、注意事项及配合方法。

（3）护士准备：着装整洁，洗手，戴口罩。

（4）物品准备

治疗车上层：治疗盘［内有盛无菌持物镊的无菌容器、皮肤消毒剂（2%碘酊、75%乙醇，或0.5%聚维酮碘，或安尔碘）、无菌棉签、无菌纱布或棉球、弯盘］、止血带、一次性治疗巾、检验申请单、采血针、真空采血管、一次性橡胶手套、手消毒液。

治疗车下层：锐器盒、医用垃圾桶（内套黄色垃圾袋）、生活垃圾桶（内套黑色垃圾袋）。

2. 操作步骤

（1）核对医嘱：根据医嘱核对检验申请单信息，检验项目、检验时间，急诊化验单优先处置。

（2）打印条码：将与患者检验申请单信息一致的条形码分别贴在检验申请单空白处和采血管外壁上。

（3）床旁核对：携用物至患者床边，核对患者（床号、姓名、腕带）信息。解释采集静脉血标本的目的、方法、配合要点，协助患者取适当体位。

（4）选择静脉：选择合适的静脉，在穿刺部位下铺一次性治疗巾。

（5）消毒皮肤：常规消毒穿刺部位皮肤，消毒范围直径大于5 cm，待干。

（6）二次核对。

（7）穿刺采血：在穿刺点上方 6~8 cm 处扎止血带，嘱患者握拳，穿刺时以左手拇指固定静脉，绷紧皮肤，右手持采血针，针头斜面向上，与皮肤呈 15°~30° 角进针，刺入静脉。见回血后固定针柄，采血针另一端刺入真空管，采血至所需血量。采血毕，松止血带，嘱患者松拳，迅速拔出针头，按压局部 1~2 分钟，凝血功能障碍患者拔针后按压时间延长至 10 分钟。

（8）再次核对：查看腕带，核对患者姓名、床号，检验申请单项目与采集标本是否一致。

（9）操作后整理：撤去治疗巾，协助患者取舒适卧位，整理床单位。

（10）处理用物：按医院感染要求分类处理用物。

（11）洗手、记录。

（12）送检：及时将血液标本送检。

3. 健康教育

（1）向患者及家属解释本次血标本检验目的、注意事项及配合要点。

（2）向患者解释空腹采血的意义，嘱患者在采血前空腹。

（3）指导患者采血后正确的按压方法及时间。

（4）对晕血或过于紧张的患者，应做好患者的心理护理，消除其紧张、焦虑情绪。

【注意事项】

1. 选择最佳的采血时间，尽可能在抗菌药物使用前，患者有寒战、发热初期前 30 分钟至 1 个小时为宜。

2. 止血带不宜扎的过紧，使用时间应尽量缩短，抽血时见到回血应立刻松开止血带减少血液阻滞时间。

3. 静脉采血一般采用坐位或半躺位，衣服袖子上卷，但不要太紧，以免压迫血管采血后用消毒棉签压紧穿刺点，保持局部卫生，24 小时不要浸入水中。

4. 各种生化检验，如肝功能、肾功能、血脂、血糖等在空腹状态下进行，采血前禁食水至少 8 小时。

5. 某些药物可影响测定，所以在服药前或停药数天后进行血液检测。

【知识链接】

不同颜色的采血管采集顺序

正确采集血标本是获得准确、可靠的实验结果的前提，也是体现医疗机构的规范性，真空采血管因其操作简便、干净安全、抗凝剂比例准确可靠，广泛应用于临床，因检验项目及目的不同，采血管亦不同。据相关报道，第一管采集血常规（紫色）出现血小板增高的患者占 17.5%，改为第二管采集，血小板增高的患者降至 4.7%，而且增高者与临床相符。根据《全国临床检验操作规程》、卫生行业 WS/T 225-2002 标准和美国临床实验室标准化协会 CLSI（NCCLS）H3-A5 标准、推荐多管采血采集顺序：凝血管（蓝色）、血常规管（紫色）、血沉（褐色）、生化管（红、黄色）。有血培养时，第一管先采集血培养，然后再按照上述顺序进行采血。

【操作考核评分标准】

静脉血标本采集技术操作考核评分标准列于表 1-32-1。

表 1-32-1 静脉血标本采集技术操作考核评分标准

年 / 班级： 学号： 姓名： 得分：

项目	内容	分值	评分等级				得分
			A ×1.0	B ×0.8	C ×0.6	D ×0.4	
操作前（20 分）	环境准备	5					
	患者准备	5					
	护士准备	5					
	物品准备	5					
操作中（55 分）	核对医嘱、打印条码	5					
	床旁核对、解释	5					
	安置患者体位	5					
	选择静脉	5					
	消毒皮肤、二次核对	5					
	穿刺进针	5					
	采集静脉血液	10					
	拔针、按压	5					
	再次核对	5					
	及时送检标本	5					
操作后（10 分）	协助取舒适体位，整理床单位	5					
	整理用物，洗手、记录	5					
整体评价（15 分）	操作熟练，无菌观念强	5					
	沟通自然，达到有效沟通	5					
	操作中关怀、体贴患者	5					

（二）动脉血标本采集技术

【临床情景】

患者，李某，男，62 岁，支气管哮喘病史 5 年，主因“胸闷、气短、乏力，加重 1 天”入院，夜间常咳嗽、憋醒，临床诊断为“慢性重度支气管哮喘”。入院时体温 36.8 ℃，脉搏 86 次 / 分，呼吸 22 次 / 分，血压 135/80 mmHg，医生开具医嘱：动脉血气分析。

思考与操作：

（1）请执行医嘱：请为患者采集动脉血标本。

（2）请处理：采集前发现患者有下肢静脉血栓，护士应如何处理。

（3）请分析：采集完成后，患者穿刺处出现 3 cm × 4 cm 的皮下血肿，如果你遇到这种情况，你认为是什么原因造成的？应如何应对？

【目的】

1. 反映机体呼吸功能及代谢情况。
2. 判断是否存在呼吸衰竭及酸碱平衡紊乱。
3. 指导氧疗及机械通气。

【操作程序】

1. 操作前准备

（1）环境准备：整洁、安静、光线明亮、必要时隔帘遮挡。

（2）患者准备：除评估患者的意识状态、皮肤及血管情况、心理状态及合作程度，还应评估患者凝血功能、血红蛋白值、吸氧和呼吸机参数的设置情况。并向患者及家属解释血标本采集的目的、注意事项及配合方法。

（3）护士准备：着装整洁，洗手，戴口罩。

（4）物品准备

治疗车上层：治疗盘［皮肤消毒剂（2% 碘酊、75% 乙醇，或 0.5% 聚维酮碘，或安尔碘）、无菌棉签、无菌纱布或棉球、弯盘］、一次性治疗巾、检验申请单、动脉采血器、无菌手套、手消毒液。

治疗车下层：锐器盒、医用垃圾桶（内套黄色垃圾袋）、生活垃圾桶（内套黑色垃圾袋）。

2. 操作步骤

（1）核对医嘱：根据医嘱核对检验申请单信息，检验项目、检验时间，急诊化验单优先处置。

（2）打印条码：将与患者检验申请单信息一致的条形码分别贴在检验申请单空白处和采血管外壁上。

（3）床旁核对：携用物至患者床边，核对患者（床号、姓名、腕带）信息。解释采集动脉血标本的目的、方法、配合要点，协助患者采取适当体位，必要时围帘遮挡。

（4）选择动脉：选择合适动脉（常用股动脉、桡动脉），将一次性治疗巾置于穿刺部位下。

（5）消毒皮肤：常规消毒范围直径大于 8 cm，戴无菌手套或常规消毒护士示指、中指第 1、2 指节掌面及双侧面，待干。

（6）二次核对。

（7）穿刺采血：将动脉血气针针栓推到底部，拉到预设位置，除去护针帽，用已消毒的手指再次确认穿刺点，使穿刺点固定于手指下方，另一只手，单手以持笔姿势持动脉采血器，针头斜面向上逆血流方向，微移定位示指（不离开皮肤），暴露定位点，与皮肤呈 45°~90° 角缓慢穿刺；见血后停止进针，待动脉血自然涌入采血器至预设位置，拔针后立即封闭动脉采血器，用干棉签按压针眼处 5~10 分钟，并检查是否止血，如患者有高血压、凝血时间延长或应用抗凝药物时，应延长按压穿刺部位时间。充分混匀抗凝剂（颠倒混匀 5 次，手搓样品管 5 秒），若血标本中有气泡，翻转采血器，将纱布至于动脉采血器上端，轻推针栓，缓慢排出气泡。

（8）再次核对：查看腕带，核对患者姓名、床号，检验申请单项目与采集标本是否一致。

（9）操作后整理：撤去治疗巾，协助患者取舒适卧位，整理床单位。

（10）处理用物：按医院感染要求分类处理用物。

（11）洗手、记录。

（12）送检：及时将血标本送检。

3. **健康教育**

（1）向患者及家属解释本次血标本检验目的、注意事项及配合要点。

（2）指导患者采血后正确的按压方法及时间。

【注意事项】

1. 需在检验申请单上标注患者体温、吸氧浓度，与血标本一起送检。
2. 采集完成立即封闭动脉采血器，防止空气进入。
3. 饮热水、洗澡、运动，需休息 30 分钟后再采集，吸痰后待血氧饱和度升至正常再取血，以免影响检查结果。
4. 正确按压直至不再出血，避免发生皮下血肿。
5. 严格执行查对制度及无菌操作原则。
6. 下肢静脉血栓患者，避免在股动脉及下肢动脉采血。

【操作考核评分标准】

动脉血标本采集技术操作考核评分标准见表 1-32-2。

表 1-32-2　动脉血标本采集技术操作考核评分标准

年 / 班级：　　　　学号：　　　　姓名：　　　　得分：

项目	内容	分值	评分等级				得分
			A ×1.0	B ×0.8	C ×0.6	D ×0.4	
操作前（20 分）	环境准备	5					
	患者准备	5					
	护士准备	5					
	物品准备	5					

续表

项目	内容	分值	评分等级				得分
			A ×1.0	B ×0.8	C ×0.6	D ×0.4	
操作中（55分）	核对医嘱、打印条码	5					
	床旁核对、解释	5					
	安置患者体位	5					
	选择动脉	5					
	消毒皮肤、二次核对	5					
	穿刺进针	10					
	采集动脉血液	5					
	拔针、封闭、按压	5					
	再次核对	5					
	及时送检标本	5					
操作后（10分）	协助取舒适体位，整理床单位	5					
	整理用物，洗手、记录	5					
整体评价（15分）	操作熟练，无菌观念强	5					
	沟通自然，达到有效沟通	5					
	操作中关怀、体贴患者	5					

（王　虹　常学优）

三十三、尿液标本采集技术

尿液是体内血液经肾小球滤过，肾小管和集合管重吸收、排泄、分泌产生的终末代谢产物。尿液的组成和性状不仅与泌尿系统疾病直接相关，而且还受机体各系统功能状态的影响，反映了机体的代谢状况。临床常见尿标本（urine specimen）分为尿常规标本、尿培养标本、12 小时或 24 小时尿标本。

实训目标

通过本项技术操作规程的学习，学生能够：

1. 描述尿标本采集的目的、方法及注意事项。
2. 熟练掌握尿标本采集方法操作流程。
3. 运用尿标本采集方法为患者留取尿标本。
4. 操作过程中对患者做好解释沟通，取得患者配合。

（一）尿常规、24 小时尿标本采集技术

【临床情景】

患者，赵某，男，68 岁，主因“尿中带血、腰部酸胀、双下肢水肿 2 周，加重 3 天”入院，初步诊断：急性肾炎。入院时体温 36.7 ℃，脉搏 82 次 / 分，呼吸 19 次 / 分，血压 140/85 mmHg，神志清醒，精神萎靡。为进一步明确病情，医嘱：尿常规标本，24 小时尿标本。

思考与操作：

（1）请执行医嘱：请为患者收集尿常规标本及 24 小时尿标本。

（2）请处理：患者因病情行动不便，如果你是当班护士，如何为患者收集尿标本？

（3）请分析：如何为留置尿管患者留取尿标本？

【目的】

（1）用于检查尿液有无红细胞、白细胞、管型、尿蛋白、比重、尿糖等的测定。

（2）用于各种尿生化检查和尿浓缩等检查，辅助临床诊断。

【操作程序】

1. 操作前准备

（1）环境准备：整洁、安静、光线明亮、必要时用围帘或屏风遮挡。

（2）患者准备：评估患者的年龄、病情、意识状态、心理状态及合作程度。并向患者及家属解释留取尿标本的目的、留取方法及配合方法。

（3）护士准备：着装整洁，洗手，戴口罩。

（4）物品准备

治疗车上层：检验申请单、一次性尿杯、尿标本容器、集尿瓶（容量 3 000~5 000 ml）、防腐剂、手消毒液。

治疗车下层：医用垃圾桶（内套黄色垃圾袋）、生活垃圾桶（内套黑色垃圾袋）、必要时备清洁便盆或尿壶。

2. 操作步骤

（1）核对医嘱：根据医嘱核对检验申请单信息，检验项目、检验时间，急诊化验单优先处置。

（2）打印条码：将与患者检验申请单信息一致的条形码分别贴在检验申请单空白处和尿标本容器外壁上。

（3）床旁核对：携用物至患者床边，核对患者（床号、姓名、腕带）信息，核对检验申请单、标本容器及条形码是否一致。解释留取尿液标本的目的、方法、配合要点。

（4）收集尿标本：用一次性尿杯收集患者晨起第一次尿液中段不少于 10 ml，再将收集的尿液倒入标本容器中，盖紧盖子；对生活不能自理的患者，协助患者在床上使用大便器或尿壶收集尿液，再用一次性尿杯将尿液倒入标本容器中；对留置尿管的患者，于集尿袋下方引流孔处打开橡胶塞收集尿液。

（5）同法收集患者 24 小时尿标本：于患者晨起 7 时排空膀胱后，开始收集尿液，到第二天清晨收集最后一次尿液。可先将尿液排在尿壶内，再倒入集尿瓶内，收集完毕测总量，记录在检验申请单上。

（6）再次核对：查看腕带，核对患者姓名、床号，检验申请单项目与收集标本是否一致。

（7）操作后整理：协助患者取舒适卧位，整理床单位。

（8）处理用物：按医院感染要求分类处理用物。

（9）洗手、记录。

（10）送检：及时将尿液标本送检。

3. 健康教育

（1）向患者及家属解释本次尿标本检验目的、注意事项及配合要点。

（2）向患者介绍正确留取尿标本对检验结果的重要性，指导患者正确的留取方法，保证检验结果的准确性。

【注意事项】

1. 尽量选取新鲜的晨尿，留取中段尿，尽可能减少人为污染的机会。
2. 女性月经期不宜留取尿标本。
3. 女性会阴部分泌物过多时，应先清洁或冲洗再留取尿标本。

【知识衔接】

为何要留取晨尿

采集尿液标本时，通常需留取晨起第一次尿液为理想尿液检查标本，是因为晨尿一般在膀胱中存留时间可达 6~8 小时，尿液浓缩，各种成分，如尿蛋白、白细胞、红细胞、上皮细胞、细菌等均会出现，能达到检查、培养所需的浓度，如出现异常，通过检查即可得出阳性结果。

【操作考核评分标准】

常规尿标本采集技术操作考核评分标准列于表 1–33–1。

表 1–33–1　常规尿标本采集技术操作考核评分标准

年 / 班级：　　　　学号：　　　　姓名：　　　　得分：

项目	内容	分值	评分等级 A ×1.0	B ×0.8	C ×0.6	D ×0.4	得分
操作前（20 分）	环境准备	5					
	患者准备	5					
	护士准备	5					
	物品准备	5					

续表

项目	内容	分值	评分等级				得分
			A ×1.0	B ×0.8	C ×0.6	D ×0.4	
操作中（55分）	核对医嘱	5					
	打印条码	5					
	床旁核对、解释	5					
	收集尿标本时间正确	10					
	收集尿标本方法正确	10					
	倒入尿标本容器内	10					
	再次核对	5					
	及时送检标本	5					
操作后（10分）	协助取舒适体位，整理床单位	5					
	整理用物，洗手、记录	5					
整体评价（15分）	操作熟练，指导合理	5					
	沟通方法正确，达到有效沟通	5					
	操作中注意保护患者隐私	5					

（二）尿培养标本采集

【临床情景】

患者，王某，男，62岁，主因“突发意识不清，四肢抽搐，伴面色青紫半小时”入院，初步诊断：急性脑梗死。入院时体温36.6 ℃，脉搏92次/分，呼吸20次/分，血压140/85 mmHg，遵医嘱给予药物治疗并为患者留置尿管。入院后第11天，患者尿常规结果：白细胞（+++），亚硝酸盐（++），为进一步明确病情，医嘱：尿培养。

思考与操作：

（1）请执行医嘱：请为患者留取尿培养标本。

（2）请处理：如果患者因意识不清将尿管拔除，如果你是当班护士，将如何处理？如何收集尿培养标本？

（3）请分析：患者尿常规检查出现白细胞（+++）的原因？你作为护士，应如何对患者及家属给予健康指导？

【目的】

检查尿液里的细菌、真菌，诊断尿路感染的重要指标，指导临床用药。

【操作程序】

1. 操作前准备

（1）环境准备：整洁、安静、室温合适、必要时用围帘或屏风遮挡。

（2）患者准备：评估患者的年龄、病情、意识状态、心理状态及合作程度。并向患者及家属解释留取尿标本采集的目的、留取方法及配合方法。

（3）护士准备：着装整洁，洗手，戴口罩。

（4）物品准备

治疗车上层：检验申请单、无菌注射器、消毒液、无菌标本瓶、无菌棉签、无菌手套、无菌生理盐水、手消毒液，必要时备导尿包或一次性注射器。

治疗车下层：医用垃圾桶（内套黄色垃圾袋）、生活垃圾桶（内套黑色垃圾袋）、清洁便盆。

2. 操作步骤

（1）核对医嘱：根据医嘱核对检验申请单信息，检验项目、检验时间，急诊化验单优先处置。

（2）打印条码：将与患者检验申请单信息一致的条形码分别贴在检验申请单空白处和无菌培养瓶外壁上。

（3）床旁核对：携用物至患者床边，核对患者（床号、姓名、腕带）信息，核对检验申请单、标本容器及条形码是否一致。解释留取尿液标本的目的、方法、配合要点。

◆ 中段尿留取法

1）安置体位：用围帘或屏风遮挡，协助患者取合适体位，放好便盆。

2）消毒尿道：按照导尿术清洁、消毒外阴及尿道口。

3）收集尿标本：嘱患者排尿，弃去前段尿，收集中段尿 5~10 ml 于无菌标本瓶中，快速盖紧盖子，擦净外阴。

◆ 导尿术留取法

1）消毒尿道：按照导尿术清洁、消毒外阴及尿道口。

2）收集尿标本：按导尿术引流尿液，见尿后弃去前段尿，接取中段尿 5~10 ml 于无菌标本瓶中，快速盖紧盖子。

◆ 留置尿管留取法

1）夹闭尿管：留置尿管患者应先夹闭尿管。

2）消毒：消毒尿管外部及导尿管口，待干。

3）收集尿标本：将无菌注射器插入导尿管口，抽取 5~10 ml 尿液。不可采集集尿袋内的尿液送检。

（4）再次核对：查看腕带，核对患者姓名、床号，检验申请单项目与收集标本是否一致。

（5）操作后整理：协助患者取舒适卧位，整理床单位。

（6）处理用物：按医院感染要求分类处理用物。

（7）洗手、记录。

（8）送检：及时将尿液标本送检。

3. **健康教育**

（1）向患者及家属解释本次尿标本检验的目的、注意事项及配合要点。

（2）向患者介绍正确留取尿标本对检验结果的重要性，指导患者正确的留取方法，保证检验结果的准确性。

【注意事项】

1. 根据患者情况选择收集方法，未留置尿管患者，应先清洁消毒外阴、尿道口后，再收集中段尿。

2. 女性月经期不宜留取尿标本。

3. 留取标本前 1 周内不要服用抗生素类药物。

4. 严格执行无菌技术原则。

【操作考核评分标准】

尿培养标本采集操作技术考核评分标准列于表 1–33–2。

表 1-33-2　尿培养标本采集技术操作考核评分标准

年 / 班级：　　　　　　学号：　　　　　　姓名：　　　　　　得分：

项目	内容	分值	评分等级				得分
			A ×1.0	B ×0.8	C ×0.6	D ×0.4	
操作前 （20 分）	环境准备	5					
	患者准备	5					
	护士准备	5					
	物品准备	5					
操作中 （55 分）	核对医嘱	5					
	打印条码	5					
	床旁核对、解释	5					
	中段尿留取方法正确	10					
	导尿术留取方法正确	10					
	留置尿管留取方法正确	10					
	再次核对	5					
	及时送检标本	5					
操作后 （10 分）	协助取舒适体位，整理床单位	5					
	整理用物，洗手、记录	5					
整体评价 （15 分）	操作熟练，指导合理	5					
	沟通方法正确，达到有效沟通	5					
	操作中注意保护患者隐私	5					

（王　虹　常学优）

三十四、粪便标本采集技术

正常粪便由食物残渣、消化道分泌物、细菌和水分等组成。粪便检查可以有效评估患者的消化系统功能，为协助临床诊断、治疗疾病提供依据。常见的粪便标本（feces specimen）分为粪便常规标本、粪便培养标本。

实 训 目 标

通过本项技术操作规程的学习，学生能够：

1. 描述粪便标本采集的目的、方法及注意事项。
2. 熟练掌握粪便标本采集技术操作流程。
3. 运用粪便标本采集方法为患者留取粪便标本。
4. 操作过程中对患者做好解释沟通，取得患者配合。

（一）粪便常规标本采集技术

【临床情景】

患者，李某，男，70岁，间断腹泻、黏液脓血便25年，腹泻时大便为稀水样或糊状便，每日2~6次，并间断有黏液脓血便，便前有脐周隐痛，曾在外院检查结肠镜提示为“溃疡性结肠炎”。入院时体温36.6 ℃，脉搏66次/分，呼吸18次/分，血压130/70 mmHg，神志清楚，精神差，贫血貌。医嘱：粪便常规。

思考与操作：

（1）请执行医嘱：请为患者采集粪便标本。

（2）请处理：采集过程中发现患者大便成稀水样，护士应该如何采集粪便标本并送检？

（3）请分析：为确保检验结果，护士应该如何指导患者和（或）家属进行粪便标本采集？该患者出现稀水样便的原因是什么？如果你是指导护士，该如何解释？

【目的】

1. 了解消化道有无炎症等情况。
2. 将粪便隐血检查作为消化道恶性肿瘤诊断的筛查。
3. 根据粪便的性状和组成，判断胃肠、胰腺和肝胆的功能状态。
4. 了解消化道有无寄生虫感染等情况。

【操作程序】

1. 操作前准备

（1）环境准备：整洁、安静、光线明亮、必要时用围帘或屏风遮挡。

（2）患者准备：评估患者的年龄、病情、意识状态、心理状态及合作程度，并向患者及家属解释留取粪便标本的目的、留取方法及配合方法（告知患者排空膀胱）。

（3）护士准备：着装整洁，洗手，戴口罩。

（4）物品准备

治疗车上层：检验申请单、一次性手套、便标本盒（内附检便匙或棉签）、手消毒液。

治疗车下层：医用垃圾桶（内套黄色垃圾袋）、生活垃圾桶（内套黑色垃圾袋）、清洁便盆。

2. 操作步骤

（1）核对医嘱：根据医嘱核对检验申请单信息，检验项目、检验时间，急诊化验单优先处置。

（2）打印条码：将与患者检验申请单信息一致的条形码分别贴在检验申请单空白处和便标本盒上。

（3）床旁核对：携用物至患者床旁，核对患者（床号、姓名、腕带）信息，核对检验申请单、标本容器及条形码是否一致。解释留取粪便标本的目的、方法、配合要点。

（4）收集便标本：嘱患者排便于清洁便盆内（对不能下床者协助其床上排便，并用围帘遮挡）。戴一次性手套，迅速用检便匙取粪便的脓、血、黏液等异常部分（若粪便表面无异常，应从粪便表面、深处及粪端多处取便）置于检便盒内，脱下手套，用手消毒液给手消毒。

（5）再次核对：查看腕带，核对患者姓名、床号，检验申请单项目与收集标本是否一致。

（6）操作后整理：协助患者取舒适卧位，整理床单位。

（7）处理用物：按医院感染要求分类处理用物。

（8）洗手、记录。

（9）送检：及时将粪便标本送检。

3. 健康教育

（1）向患者及家属解释本次粪便标本检验的目的、注意事项及配合要点。

（2）向患者介绍正确留取粪便标本对检验结果的重要性，指导患者正确的留取方法，保证检验结果的准确性。

（3）对于排便异常，时间较长患者，应做好患者的心理护理，消除其紧张、焦虑情绪。

【注意事项】

1. 嘱患者检查前 3 天禁食肉类、动物肝、血以及含铁丰富的药物、食物，避免造成隐血呈假阳性。

2. 患者腹泻时，排出的水样便应盛于容器中进行送检。

3. 粪便标本中不可混入植物、泥土、污水等异物，易混淆实验结果。不应从卫生纸或衣裤、纸尿裤等物品上留取标本。

4. 采集粪便寄生虫标本时，如患者服用驱虫药或者作血吸虫孵化检查，应该留取全部粪便。

5. 检查阿米巴原虫时，在采集标本的前几天，禁止给予患者服用钡剂、油质或含金属的泻剂，避免金属制剂影响阿米巴虫卵或胞囊的显露。

【知识链接】

粪便隐血检测在直肠癌筛查中的应用价值

粪便隐血检测（fecal occult blood tests，FOBT）主要是检测粪便中是否有血红蛋白，是临床诊断消化道出血性疾病，筛查消化道肿瘤的有效实用手段之一，具有快速、有效等特点，成为临床上重要的一种检测方法，有助于临床直肠癌早期诊断和开展治疗。研究显示 FOBT 可以通过每年或每两年的筛查，有效降低结直肠癌的发病率和死亡率。FOBT 分为放射分析法、物理法、血红素卟啉试验、化学法和免疫法，以化学法和免疫法最常用。阳性结果对消化道出血有重要诊断价值，消化道溃疡时阳性率为 40%~70%。呈间歇阳性，消化道恶性肿瘤如胃癌、结肠癌、直肠癌等阳性率可达 95%。呈持续阳性，常作为消化道恶性肿瘤诊断的一个筛查指标。

【操作考核评分标准】

粪便常规标本采集技术操作考核评分标准列于表 1–34–1。

表 1–34–1　粪便常规标本采集技术操作考核评分标准

年 / 班级：　　　　　　　学号：　　　　　　　姓名：　　　　　　　得分：

项目	内容	分值	评分等级				得分
			A ×1.0	B ×0.8	C ×0.6	D ×0.4	
操作前（20 分）	环境准备	5					
	患者准备	5					
	护士准备	5					
	物品准备	5					
操作中（55 分）	核对医嘱	5					
	打印条码	5					
	床旁核对、解释	5					
	询问是否排空膀胱	10					
	采集便标本	10					
	便标本置于检便盒内	10					
	再次核对	5					
	及时送检标本	5					
操作后（10 分）	协助取舒适体位，整理床单位	5					
	整理用物，洗手、记录	5					
整体评价（15 分）	操作熟练，指导合理	5					
	沟通方法正确，达到有效沟通	5					
	操作中注意保护患者隐私	5					

（二）粪便培养标本采集技术

【临床情景】

患者，王某，女，60 岁，反复腹泻、脓血便 8 年，加重时伴有血水便，消瘦 4 个月入院。结肠镜提示为“全结肠溃疡”。入院时体温 36.8 ℃，脉搏 92 次 / 分，呼吸 20 次 / 分，血压 137/80 mmHg，神志清楚，精神差。医嘱：粪便培养。

思考与操作：

（1）请执行医嘱：请为患者采集粪便培养标本。

（2）请处理：采集过程中发现患者大便成血水样，如果你是当班护士，应该如何采集粪便标本并送检？

（3）请分析：如患者无便意，护士应该如何为患者留取标本？

【目的】

检查粪便中有无致病菌或菌群失调，以防治肠道感染。

【操作程序】

1. 操作前准备

（1）环境准备：整洁、安静、室温合适、必要时用围帘或屏风遮挡。

（2）患者准备：评估患者的年龄、病情、意识状态、心理状态及合作程度。并向患者及家属解释留取便标本采集的目的、留取方法及配合方法（告知患者排空膀胱）。

（3）护士准备：着装整洁，洗手，戴口罩。

（4）物品准备

治疗车上层：检查申请单、一次性手套、无菌培养瓶、无菌棉签、手消毒液。

治疗车下层：医用垃圾桶（内套黄色垃圾袋）、生活垃圾桶（内套黑色垃圾袋）、消毒便盆。

2. 操作步骤

（1）核对医嘱：根据医嘱核对检验申请单信息，检验项目、检验时间，急诊化验单优先处置。

（2）打印条码：将与患者检验申请单信息一致的条形码分别贴在检验申请单空白处和无菌培养瓶上。

（3）床旁核对：携用物至患者床边，核对患者（床号、姓名、腕带）信息，核对检验申请单、标本容器及条形码是否一致。解释采集粪便标本操作目的、方法、配合要点。

（4）收集便标本：嘱患者排便于消毒便盆内（不能下床者协助其床上排便，并用围帘遮挡）。戴一次性手套迅速用无菌棉签取中央部分和（或）黏液脓血部分的粪便，置于无菌培养瓶内，盖紧盖子。脱下手套，用手消毒液给手消毒。

（5）再次核对：查看腕带，核对患者姓名、床号，检验申请单项目与收集标本是否一致。

（6）操作后整理：协助患者取舒适卧位，整理床单位。
（7）处理用物：按医院感染要求分类处理用物。
（8）洗手、记录。
（9）送检：及时将粪便标本送检。

3. 健康教育

（1）向患者及家属解释本次便标本检验的目的、注意事项及配合要点。

（2）向患者介绍正确留取便标本对检验结果的重要性，指导患者正确的留取方法，保证检验结果的准确性。

（3）对于排便异常，时间较长患者，患者应做好患者的心理护理，消除其紧张、焦虑情绪。

【注意事项】

1. 如患者无便意，用长棉签蘸 0.9% 氯化钠溶液，由肛门插入 6~7 cm，顺一个方向轻轻旋转棉签后退出，将棉签置于无菌培养瓶内，盖紧瓶盖送检。

2. 粪便标本中切勿混入消毒剂、化学药品等。

【操作考核评分标准】

粪便培养标本采集技术操作考核评分标准列于表 1–34–2。

表 1–34–2　粪便培养标本采集技术操作考核评分标准

年 / 班级：　　　　学号：　　　　姓名：　　　　得分：

项目	内容	分值	评分等级				得分
			A ×1.0	B ×0.8	C ×0.6	D ×0.4	
操作前（20 分）	环境准备	5					
	患者准备	5					
	护士准备	5					
	物品准备	5					
操作中（55 分）	核对医嘱	5					
	打印条码	5					
	床旁核对、解释	5					
	询问是否排空膀胱	10					
	采集便标本	10					
	便标本置于无菌培养瓶内	10					
	再次核对	5					
	及时送检标本	5					
操作后（10 分）	协助取舒适体位，整理床单位	5					
	整理用物，洗手、记录	5					

续表

项目	内容	分值	评分等级				得分
			A ×1.0	B ×0.8	C ×0.6	D ×0.4	
整体评价（15 分）	操作熟练，指导合理	5					
	沟通方法正确，达到有效沟通	5					
	操作中注意保护患者隐私	5					

（常学优）

三十五、痰液标本采集技术

痰液（sputamentum）是气管、支气管和肺泡所产生的分泌物，主要成分是黏液和炎性渗出物。正常情况下分泌甚少，病理情况下，如肺部炎症、肺结核、肿瘤时，痰量增加，并有性状、成分改变。正确的痰液标本（sputum specimen）采集可为临床检查、诊断和治疗提供依据。临床上常用的痰液标本检查分为：常规痰标本、痰培养标本和 24 小时痰标本三种。

实训目标

通过本项技术操作规程的学习，学生能够：

1. 描述留取痰液标本的目的、意义及注意事项。
2. 熟练掌握痰液标本的采集流程。
3. 运用痰液标本采集技术为患者留取痰标本。
4. 操作过程中对患者做好解释沟通，取得患者配合。

【临床情景】

患者，杜某，男，40 岁，主因受凉后发热伴寒战 2 天，以“大叶性肺炎”收住呼吸内科治疗。入院时体温 38.8 ℃，脉搏 98 次 / 分，呼吸 22 次 / 分，血压 130/70 mmHg，双肺听诊可闻及湿啰音，咳痰为铁锈色黏痰，量中等。胸部 CT 提示：右肺下叶可见片状高密度影。为进一步诊断和为用药提供依据，医嘱：常规痰液标本涂片检查和一般细菌培养（痰培养）检查。

思考与操作：

（1）请执行医嘱：为患者采集常规痰液标本及痰培养。

（2）请处理：为患者留取痰标本时发现该患者咳痰无力，痰液黏稠无法自行咳出，若出现该情况时，作为值班护士的你该如何为患者留取痰标本？

（3）请分析：如留取的痰标本不能及时送检，应如何放置？

【目的】

1. 常规痰液标本：检查痰液中的细菌、虫卵或癌细胞等，确诊某些呼吸系统疾病。

2. 痰培养标本：检查痰液中的致病菌，为选择抗生素提供依据。

3. 24 小时痰标本：检查 24 小时的痰量，并观察痰液的性状，协助诊断或做浓集结核分枝杆菌检查。

【操作程序】

1. 操作前准备

（1）环境准备：干净、整洁、宽敞、明亮，便于操作。

（2）患者准备：评估年龄、病情、意识状态，了解患者身体状况等；心理状态及合作程度；观察患者口腔黏膜有无异常和咽部情况；向患者解释留取标本的方法和注意事项，取得配合。

（3）护士准备：着装整洁，洗手，戴口罩。

（4）物品准备

治疗车上层：治疗盘、漱口液（朵贝液、清水）、医用手套、手消毒液、纱布、检验申请单；根据需要备痰标本收集容器（痰盒、无菌痰盒、大容量痰盒、一次性集痰器）、吸引器、吸痰管、生理盐水。

治疗车下层：医用垃圾桶（内套黄色垃圾袋）、生活垃圾桶（内套黑色垃圾袋）。

2. 操作步骤

（1）核对医嘱：根据医嘱核对检验申请单信息，检验项目、检验时间，急诊化验单优先处置。

（2）打印条码：将与患者检验申请单信息一致的条形码分别贴在检验申请单空白处和痰液标本收集容器外壁上。

（3）床旁核对：携用物至患者床边，核对患者（床号、姓名、腕带）信息，核对检验申请单、标本容器及条形码是否一致。解释采集痰液标本的目的、方法、配合要点。协助患者取适当体位。

（4）收集痰液标本

◆ 收集常规痰标本

1）协助患者自行留痰：患者晨起清水漱口后，深呼吸数次后用力咳出气管深处痰液置于痰标本收集容器中（标本量不少于 1 ml，痰量少或无痰患者可用 4%~10% 盐水雾化后，将痰液咳出）。

2）协助无力咳痰或不合作患者留痰：患者取合适体位，扣击胸背部使痰液松动。护士戴手套，用一次性集痰器，一端连接负压吸引器，另一端可直接吸痰。

◆ 收集痰培养标本

先用朵贝液再用清水漱口，深吸气后再用力咳出气管深部的痰液于无菌容器中（痰量不少于 1 ml）。一般采集晨痰最佳。

◆ 收集 24 h 痰标本

晨起漱口后（7 a.m.）第一口痰液开始留取，至次晨漱口后（7 a.m.）最后一口痰液结束，全部痰液留于无菌容器中（正常人 24 小时约 25 ml 或无痰液）。

（5）再次核对：查看腕带，核对患者姓名、床号，检验申请单项目与采集标本是否一致。

（6）操作后处理：协助患者漱口、擦拭口唇、取舒适卧位，整理床单位。

（7）观察、记录：观察痰液的颜色、性质、量并记录。

（8）洗手。

（9）送检：及时送检痰液标本。

3. 健康教育

（1）告知患者检查目的、采集方法、采集时间。

（2）指导痰液标本的采集方法及注意事项。

【注意事项】

1. 收集痰液时间宜选择在清晨，此时痰量较多，痰内细菌也较多，可提高阳性率。

2. 勿将漱口水、口鼻腔分泌物（如唾液、鼻涕等）混入痰液中。

3. 如查癌细胞，应用 10% 甲醛溶液或 95% 乙醇溶液固定痰液后立即送检。

4. 做 24 小时痰量和分层检查时，应嘱患者将痰吐在无色广口大玻璃瓶内，加苯酚防腐。

5. 留取痰培养时，应用朵贝液及冷开水漱口数次，尽量排除口腔内大量杂菌。

6. 标本采集后需尽快送到实验室，不能超过 2 小时。不能及时送达或待处理标本应置于 4 ℃冰箱保存（疑为肺炎链球菌、流感嗜血杆菌等苛养菌不在此列），以免杂菌生长，但不能超过 24 小时。

【知识链接】

痰脱落细胞学检查在肺癌早期筛查中的应用

痰脱落细胞学检查是临床上最常见的一种检查项目，就是通过检查痰液中的脱落细胞（主要为支气管上皮黏膜脱落或者病变部位脱落的细胞）来明确具体的病因。痰脱落细胞学检查因取材方便、操作简单易行、患者痛苦小等特点，是肺癌早期筛查的方法之一。痰脱落细胞学检查诊断肺癌的灵敏度为 16%，特异度为 99%，此项检查技术对中心型鳞状细胞癌最敏感，对腺癌则敏感性较差。采用薄层液基细胞学技术用于痰脱落细胞学检查，由于薄层细胞涂片去除了黏液、红细胞等杂质成分，保证了细胞的完整无损，提高了肿瘤细胞的阳性检出率。薄层液基细胞学技术检测肺癌的灵敏度为 87.5%。因此，临床上往往把痰脱落细胞学检查与其他检测技术联合应用于肺癌早期诊断。

【操作考核评分标准】

痰液标本采集技术操作考核评分标准列于表 1–35–1

表 1-35-1　痰标本采集技术操作评分标准

年 / 班级：　　　　　　学号：　　　　　　姓名：　　　　　　得分：

项目	内容	分值	评分等级				得分
			A ×1.0	B ×0.8	C ×0.6	D ×0.4	
操作前（20 分）	环境准备	5					
	患者准备	5					
	护士准备	5					
	物品准备	5					
操作中（55 分）	核对医嘱	5					
	打印条码	5					
	床旁核对、解释	5					
	安置患者体位	5					
	收集痰液标本	10					
	再次核对	5					
	观察痰液标本	10					
	及时送检痰液标本	10					
操作后（10 分）	协助取舒适卧位，整理床单位	5					
	整理用物，洗手、记录	5					
整体评价（15 分）	操作熟练，无菌观念强	5					
	沟通自然，达到有效沟通	5					
	操作中关怀、体贴患者	5					

（张为佳）

三十六、咽拭子标本采集技术

咽拭子（throat swab）标本采集是从咽部和扁桃体取分泌物进行实验室检测，以辅助临床做出评估、诊疗决策的操作技术，分为口咽拭子和鼻咽拭子。正常人咽峡部的口腔正常菌群是不致病的，但在机体抵抗力下降和其他外界因素共同作用下出现感染而导致疾病发生。

实训目标

通过本项技术操作规程的学习，学生能够：

1. 描述采集咽拭子标本的目的、意义及注意事项。
2. 熟练掌握咽拭子标本采集技术操作流程。
3. 操作过程中对患者做好解释沟通，取得患者配合。

【临床情景】

患者，李某，男，32岁，主诉“发热、乏力、咳嗽、肌肉酸痛、咽痛2天”，以“流行性感冒”收住院，单间隔离。入院时体温39.6 ℃，脉搏108次/分，呼吸23次/分，血压120/70 mmHg。颜面潮红，结膜充血。血常规提示：白细胞3.6×10^9/L ↓，淋巴细胞9.5% ↓，血小板109×10^9/L ↓，C反应蛋白15.0 mg/L ↑。胸部CT提示：双肺多发片状阴影。为进一步明确诊断，医嘱：甲型流行性感冒核酸检测（咽拭子）。

思考与操作：

（1）请执行医嘱：为患者采集咽拭子标本。

（2）请处理：为患者采集口咽拭子标本前，询问患者发现其半小时前曾进食，应该如何处理？

（3）请分析：为了提高检验阳性率，我们还可以增加哪种咽拭子标本采集？应该如何操作？

【目的】

从咽部及扁桃体采取分泌物做细菌培养或病毒分离，以协助诊断。

【操作程序】

1. 操作前准备

（1）环境准备：环境安静整洁、宽敞明亮、光线充足。

（2）患者准备：核对患者姓名、床号、住院号、诊断及检测项目等信息；了解患者病情；口腔黏膜有无红肿、炎症、破损等，咽部有无感染情况；向患者解释咽拭子留取目的及配合方法，取舒适体位。

（3）护士准备：衣帽整洁，洗手，戴口罩。

（4）物品准备

治疗车上层：无菌咽拭子培养管、检验申请单、压舌板、手电筒、一次性手套、手消毒液、必要时准备三级防护用品。

治疗车下层：医用垃圾桶（内套黄色垃圾袋）、生活垃圾桶（内套黑色垃圾袋）。

2. 操作步骤

（1）核对医嘱：根据医嘱核对检验申请单信息，检验项目、检验时间，急诊化验单优先处置。

（2）打印条码：将与患者检验申请单信息一致的条形码分别贴在检验申请单空白处和无菌咽拭子培养管外壁上。

（3）床旁核对：携用物至患者床边，核对患者（床号、姓名、腕带）信息，核对检验申请单、标本容器及条形码是否一致。解释采集咽拭子标本的目的、方法、配合要点。协助患者取适当体位。

（4）采集咽拭子

◆ 采集口咽拭子

嘱患者用清水漱口，然后让患者头后倾，张口发“啊”音（必要时使用压舌板压住舌部）；取出培养管中的拭子，轻柔、快速擦拭两腭弓、咽及扁桃体分泌物，避免触及舌头、悬雍垂、口腔黏膜和唾液。

◆ 采集鼻咽拭子

嘱患者头向后仰（约 70°），保持不动，用拭子棒估测耳根到鼻孔距离，自鼻孔垂直面部方向插入，深入距离最少应达耳垂部位到鼻尖长度的一半，遇到阻力后即到达后鼻咽，停留数秒吸取分泌物（一般要求 15~30 秒），旋转拭子 3~5 次后取出。

（5）保存咽拭子：迅速将咽拭子放入标本容器中，旋紧管盖。

（6）再次核对：查看腕带，核对患者姓名、床号，检验申请单项目与采集标本是否一致。

（7）操作后整理：协助患者取舒适卧位，整理床单位。

（8）洗手并记录。

（9）送检：将咽拭子标本连同化验单及时送检。

3. 健康教育

（1）告知患者检查目的、采集方法、采集时间。

（2）指导患者采集口咽拭子前 2 小时内勿进食，以免造成恶心、呕吐。

【注意事项】

1. 操作时严格执行查对制度及无菌原则，避免污染标本容器。
2. 最好在使用抗生素治疗前采集标本，提高标本阳性率。
3. 拭子头部不要触及其他部位以免影响检验结果。
4. 避免在进食后 2 小时内留取口咽拭子标本，以防呕吐。
5. 取真菌培养标本时需在溃疡面上采集分泌物。

【知识链接】

新冠肺炎疫情期间咽拭子取样方法改进

目前对于新冠肺炎的诊断主要依靠咽拭子核酸检测，如何减少医务人员职业暴露的风险显得尤为重要。因此，郑相淮等人改良咽拭子采集方法如下：使用美工刀在透明面罩中心切开两条长约 10 mm 十字交叉的切口线，一次性使用拭子由红色箭头所示方向插入面罩中心的切口线，接着推送至一次性使用拭子的手柄部，最后拧开一次性使用拭子保护盖即可正常使用。改良的咽拭子采集器一方面降低患者在取样过程中对医务人员的传染性，另一方面由于增加一层有效防护降低医务人员取样过程中的恐惧感，使采集者更清晰地观察到患者的口咽情况，增加取样的准确率，在目前环境下不失为一种简单可行的改良方式。

【操作考核评分标准】

咽拭子标本采集技术操作考核评分标准列于表 1–36–1。

表 1-36-1　咽拭子标本采集技术评价标准

年 / 班级：　　　　　　学号：　　　　　　姓名：　　　　　　得分：

项目	内容	分值	评分等级				得分
			A ×1.0	B ×0.8	C ×0.6	D ×0.4	
操作前（20 分）	环境准备	5					
	患者准备	5					
	护士准备	5					
	物品准备	5					
操作中（55 分）	核对医嘱	5					
	打印条码	5					
	床旁核对、解释	5					
	安置患者体位	5					
	正确擦拭	10					
	保存咽拭子	10					
	再次核对	5					
	及时送检标本	10					
操作后（10 分）	协助取舒适卧位，整理床单位	5					
	整理用物，洗手、记录	5					
整体评价（15 分）	操作熟练，无菌观念强	5					
	沟通自然，达到有效沟通	5					
	操作中关怀、体贴患者	5					

（张为佳）

第二篇

健康评估操作技术

一、眼球运动检查技术

眼球运动，主要由眼球运动神经支配眼球眼外肌运动而实现。当上述神经受损时，可导致眼球运动障碍。眼球运动检查的目的是检查眼球眼外肌群的运动功能是否正常。

实训目标

通过本项技术操作规程的学习，学生能够：

1. 描述眼球运动检查的顺序。
2. 解释眼球运动障碍的临床意义。
3. 运用眼球运动的检查方法判断眼外肌功能是否正常。
4. 操作过程中熟练运用沟通交流技巧，根据患者年龄、病情、文化程度等具体情况，做出耐心的引导，表现出责任心和爱心。

【临床情景】

患儿，张某，男，4 岁，既往为健康男童。家长主诉“玩滑梯不慎被踢到左眼眶区域，发现其左眼上转受限，左眼突出，否认视物模糊”，随即带患儿到医院就诊，以“眼眶骨折 1 小时”收入院。入院时体温 36.5 ℃，脉搏 100 次 / 分，呼吸 26 次 / 分，血压 90/60 mmHg。入院后完善相关检查，并及时治疗。患儿急诊就诊前出现过恶心、呕吐的症状。

思考与操作：

（1）请思考：护士在问诊患儿健康资料过程中，应该重点评估哪些内容？

（2）请完成：按步骤完成患儿的眼球运动检查。

（3）请分析：患儿眼球运动障碍的原因是什么？

（4）请处理：检查过程中若患儿出现恶心、呕吐的症状，护士应该如何处理？

【目的】

判断该患者眼球运动存在哪些障碍。

【操作程序】

1. 操作前准备

（1）环境准备：环境安静、温度适宜、光线充足，保护患者隐私（必要时用屏风遮挡）。

（2）患者准备：舒适坐位，两手自然下垂或置于膝上，精神放松。

（3）护士准备：仪表端庄，着装整洁（衣、帽、鞋），洗手，戴口罩。

（4）物品准备：手部消毒液、屏风（必要时）。

2. 操作步骤

（1）核对：核对患者，解释操作目的和要求。

（2）眼球运动检查：①护士站在患者的对面，嘱患者头部固定。②伸出右手示指尖置于其眼睛前 30~40 cm 处，然后将示指指尖按照左侧、左上、左下、右侧、右上、右下 6 个方向依次移动，同时观察患者眼球的运动情况。正常人双眼眼球应能够随着指尖移动而移动到相应的方向（口述）。

（3）告知患者及家属检查结果及注意事项。

（4）感谢患者及家属的配合。

（5）整理用物，洗手，记录。

3. 操作后评价

（1）检查过程注意对患者耐心引导，沟通恰当有效。

（2）检查过程操作熟练，动作正确，无内容重复、颠倒和遗漏。

【注意事项】

1. 检查开始前向患者自我介绍，取得患者信任，体现人文关怀。
2. 检查时，指尖距离患者眼睛 30~40 cm。
3. 按照左侧、左上、左下、右侧、右上、右下的顺序依次进行检查。
4. 检查过程中，示指的移动应在同一平面内进行。

【知识链接】

眼球运动相关知识

1. 支配眼球运动的肌肉 眼球运动需要 6 对肌肉（内直肌、外直肌、上直肌、下直肌、上斜肌、下斜肌）的参与，而这些肌肉受到眼球运动神经的支配。

2. 眼球运动神经 是指具有支配眼球眼外肌运动功能的脑神经，包括动眼神经、滑车神经、展神经 3 对。其中，动眼神经支配上直肌、下直肌、内直肌、下斜肌，滑车神经支配上斜肌，展神经支配外直肌。

3. 眼球运动的临床意义 眼球运动可以作为一种检查手段，有助于疾病的诊断，如多数研究显示阿尔茨海默症患者的眼球运动会发生变化，可以协助诊断潜在疾病并监测疾病的发展，为治疗提供依据，有着很大的临床意义。此外，眼球运动还可以作为一种干预手段，有助于疾病的治疗，改善临床症状，如有研究表明颈部针刺结合眼球运动治疗颈性眩晕的临床疗效优于单纯针刺。

【操作考核评分标准】

眼球运动检查操作考核评分标准列于表 2-1-1。

表 2-1-1　眼球运动检查操作考核评分标准

年 / 班级：　　　　学号：　　　　姓名：　　　　得分：

项目	内容	分值	评分等级				得分
			A ×1.0	B ×0.8	C ×0.6	D ×0.4	
操作前（20 分）	环境准备	5					
	患者准备	5					
	护士准备	5					
	物品准备	5					
操作中（60 分）	核对及解释	5					
	协助患者取合适体位	5					
	检查距离	5					
	检查顺序	20					
	口述内容	20					
	洗手，记录	5					
操作后（10 分）	操作熟练，动作轻柔	5					
	告知患者检查结果	5					
人文关怀（10 分）	全程关爱患者	5					
	全程与患者保持有效沟通，耐心引导	5					

（张　盼）

二、瞳孔检查技术

瞳孔（pupil）是虹膜中央的孔洞，为圆形，黑色透明，两侧等大，直径为 3~4 mm，对光反射灵敏。瞳孔检查包括瞳孔外观和瞳孔对光反射的检查。外观检查包括瞳孔的大小、形态、位置以及边缘是否整齐等。对光反射检查包括直接对光反射检查和间接对光反射检查。检查过程中左右两侧瞳孔应进行比较。除了生理调节变化外，若瞳孔大小改变，色泽异常，边缘不规则，对光反射迟钝或消失等，常常预示着疾病的发生。

实训目标

通过本项技术操作规程的学习，学生能够：

1. 描述正常瞳孔的特点。

2. 解释病理情况下瞳孔缩小、扩大、大小不等、对光反射迟钝或消失的临床意义。

3. 运用瞳孔检查技术为患者进行瞳孔检查并及时发现瞳孔的异常状态。

4. 操作过程中熟练运用沟通交流技巧，根据患者年龄、病情、文化程度等具体情况，做出耐心的引导，表现出责任心和爱心。

【临床情景】

患者，李某，男，26岁，主诉“外伤导致瞳孔显著变形，瞳孔扩大，视物模糊”到医院就诊。入院时体温36.6 ℃，脉搏70次/分，呼吸18次/分，血压130/80 mmHg。入院后完善相关检查，并及时治疗。患者意识清晰、精神、饮食、睡眠良好，大小便正常。

思考与操作：

（1）请思考：护士在问诊患者健康资料过程中，应该重点评估哪些内容？

（2）请完成：按步骤完成患者的瞳孔检查。

（3）请分析：患者的瞳孔检查有可能会出现哪些异常结果？

（4）请处理：瞳孔检查过程中如患者出现其他不适，护士应该如何处理？

【目的】

通过瞳孔检查判断患者瞳孔存在的异常结果。

【操作程序】

1. 操作前准备

（1）环境准备：环境安静、温度适宜、光线充足，保护患者隐私（必要时用屏风遮挡）。

（2）患者准备：舒适坐位，两手自然下垂或置于膝上，保持对称的体位，精神放松。

（3）护士准备：仪表端庄，着装整洁（衣、帽、鞋），洗手，戴口罩。

（4）物品准备：手电筒、测量尺、手部消毒液、屏风（必要时）。

2. 操作步骤

（1）核对：核对患者，解释操作目的和要求。

（2）视诊瞳孔外观：在弥散光线下，护士站在患者对面，嘱患者注视远处。观察患者两侧瞳孔的形态、大小，比较两侧是否一致（口述）。用测量尺测出瞳孔的横径大小。

（3）瞳孔直接对光反射检查：护士站在患者对面，嘱患者目视前方，将手电筒的光线迅速从侧方照向患者的一侧瞳孔，观察该侧瞳孔的变化。正常人瞳孔受到光线刺激后立即缩小，移开光源后迅速复原（口述）。用同样的方法检查另一侧瞳孔。

（4）瞳孔间接对光反射检查：护士站在患者对面，将一只手的手掌置于患者两眼之间，另一只手用手电筒照射一侧瞳孔，观察对侧瞳孔的变化。正常人一侧瞳孔受到光线刺激后，对侧瞳孔会同时缩小，移开光源后迅速复原（口述）。用同样的方法检查另一侧瞳孔。

（5）瞳孔集合反射检查：护士站在患者对面，嘱其凝视一米以外护士的右手示指，然后将手指突然移到距离患者眼球 5~10 cm 的位置。正常时两眼球应向内斜视，双侧瞳孔应同时缩小（口述）。

（6）告知患者检查结果及注意事项。

（7）整理用物，洗手，记录。

3. 操作后评价

（1）检查过程注意与患者耐心引导，沟通恰当有效。

（2）检查过程操作熟练，动作正确，无内容重复、颠倒和遗漏。

【注意事项】

1. 检查开始前向患者自我介绍，取得患者信任，体现人文关怀。
2. 检查间接对光反射时应注意遮挡光线。
3. 检查集合反射时手指移动到眼球前 5~10 cm 的位置。

【知识链接】

1. 瞳孔大小异常的临床意义

（1）瞳孔缩小：中毒（有机磷类农药）、药物反应（吗啡）、虹膜炎症等。

（2）瞳孔扩大：外伤、药物影响（阿托品中毒）、青光眼、深昏迷患者等。

（3）双侧瞳孔大小不等：提示颅内病变，如脑外伤、脑疝、脑肿瘤等。

（4）双侧瞳孔大小不等且变化不定：可能跟中枢神经和虹膜的神经支配障碍有关。

2. 瞳孔对光反射减弱或消失的临床意义　提示患者昏迷的程度。昏迷可分为轻度昏迷、中度昏迷、深度昏迷。轻度昏迷患者对声音或光线刺激无反应，对强烈刺激有反应，对光反射存在；中度昏迷患者对声音或光线刺激无反应，对强烈刺激有反应，对光反射迟钝；深度昏迷患者对各种刺激均无反应，对光反射消失。

3. 集合反射消失的临床意义　提示动眼神经受损，睫状肌和双眼内直肌麻痹。

4. 瞳孔测量的临床应用　是神经眼科疾病诊断中的一项重要方法，为检查药物服用、颅内病况以及精神状态等生命体征提供了有效的依据。近年来，嵌入式技术与信息技术飞速发展，手持式设备在医疗工作的应用越来越广泛。手持式瞳孔测量仪通过计算机视觉技术对瞳孔进行测量定位，具有快捷、小巧、人机交互方便等优点，应用前景广阔。

【操作考核评分标准】

瞳孔检查操作考核评分标准列于表 2-2-1。

表 2-2-1　瞳孔检查操作考核评分标准

年 / 班级：　　　　　　　　学号：　　　　　　姓名：　　　　　　得分：

项目	内容	分值	评分等级				得分
			A ×1.0	B ×0.8	C ×0.6	D ×0.4	
操作前（20 分）	环境准备	5					
	患者准备	5					
	护士准备	5					
	物品准备	5					
操作中（60 分）	核对及解释	5					
	协助患者取合适体位	5					
	检查瞳孔外观、测量大小	5					
	检查直接对光反射	10					
	口述内容	5					
	检查间接对光反射	10					
	口述内容	5					
	检查集合反射	5					
	口述内容	5					
	洗手，记录	5					
操作后（10 分）	操作熟练，动作轻柔	5					
	告知患者检查结果	5					
人文关怀（10 分）	全程关爱患者	5					
	全程与患者保持有效沟通，对患者有耐心	5					

（张　盼）

三、咽及扁桃体检查技术

咽部自上而下包括鼻咽、口咽、喉咽。正常人咽部无充血、红肿及黏液分泌增多，扁桃体不肿大。

实 训 目 标

通过本项技术操作规程的学习，学生能够：

1. 描述扁桃体肿大分度及表现。

2. 解释咽部及扁桃体检查异常的临床意义。

3. 运用正确的检查方法发现异常扁桃体并确定肿大程度。

4. 操作过程中熟练运用沟通交流技巧，根据患者年龄、病情、文化程度等具体情况，做出耐心的引导，表现出责任心和爱心。

【临床情景】

患者，石某，男，5岁，家长主诉“发热、咽痛2天”来我院就诊，以“急性化脓性扁桃体炎”收入院。入院时体温38.5 ℃，脉搏110次/分，呼吸29次/分，血压95/65 mmHg。入院后完善相关检查，并及时治疗。

思考与操作：

（1）请思考：护士在问诊患者健康资料过程中，应该重点评估哪些内容？

（2）请完成：按步骤完成患者的咽部及扁桃体检查。

（3）请分析：患者的咽部及扁桃体检查会出现哪些异常结果？

（4）请处理：咽部及扁桃体检查过程中若患者出现不适和抗拒，护士应该如何处理？

【目的】

发现咽部异常体征并判断扁桃体肿大分度。

【操作程序】

1. 操作前准备

（1）环境准备：环境安静、温度适宜、光线充足，保护患者隐私（必要时用屏风遮挡）。

（2）患者准备：取适当的坐位，两手自然下垂或置于膝上，保持对称的体位。

（3）护士准备：仪表端庄，着装整洁（衣、帽、鞋），洗手，戴口罩。

（4）物品准备：一次性压舌板、手电筒、手部消毒液、屏风（必要时）。

2. 操作步骤

（1）核对：核对患者，解释操作目的和要求。

（2）检查扁桃体：患者取坐位，护士站在患者对面，嘱其头部稍后仰，张口发出“啊”的声音。护士将压舌板放在患者舌前2/3与后1/3交界处，迅速下压。在照明的配合下观察咽部颜色、有无充血、肿胀、有无分泌物及扁桃体有无肿大。

（3）扁桃体肿大分度（口述）：不超过咽腭弓者为Ⅰ度；超过咽腭弓，但未达到咽后壁中线者为Ⅱ度；达到或超过咽后壁中线者为Ⅲ度。

（4）告知患者检查结果及注意事项。

（5）感谢患者及家属的配合。

（6）整理用物，洗手，记录。

3. 操作后评价

（1）检查过程对患者有耐心，患者无不适反应。

（2）检查过程中沟通恰当有效，尊重患者隐私。

（3）检查过程操作熟练，动作轻柔，无内容重复、颠倒和遗漏。

（4）告知患者检查结果，整理用物，洗手，记录。

【注意事项】

1. 用器械检查前做好解释工作，取得患者理解并同意，体现人文关怀。

2. 动作迅速，防止引起患者恶心呕吐。

【知识链接】

1. **案例链接** 正常人咽部无红肿、无充血、黏液分泌正常，扁桃体不大。扁桃体发炎时，会红肿且增大，扁桃体窝处可见黄白色分泌物。

2. **辅助检查技术** 对于咽异感症患者，门诊检查下咽部暴露欠佳，可在全麻下行硬质支撑弯喉镜检查。研究发现，经口硬质支撑弯喉镜辅助的内镜手术（curved laryngoscope assistant transoralsurgery，CLATOS）在下咽部检查及早期下咽癌诊断和治疗中有一定的临床价值。

【操作考核评分标准】

咽及扁桃体检查技术操作考核评分标准列于表 2-3-1。

表 2-3-1 咽及扁桃体检查技术操作考核评分标准

年 / 班级： 学号： 姓名： 得分：

项目	内容	分值	评分等级				得分
			A ×1.0	B ×0.8	C ×0.6	D ×0.4	
操作前（20 分）	环境准备	5					
	患者准备	5					
	护士准备	5					
	物品准备	5					
操作中（60 分）	核对及解释	5					
	协助患者取合适体位	5					
	嘱患者发出“啊”	5					
	压舌板放置位置准确	15					
	动作迅速，配合照明	5					
	口述肿大分度	20					
	洗手，记录	5					
操作后（10 分）	操作熟练，动作轻柔	5					
	患者了解检查结果	5					
人文关怀（10 分）	全程关爱患者	5					
	全程与患者保持有效沟通，耐心引导	5					

（张 盼）

四、浅表淋巴结评估技术

全身各处均有淋巴结分布，一般体格检查只能发现浅表淋巴结的变化。浅表淋巴结以组群分布，一个组群的淋巴结收集相应区域的淋巴液。正常浅表淋巴结体积较小，质地柔软，无压痛，与周围组织无粘连，不易被触及，而局部炎症或肿瘤会导致该区域的淋巴结肿大、疼痛或与周围组织粘连。

实训目标

通过本项技术操作规程的学习，学生能够：

1. 描述浅表淋巴结的常用评估部位及触诊顺序。
2. 解释淋巴结肿大的临床意义。
3. 运用浅部触诊法发现异常淋巴结。
4. 操作过程中熟练运用沟通交流技巧，根据患者年龄、病情、文化程度等具体情况，做出耐心的引导，表现出责任心和爱心。

【临床情景】

患者，张某，男，60 岁。主诉“上腹隐痛一年余，伴有头晕、乏力、食欲减退，近 4 个月体重迅速下降并出现恶心、呕吐，呕吐物为咖啡样”，入院就诊。入院后体检发现左侧颈部和锁骨上可触及 3 个肿大淋巴结，质硬、粘连，上腹部明显压痛，未触及包块。入院生命体征：体温 36.8 ℃，脉搏 75 次 / 分，呼吸 19 次 / 分，血压 125/80 mmHg。

思考与操作：

（1）请思考：护士在问诊患者健康资料过程中，应该重点评估哪些内容？

（2）请完成：按步骤完成患者的浅表淋巴结触诊。

（3）请分析：患者的浅表淋巴结触诊哪些属于异常结果？

（4）请处理：触诊结束后患者追问疾病的严重程度，护士应该如何回答？

【目的】

利用浅部触诊法评估头颈部浅表淋巴结是否出现异常。

【操作程序】

1. 操作前准备

（1）环境准备：环境安静、温度适宜、光线充足，保护患者隐私（必要时用屏风遮挡）。

（2）患者准备：舒适坐位，两手自然下垂或置于膝上，精神放松。

（3）护士准备：仪表端庄，着装整洁（衣、帽、鞋），洗手，戴口罩。

（4）物品准备：手部消毒液、屏风（必要时）。

2. **操作步骤**

（1）核对：核对患者，解释操作目的和要求。

（2）触诊头面部淋巴结：护士站在患者对面，以并拢的示、中、环三指紧贴耳屏前方（耳前淋巴结）、乳突表面（耳后淋巴结）、枕部皮下（枕淋巴结）、下颌角与颏部中间部位（颌下淋巴结）、颏下三角（颏下淋巴结），用转动式滑动的方法以指腹按压检查部位触诊。其中，颌下淋巴结及颏下淋巴结检查时，应嘱患者头偏向被检查侧以提高检出率。

（3）触诊颈部淋巴结：患者头部略低，使颈部肌肉放松。护士在患者对面，以并拢的示、中、环三指紧贴胸锁乳突肌表面及下颌角处（颈前淋巴结）、斜方肌前缘（颈后淋巴结）、和锁骨与胸锁乳突肌形成的夹角处（锁骨上淋巴结），用转动式滑动的方法以指腹按压检查部位触诊。

（4）触诊腋窝淋巴结：患者上臂高举暴露腋窝。护士站在患者对面，以并拢的右手示、中、环三指紧贴左侧腋窝最高点（腋尖群淋巴结），按照内壁（中央群淋巴结）、前壁（胸肌群淋巴结）、后壁（肩胛下群淋巴结）、外壁（外侧群淋巴结）的顺序，用转动式滑动的方法以指腹按压检查部位触诊。同法左手触诊右侧腋窝。

（5）协助患者整理衣物，感谢患者的配合。

（6）告知患者检查结果及注意事项。

（7）整理用物，洗手，记录。

3. **操作后评价**

（1）环境、物品准备充分。

（2）检查过程操作熟练，动作轻柔。

【注意事项】

（1）检查过程对患者有耐心，患者无不适反应。

（2）检查过程中沟通恰当有效，尊重患者隐私。

（3）检查过程操作熟练，按照顺序进行，动作轻柔，无内容重复、颠倒和遗漏。

（4）发现淋巴结肿大时，要注意大小与数目、部位、硬度、活动度、有无压痛以及有无粘连，局部皮肤有无红肿、瘢痕等，同时注意寻找引起淋巴结肿大的原发病灶。

（5）触诊淋巴结时注意与血管结节和肌肉的区别。

【知识链接】

1. **头颈部浅表淋巴结触诊顺序** 耳前、耳后、枕部、颌下、颏下、颈前、颈后、锁骨上淋巴结。

2. **淋巴结肿大临床意义**

（1）局部淋巴结肿大的临床意义：①非特异性淋巴结炎：与引流区域的炎症有关，如化脓性扁桃体炎、齿龈炎等可导致颈部淋巴结肿大。②淋巴结结核：常见于颈部，质硬、多发、与周围组织粘连。③恶性肿瘤淋巴结转移：淋巴结质硬、表面光滑、无压痛、不易推动。肺癌可向右侧锁骨上或腋窝淋巴结群转移；胃癌、食管癌多向左侧锁骨上淋巴结群转移。

（2）全身淋巴结肿大的临床意义：肿大的淋巴结遍布全身，无粘连、大小不等，常见于淋巴瘤、白血病等。

3. **浅表淋巴结病变的辅助检查技术**　近期研究发现，高频浅表超声多因素性质鉴别可初步诊断浅表淋巴结病变，为临床治疗提供较为准确的诊断依据；超微血管成像技术对浅表淋巴结疾病的诊断也有一定的价值，有助于提高浅表病变淋巴结定性诊断的准确率。

【操作考核评分标准】

头颈部浅表淋巴结评估操作考核评分标准列于表 2-4-1。

表 2-4-1　浅表淋巴结评估技术操作考核评分标准

年 / 班级：　　　　　　学号：　　　　　　姓名：　　　　　　得分：

项目	内容	分值	评分等级				得分
			A ×1.0	B ×0.8	C ×0.6	D ×0.4	
操作前（20 分）	环境准备	5					
	患者准备	5					
	护士准备	5					
	物品准备	5					
操作中（60 分）	核对及解释	5					
	触诊耳前淋巴结	5					
	触诊耳后淋巴结	5					
	触诊枕部淋巴结	5					
	触诊颌下淋巴结	5					
	触诊颏下淋巴结	5					
	触诊颈前淋巴结	5					
	触诊颈后淋巴结	5					
	触诊锁骨上淋巴结	5					
	触诊腋窝淋巴结	5					
	触诊手法准确	5					
	触诊顺序正确	5					
操作后（10 分）	操作熟练，动作轻柔	5					
	患者了解检查结果	5					
人文关怀（10 分）	全程关爱患者，尊重患者隐私	5					
	全程与患者保持有效沟通，对患者有耐心	5					

（张　盼　韩　影）

五、甲状腺评估技术

甲状腺（thyroid）位于甲状软骨下方和两侧，表面光滑，质软不易触及，可随吞咽动作而上下移动。甲状腺评估可采用视诊、触诊和听诊方法进行综合评估，应注意甲状腺的大小、质地、是否对称、有无结节、压痛、震颤等。

实训目标

通过本项技术操作规程的学习，学生能够：

1. 描述甲状腺的正常位置以及甲状腺综合评估可采用的方法。
2. 解释甲状腺肿大的分度及甲状腺疾病体征特点。
3. 运用甲状腺评估方法辨别甲状腺是否正常。
4. 操作过程中动作轻柔，关爱患者，根据患者的病情、文化程度、心理状态做出合理的解释，尊重患者隐私。

【临床情景】

患者，王某，男，19 岁，学生。主诉“无诱因出现消瘦，眼球突出、颈部肿大 2 个月，加重 20 天”就诊，门诊以“甲状腺功能亢进”收入院。入院时体温 37.5 ℃，脉搏 114 次 / 分，呼吸 22 次 / 分，血压 140/70 mmHg。入院后完善相关检查，并及时治疗。

思考与操作：

（1）请思考：护士在问诊患者健康资料过程中，应该重点评估哪些内容？

（2）请完成：按步骤完成患者的甲状腺评估检查。

（3）请分析：患者的甲状腺检查会出现哪些异常结果？

（4）请处理：甲状腺触诊中患者配合检查连续吞咽 3 次后，无法继续配合吞咽，护士应如何处理？

【目的】

利用甲状腺评估技术，发现甲状腺的异常体征。

【操作程序】

1. 操作前准备

（1）环境准备：环境安静、光线适当、温度适宜，保护患者隐私（必要时用屏风遮挡）。

（2）患者准备：取适当坐位，两手自然下垂或置于膝上，保持对称的体位，精神放松，暴露颈部。

（3）护士准备：仪表端庄，着装整洁（衣、帽、鞋），洗手，戴口罩，必要时可穿隔离衣。

（4）物品准备：听诊器、手部消毒液、屏风（必要时）。

2. **操作步骤**

（1）核对：核对患者，解释操作目的和要求。

（2）视诊：患者取坐位，头向后仰，护士嘱患者做吞咽动作，观察甲状腺的大小和对称性。正常情况下，除女性在青春发育期可略增大，甲状腺外观不明显，如能看到轮廓则可认为甲状腺肿大（口述）。

（3）触诊：内容包括甲状腺的大小、硬度、对称性、表面光滑度、有无结节及震颤等。

1）检查甲状腺峡部：①前面检查法：患者取坐位，护士站在患者对面，用大拇指沿胸骨上切迹向上触摸气管前软组织，判断气管前组织有无增厚、甲状腺有无肿大和肿块（口述），嘱患者做吞咽动作，重复检查。②后面检查法：患者取坐位，颈部放松，护士站在患者后面，两手拇指置于其颈后，用示指沿胸骨上切迹向上触摸气管前软组织，判断气管前组织有无增厚、甲状腺有无肿大和肿块（口述），嘱患者做吞咽动作，重复检查。

2）检查甲状腺侧叶：①前面触诊法：患者取坐位，护士站在患者对面，用左手的拇指向右推压甲状软骨，然后用右手示指、中指和环指在右侧胸锁乳突肌后缘向前推挤甲状腺侧叶，右手拇指在胸锁乳突肌的前缘进行触诊，嘱患者做吞咽动作，重复检查。用同样的方法检查对侧甲状腺侧叶。②后面触诊法：患者取坐位，护士站在患者后面，左手示指、中指施压左侧甲状软骨，将气管推向右侧，右手拇指沿右侧胸锁乳突肌后缘向前推挤甲状腺，示指、中指、环指在其前缘触诊右侧甲状腺侧叶，嘱患者做吞咽动作，重复检查。用同样的方法检查对侧甲状腺侧叶。

（4）听诊：若触及甲状腺肿大需进行甲状腺听诊，并口述甲状腺肿大分度（口述）。正常甲状腺血管无杂音；甲状腺功能亢进者，可闻及收缩期或连续性“嗡鸣”音。

（5）协助患者整理衣物，感谢患者的配合。

（6）告知患者检查结果及注意事项。

（7）整理用物，洗手，记录。

3. **操作后评价**

（1）环境、物品准备充分。

（2）检查过程操作熟练，动作轻柔，无内容重复、颠倒和遗漏。

（3）告知患者检查结果，整理用物，洗手，记录。

（4）操作后及时帮助患者整理衣物，保护患者隐私。

【注意事项】

1. 充分暴露颈部。

2. 操作过程中嘱患者做吞咽动作，重复检查。若患者多次吞咽后不能继续配合，可先停止操作，嘱患者休息片刻，或者喝些温水，再继续评估。

3. 若触及肿大的甲状腺，应该将钟形听诊器直接放于肿大的甲状腺上进行听诊。

【知识链接】

1. **甲状腺肿大分度**　不能看出肿大但能触及者为Ⅰ度。既能看到又能触及肿大，但在胸锁乳突肌以内者为Ⅱ度。超过胸锁乳突肌外缘者为Ⅲ度。

2. 甲状腺疾病体征

（1）甲状腺功能亢进者可见甲状腺肿大、质软，触诊时可有震颤，听诊时有“嗡鸣”样血管杂音。

（2）单纯性甲状腺肿可见腺体肿大突出，可为弥漫性或结节性，不伴有甲状腺功能亢进体征。

（3）甲状腺癌可触及不规则、质硬的包块。

（4）慢性淋巴性甲状腺炎（桥本甲状腺炎）者，甲状腺呈弥漫性或结节性肿大，易与甲状腺癌相混淆。由于肿大的炎性腺体可将颈总动脉向后方推挤，因此，在腺体后缘可以触及颈总动脉搏动，而甲状腺癌往往将颈总动脉包绕其中，不能触及颈总动脉搏动，可借此进行鉴别。

3. 甲状腺结节的辅助检查

（1）超声检查：B 超在鉴别诊断方面具有显著优势，例如无放射性、费用低、无创伤等，可以将直径为 2 mm 的小结节检测出来。在超声检查中，结节长径比宽径大、形态不规则、边界模糊、实性低回声、沙砾样钙化及点状细小微钙化等相关表现，能够帮助区分恶性甲状腺结节和良性甲状腺结节。

（2）实验室检查：对促甲状腺素、甲状腺激素及三碘甲状腺原氨酸进行测定能够实现对甲状腺功能状态的充分了解。

（3）细针穿刺细胞学检查：从 2、3 个方向用细针对结节进行穿刺，同时进行抽吸、涂片处理，该方法能够将良性和恶性结节进行确诊，其诊断正确率高于 80%，并且能够使不必要的良性结节手术率有效降低，然而该方法存在较高的假阳性率。

（4）超声弹性成像技术：通过对结节内组织的软硬程度进行评估，对甲状腺癌进行诊断，然而如果结节内存在较大的钙化面积，则会出现假阳性情况，而过大的结节面积也会使结节周围的软硬度无法做到准确检测。所以，需要与超声检查联合应用实现鉴别诊断，能够使结节诊断的特异性和敏感度提高。

（5）放射性核素扫描：放射性核素扫描可以对结节的形态特点和功能状况充分显示。按照结节摄取放射性核素的功能，将结节分为冷结节和热结节两种类型，冷结节一般为恶性结节，热结节一般为良性结节。

【操作考核评分标准】

甲状腺评估技术操作考核评分标准列于表 2-5-1。

表 2-5-1　甲状腺评估技术操作考核评分标准

年 / 班级：　　　　　　学号：　　　　　　姓名：　　　　　　得分：

项目	内容	分值	评分等级				得分
			A ×1.0	B ×0.8	C ×0.6	D ×0.4	
操作前（20 分）	环境准备	5					
	患者准备	5					
	护士准备	5					
	物品准备	5					

续表

项目	内容	分值	评分等级				得分
			A ×1.0	B ×0.8	C ×0.6	D ×0.4	
操作中（60分）	核对及解释	5					
	帮助患者取合适体位	5					
	甲状腺视诊	5					
	前面触诊甲状腺峡部	5					
	后面触诊甲状腺峡部	5					
	前面触诊甲状腺侧叶	5					
	后面触诊甲状腺侧叶	5					
	嘱患者做吞咽动作，重复检查	10					
	甲状腺听诊	5					
	口述内容	5					
	整理用物，记录，洗手	5					
操作后（10分）	操作熟练，动作轻柔	5					
	告知患者检查结果	5					
人文关怀（10分）	全程关爱患者，尊重患者隐私	5					
	全程与患者保持有效沟通，对患者有耐心	5					

（罗　珊）

六、胸肺部触诊技术

胸部是指颈部以下、腹部以上的区域，主要包括胸壁、胸膜、乳房、气管及支气管、肺、心脏、血管、淋巴结、食管、纵隔及膈肌等组织和器官。胸肺部触诊技术内容包括胸廓扩张度（thoracic expansion）、语音震颤（vocal fremitus）、胸膜摩擦感（pleural friction fremitus）。

实训目标

通过本项技术操作规程的学习，学生能够：

1. 复述胸肺部触诊内容及方法。
2. 辨析触诊结果的临床意义。
3. 运用触诊方法识别胸廓扩张度改变、语音震颤改变、胸膜摩擦感，发现异常体征。
4. 遵循医德规范及医学伦理原则，关爱患者，尊重患者隐私。

【临床情景】

患者，郑某，男，35岁，工人。因“寒战、高热4天、咳铁锈色痰1天”入院。4天前淋雨后出现发热，体温39 ℃，伴有头痛、寒战、肌肉酸痛、食欲缺乏，1天前咳嗽加重，伴右胸疼痛，咳嗽时加剧，无咯血，诊断为“右肺叶大叶性肺炎”。入院时生命体征：体温38.7 ℃，脉搏110次/分，呼吸22次/分，血压118/80 mmHg，后胸部X线检查显示右肺下大片均匀致密阴影。

思考与操作：

（1）请思考：护士在问诊患者健康资料过程中，应该重点评估哪些内容？

（2）请完成：按步骤完成患者的肺部触诊。

（3）请分析：患者的肺部触诊可能出现哪些异常结果？

（4）请思考：触诊过程中，患者深吸气后主诉右胸疼痛，你会如何处理？

【目的】

通过触诊技术辨析胸廓扩张度、语音震颤是否改变，判断是否出现胸膜摩擦感，辨析结果的临床意义，为判断患者病情提供依据。

【操作程序】

1. 操作前准备

（1）环境准备：环境安静、温度适宜、光线充足，保护患者隐私（必要时用屏风遮挡）。

（2）患者准备：适当体位，身体自然放松。

（3）护士准备：仪表端庄，着装整洁（衣、帽、鞋），洗手，戴口罩。

（4）物品准备：手部消毒液、屏风（必要时）。

2. 操作步骤

（1）核对：核对患者，解释操作目的和要求，演示配合的方法。

（2）触诊胸廓扩张度

1）触诊前胸廓扩张度：患者取仰卧位，护士站在患者右侧，双手放在胸廓下面的前侧部，手掌和伸展的手指放在前侧胸壁，左右拇指分别沿两侧肋缘指向剑突，拇指尖在前正中线两侧对称部位，间距约2 cm，嘱患者做深呼吸运动，观察比较双手在吸气相和呼气相时的动度是否一致（口述）。

2）触诊后胸廓扩张度：患者取坐位，身体稍向前倾，护士站在患者后面，双手对称平放于患者背部，约第10肋骨水平，拇指与后正中线平行，间距约2 cm，并将双侧皮肤向脊柱方向轻推，使皮肤松弛，嘱患者做深呼吸运动，观察比较双手在吸气相和呼气相时的动度是否一致（口述）。

（3）触诊语音震颤

1）触诊前胸部：患者取坐位，护士站在患者对面，将左右手掌尺侧缘平放于患者两侧胸壁的对称部位，不用力加压，嘱患者发出长音“Yi”，然后交换双手，嘱患者再次发出同等强度长音“Yi”，自上而下，由内到外依次比较两侧相应部位震颤感，注意有无增强或减弱。

2）触诊后背部：患者取坐位，暴露背部，护士站在患者后面，双手手掌放于肩胛间区和肩胛下区，检查方法同上。

（4）触诊胸膜摩擦感：患者取仰卧位，护士站在患者右侧，双手手掌平放于患者前下侧壁，嘱患者做深呼吸运动，感受有无摩擦感并口述产生机制。

（5）协助患者整理衣裤，感谢配合。

（6）告知患者检查结果及注意事项。

（7）整理用物，洗手，记录。

3. 操作后评价

（1）环境、物品准备充分，解释充分，取得患者配合。

（2）检查过程中部位暴露适当，注意保暖。

（3）检查过程中护士与患者沟通有效，对患者有耐心，尊重患者隐私。

（4）检查过程操作熟练，动作轻柔，无内容重复和遗漏。

（5）告知患者检查结果，整理用物，洗手，记录。

【注意事项】

1. 检查开始前向患者进行自我介绍，解释操作的目的及意义，取得患者信任。
2. 触诊胸廓扩张度时双手应放于对称部位。
3. 触诊语音震颤时应双手交叉、重复检查。
4. 检查过程中保护患者隐私，注意保暖。

【知识链接】

1. 胸廓扩张度改变的意义

（1）一侧扩张度降低：常见于①患侧肺部病变，如肺不张、肺肿瘤、肺纤维化等；②患侧胸膜病变，如胸膜炎、胸腔积液、气胸等；③肋骨和膈肌病变，如肋骨骨折、膈肌麻痹等。

（2）双侧扩张度改变：双侧扩张度降低常见于慢性阻塞性肺气肿、双侧胸膜肥厚、双侧肺纤维化等。双侧扩张度增强常见于剧烈运动、发热、酸中毒大呼吸、大量腹水等。

2. 语音震颤异常的意义

（1）震颤增强：常见于①肺泡内炎性浸润发生质变，如大叶性肺炎、大面积肺梗死等；②靠近胸膜的肺内巨大空腔，如空洞型肺结核、肺脓肿等；③压迫性肺不张。

（2）震颤减弱或消失：常见于①肺泡内含气量过多，如肺气肿、慢性阻塞性肺疾病；②支气管阻塞，如阻塞性肺不张；③大量胸腔积液或气胸，如胸壁皮下气肿；④高度胸膜增厚粘连。

3. 胸膜摩擦感产生机制及特点

（1）机制：胸膜炎症时，纤维蛋白渗出，沉积于脏、壁层胸膜，使其表面变得粗糙，呼吸时两层胸膜相互摩擦，可由护士的手感觉到，称为胸膜摩擦感，多见于胸膜炎早期和晚期。

（2）特点：通常于呼、吸两相均可触及，但有时只在吸气相末触到，犹如皮革互相摩擦的感觉，屏住呼吸时消失。因为呼吸时胸廓前下侧壁的动度最大，因此该处是最常见的触及部位。

【操作考核评分标准】

胸肺部触诊技术操作考核标准列于表2-6-1至表2-6-3。

表 2-6-1　触诊胸廓扩张度操作考核评分标准

年 / 班级：　　　　　　学号：　　　　　　姓名：　　　　　　得分：

项目	内容	分值	评分等级				得分
			A ×1.0	B ×0.8	C ×0.6	D ×0.4	
操作前（20分）	环境准备	5					
	患者准备	5					
	护士准备	5					
	物品准备	5					
操作中（60分）	核对及解释	5					
	帮助患者取适当体位	5					
	触诊前胸部部位准确	10					
	触诊前胸部手法准确	10					
	触诊后胸部部位准确	10					
	触诊后胸部手法准确	10					
	嘱患者深呼吸	5					
	协助患者整理衣裤，洗手，记录	5					
操作后（10分）	操作熟练，动作轻柔	5					
	患者了解检查结果	5					
人文关怀（10分）	全程关爱患者，尊重患者隐私	5					
	全程与患者保持有效沟通，对患者有耐心	5					

表 2-6-2　触诊语音震颤操作考核评分标准

年 / 班级：　　　　　　学号：　　　　　　姓名：　　　　　　得分：

项目	内容	分值	评分等级				得分
			A ×1.0	B ×0.8	C ×0.6	D ×0.4	
操作前（20分）	环境准备	5					
	患者准备	5					
	护士准备	5					
	物品准备	5					

续表

项目	内容	分值	评分等级				得分
			A ×1.0	B ×0.8	C ×0.6	D ×0.4	
操作中 （60分）	核对及解释	5					
	触诊顺序为由前到后、由上到下、由内到外	10					
	前胸部触诊部位准确	10					
	后背部触诊部位准确	10					
	双手放置对称的位置	5					
	利用小鱼际进行触诊	5					
	双手交叉对比检查	5					
	嘱患者发音配合	5					
	协助患者整理衣裤，洗手，记录	5					
操作后 （10分）	操作熟练，动作轻柔	5					
	患者了解检查结果	5					
人文关怀 （10分）	全程关爱患者，尊重患者隐私	5					
	全程与患者保持有效沟通，对患者有耐心	5					

表 2-6-3　触诊胸膜摩擦感操作考核评分标准

年 / 班级：　　　　　　学号：　　　　　　姓名：　　　　　　得分：

项目	内容	分值	评分等级				得分
			A ×1.0	B ×0.8	C ×0.6	D ×0.4	
操作前 （20分）	环境准备	5					
	患者准备	5					
	护士准备	5					
	物品准备	5					
操作中 （60分）	核对及解释	5					
	触诊部位准确	15					
	触诊手法准确	15					
	嘱被评估者深呼吸	10					
	口述产生机制	10					
	协助患者整理衣裤，洗手，记录	5					
操作后 （10分）	操作熟练，动作轻柔	5					
	告知患者检查结果	5					

续表

项目	内容	分值	评分等级				得分
			A ×1.0	B ×0.8	C ×0.6	D ×0.4	
人文关怀（10分）	全程关爱患者，尊重患者隐私	5					
	全程与患者保持有效沟通，对患者有耐心	5					

（韩　影）

七、胸肺部叩诊技术

胸肺部叩诊分为直接叩诊和间接叩诊两种方法，以间接叩诊法最为常用。叩诊内容包括胸部正常叩诊音、肺界以及胸部异常叩诊音。

实训目标

通过本项技术操作规程的学习，学生能够：

1. 描述肺部正常叩诊音、肺下界的正常位置以及肺下界移动度正常范围。
2. 解释异常肺部叩诊音的临床意义。
3. 运用肺部叩诊方法辨别肺部叩诊音，判断肺下界的位置，并检查肺下界移动度是否正常。
4. 遵循医德规范及医学伦理原则，关爱患者，尊重患者隐私。

【临床情景】

患者，王某，男，65岁，退休职工。因“反复咳嗽、咳痰15年，活动后气促10年，复发加重3天”入院，现住在呼吸内科病房。患者在15年前开始出现反复咳嗽、咳痰症状，10年前开始出现活动后气促，偶尔有夜间胸闷的状况出现。3天前因受凉后再次出现喘息、气促，休息状态时也自觉症状明显，咳白色黏痰，无痰中带血。为寻求进一步治疗，来到我院就诊，门诊以“慢性阻塞性肺疾病急性发作”收入院。

思考与操作：

（1）请思考：护士在问诊患者健康资料过程中，应该重点评估哪些内容？

（2）请完成：按步骤完成患者的肺部叩诊。

（3）请分析：患者的肺部叩诊会出现哪些异常结果？

（4）请处理：肺部叩诊过程中患者因无法配合屏气而出现呼吸困难，护士应该怎么做？

【目的】

利用间接叩诊技术辨别肺部叩诊音，确定肺下界的位置及移动范围。

【操作程序】

1. 操作前准备

（1）环境准备：环境安静、温度适宜、光线充足，保护患者隐私（必要时用屏风遮挡）。

（2）患者准备：取适当的坐位，两手自然下垂或置于膝上，保持对称的体位，均匀呼吸。

（3）护士准备：仪表端庄，着装整洁（衣、帽、鞋），洗手，戴口罩。

（4）物品准备：记号笔、卷尺、手部消毒液、屏风（必要时）。

2. 操作步骤

（1）核对：核对患者，解释操作目的和要求，需要做标记时取得患者同意。

（2）辨别肺部叩诊音

1）叩诊前胸部：患者取仰卧位，胸部稍向前挺，护士站在患者对面。从锁骨上窝开始，沿锁骨中线、腋前线自第1肋间隙从上至下逐一肋间进行叩诊，口述叩诊音变化及部位。

2）叩诊侧胸壁：患者双臂抱头，护士自腋窝开始，分别沿腋中线、腋后线从上至下逐一肋间进行叩诊，直至肋缘，口述叩诊音变化及部位。

3）叩诊背部：患者取坐位，上身略向前倾，头部稍向前低，双手交叉抱肘。护士自肺尖开始沿肩胛线逐一肋间从上至下进行叩诊，口述叩诊音变化及部位。肩胛间区叩诊时板指与脊柱平行，至肩胛下区与肋骨平行，并做左右、上下、内外对比。

（3）叩诊肺下界：患者取坐位，平静呼吸。护士分别沿锁骨中线（第2肋间隙）、腋中线（第4肋间隙）、肩胛线（第8肋间隙）自上而下逐一肋间进行叩诊，口述叩诊音变化及部位。

（4）叩诊肺下界移动度：患者取坐位，平静呼吸。护士首先沿肩胛线从上而下逐一肋间叩出肺下界，然后嘱患者深吸气后屏住呼吸，再沿该线继续向下叩诊，口述叩诊音变化并做出标记。待患者恢复平静呼吸，护士用同样的方法叩出肩胛线上的肺下界，嘱患者深呼气后屏住呼吸，再由下而上进行叩诊，口述叩诊音变化并做出标记。双侧锁骨中线和腋中线上肺下界可用同样的方法叩出。口述正常肺下界移动范围。

（5）协助患者整理衣裤，感谢患者的配合。

（6）告知患者检查结果及注意事项。

（7）整理用物，洗手，记录。

3. 操作后评价

（1）检查过程注意保暖，对患者有耐心，患者无不适反应。

（2）检查过程中部位暴露适当，沟通恰当有效，尊重患者隐私。

（3）检查过程操作熟练，动作轻柔，无内容重复、颠倒和遗漏。
（4）告知患者检查结果，整理用物，洗手，记录。

【注意事项】

1. 检查开始前向患者自我介绍，取得患者信任，体现人文关怀。
2. 辨别肺部叩诊音时注意左右、上下、内外对比。
3. 叩诊肺下界移动度，护士应注意观察患者屏住呼吸时的颜面部变化。

【知识链接】

1. **肺部叩诊音** 可分为清音、过清音、浊音、实音、鼓音，正常叩诊音为清音，肺泡含气量、胸壁厚薄及邻近器官的影响等因素都会引起其音响强弱和音调高低的变化。

2. **肺下界的位置及移动范围** 正常体型者两侧肺下界大致相同，平静呼吸时位于锁骨中线第6肋间隙，腋中线第8肋间隙，肩胛线第10肋间隙。也可因体型、发育情况的不同而有所差异。正常人肺下界的移动范围为6~8 cm。

3. **胸部异常叩诊音的临床意义**

（1）浊音或实音：肺组织含气量减少的病变，如肺炎；肺内实质性占位性病变，如肺肿瘤；胸膜病变，如胸腔积液。

（2）过清音：肺内含气量增多且肺组织弹性减弱，如慢性阻塞性肺疾病。

（3）鼓音：常见于气胸。

4.**《防治慢性阻塞性肺疾病（慢阻肺）全球倡议》**（global initiative for chronic obstructive lung disease，GOLD） 是慢阻肺防治的战略性指导文件，自2001年第一次发布，已经进行了4次修订和数据更新，于2019年11月发布了2020年更新版，本次更新新增了慢阻肺非药物治疗的随访路径和急性加重的鉴别诊断，明确了慢阻肺稳定期的管理流程，以及起始吸入糖皮质激素治疗需要考虑的因素。同时提强调了非药物治疗的重要性，如肺康复、自我管理、充足睡眠和健康饮食等。

【操作考核评分标准】

肺部叩诊技术操作考核评分标准列于表2-7-1至表2-7-3。

表2-7-1 辨别肺部叩诊音操作考核评分标准

年/班级： 学号： 姓名： 得分：

项目	内容	分值	评分等级				得分
			A ×1.0	B ×0.8	C ×0.6	D ×0.4	
操作前（20分）	环境准备	5					
	患者准备	5					
	护士准备	5					
	物品准备	5					

续表

项目	内容	分值	评分等级				得分
			A ×1.0	B ×0.8	C ×0.6	D ×0.4	
操作中（60分）	核对及解释	5					
	帮助患者取适当体位	5					
	叩诊顺序正确	10					
	叩诊部位准确	10					
	叩诊手法准确	10					
	左右、上下、内外对比叩诊	5					
	口述叩诊音变化及部位	10					
	协助患者整理衣裤、记录、洗手	5					
操作后（10分）	操作熟练，动作轻柔	5					
	患者了解检查结果	5					
人文关怀（10分）	全程关爱患者，尊重患者隐私	5					
	全程与患者保持有效沟通，对患者有耐心	5					

表 2-7-2　叩诊肺下界操作考核评分标准

年 / 班级：　　　　学号：　　　　姓名：　　　　得分：

项目	内容	分值	评分等级				得分
			A ×1.0	B ×0.8	C ×0.6	D ×0.4	
操作前（20分）	环境准备	5					
	患者准备	5					
	护士准备	5					
	物品准备	5					
操作中（60分）	核对及解释	5					
	叩诊顺序正确	10					
	叩诊部位准确	10					
	叩诊手法准确	10					
	帮助患者取适当体位	5					
	口述叩诊音变化及部位	10					
	口述肺下界正常部位	5					
	协助患者整理衣裤、记录、洗手	5					
操作后（10分）	操作熟练，动作轻柔	5					
	患者了解检查结果	5					

续表

项目	内容	分值	评分等级				得分
			A ×1.0	B ×0.8	C ×0.6	D ×0.4	
人文关怀（10分）	全程关爱患者，尊重患者隐私	5					
	全程与患者保持有效沟通，对患者有耐心	5					

表 2-7-3　叩诊肺下界移动度操作考核评分标准

年 / 班级：　　　　学号：　　　　姓名：　　　　得分：

项目	内容	分值	评分等级				得分
			A ×1.0	B ×0.8	C ×0.6	D ×0.4	
操作前（20分）	环境准备	5					
	患者准备	5					
	护士准备	5					
	物品准备	5					
操作中（60分）	核对及解释	5					
	叩诊顺序正确	10					
	叩诊部位准确	10					
	叩诊手法准确	10					
	深吸气 / 呼气末做标记	10					
	嘱患者深呼气 / 吸气并屏气	5					
	口述肺下界移动度正常范围	5					
	协助患者整理衣裤、记录、洗手	5					
操作后（10分）	操作熟练，动作轻柔	5					
	患者了解检查结果	5					
人文关怀（10分）	全程关爱患者，尊重患者隐私	5					
	全程与患者保持有效沟通，对患者有耐心	5					

（韩　影）

八、胸肺部听诊技术

胸肺部听诊是肺部检查中最基本、最重要的方法之一，对于诊断肺部疾病具有重要意义。根据是否使用听诊器可以将听诊分为直接听诊法和间接听诊法，间接听诊法是胸肺部评估最重要的方法。听诊内容包括肺部呼吸音，干、湿啰音，胸膜摩擦音。听诊一般从肺尖开始，从上而下逐一肋间进行，听诊顺序依次为前胸部（锁骨中线、腋前线）、侧胸部（腋中线、腋后线）、背部（肩胛线），同时注意左右对比进行。

实训目标

通过本项技术操作规程的学习，学生能够：

1. 复述 3 种正常呼吸音、干啰音、湿啰音、胸膜摩擦音的听诊部位和特点。
2. 辨析异常呼吸音、干啰音、湿啰音、胸膜摩擦音的临床意义。
3. 运用间接听诊法判断呼吸音是否正常。
4. 遵循医德规范及医学伦理原则，关爱患者，尊重患者隐私。

【临床情景】

患者，韩某，男，65 岁，体重 60 kg，农民，小学毕业。既往 COPD 20 余年，今晨因“反复咳嗽咳痰 20 余年、呼吸困难伴喘息加重 2 天”收入院。患者 20 余年前开始反复出现咳嗽、咳痰，10 余年前开始出现活动后气促，偶尔有夜间胸闷的症状。2 天前因受凉再次出现喘息、气促，咳嗽，伴有黄色脓痰，痰多不易咳出，无痰中带血。入院生命体征：体温 39.6 ℃，脉搏 110 次 / 分，呼吸 26 次 / 分，血压 105/70 mmHg。

思考与操作：

（1）请思考：护士在问诊患者健康资料过程中，应该重点评估哪些内容?

（2）请完成：按步骤完成患者的肺部听诊。

（3）请分析：患者的肺部听诊会出现哪些异常结果?

（4）请处理：肺部听诊过程中患者出现剧烈咳嗽，护士应该如何处理?

【目的】

利用间接听诊技术判断肺部有无异常呼吸音。

【操作程序】

1. 操作前准备

（1）环境准备：环境安静、温度适宜、光线充足，保护患者隐私（必要时用屏风遮挡）。

（2）患者准备：取适当的坐位，微张口均匀呼吸，两手自然下垂或置于膝上，保持对称的体位。

（3）护士准备：仪表端庄，着装整洁（衣、帽、鞋），洗手，戴口罩。

（4）物品准备：听诊器、手部消毒液、屏风（必要时）。

2. 操作步骤

（1）核对：核对患者，解释操作目的和要求。

（2）听诊支气管呼吸音：护士站在患者右侧。听诊部位：喉部、胸骨上窝、背部第

6、7颈椎和第1、2胸椎附近。特点：支气管呼吸音调高，音响强。吸呼气相比，呼气音较吸气音音响强、音调高且时间较长（口述）。

（3）听诊支气管肺泡呼吸音：护士站在患者右侧。听诊部位：胸骨两侧第1、2肋间，肩胛间区的第3、4胸椎水平及肺尖前后部。特点：吸气音和肺泡呼吸音相似，但音调较高且较响亮。呼气音和支气管呼吸音相似，但强度较弱，音调较低，时间较短。吸呼气相大致相同（口述）。

（4）听诊肺泡呼吸音：护士站在患者右侧。听诊部位：正常人胸部除支气管呼吸音部位和支气管肺泡呼吸音部位外其余大部分肺野均闻及肺泡呼吸音。特点：肺泡呼吸音呈柔软吹风样或叹息样，音调较低，音响较弱。吸呼气相比，吸气音比呼气音音响强、音调较高且时间较长（口述）。

（5）听诊胸膜摩擦音：听诊部位：前下侧胸壁。特点：其特征好像一手掩耳，用另一手的手指在其手背上摩擦所听到的声音，吸气相与呼气相均可听到，一般于吸气末或呼气初较明显，屏气时消失，可随体位的变动而消失或复现（口述）。

（6）协助患者整理衣裤，感谢患者的配合。

（7）告知患者检查结果及注意事项。

（8）整理用物，洗手，记录。

3. 操作后评价

（1）环境、物品准备充分。

（2）暴露得当，解释充分，取得患者配合。

（3）操作过程流畅，动作轻柔，无内容重复、颠倒和遗漏。

（4）对患者有耐心，向患者解释检查结果，整理用物，洗手，记录。

【注意事项】

1. 正确使用听诊器，听诊器过凉时，可用双手摩擦捂热听诊器体件。
2. 听诊呼吸音时要在上下、左右对称部位进行对比。
3. 听诊胸肺部时要摒除心音的干扰，必要时嘱患者控制呼吸配合听诊。

【知识链接】

1. 异常呼吸音的临床意义

（1）肺泡呼吸音减弱或消失：常见于胸壁外伤、重症肌无力、胸腔积液、慢性阻塞性肺疾病、大量腹水等。

（2）肺泡呼吸音增强：常见于代谢亢进、贫血和酸中毒等。

（3）异常支气管呼吸音：常见于大叶性肺炎的实变期、肺栓塞、液化后肺脓肿或空洞型肺结核、压迫性肺不张等。

（4）异常支气管肺泡呼吸音：常见于支气管肺炎、大叶性肺炎初期、肺结核、胸腔积液上方肺膨胀不全的区域。

2. 湿啰音特点及临床意义

（1）特点：①湿啰音又称水泡音，是一种附加音，多于吸气相出现，以吸气末听诊最为清楚；②断续而短暂，一次常连续多个出现；③部位较恒定，性质不易变化；④大、中、小湿啰音可同时存在，咳嗽后减轻或消失。

（2）临床意义：①双肺布满湿啰音常见于急性肺水肿和严重支气管肺炎；②局限性湿啰音常提示局部病变，如肺炎、肺结核或支气管扩张等；③湿啰音出现在两侧肺底，多见于心力衰竭所致的肺淤血和支气管肺炎等。

3. 干啰音特点及临床意义

（1）特点：①干啰音是一种持续时间较长、音乐性的呼吸附加音，音调较高；②吸气、呼气时均可听到，但以呼气时明显；③强度、性质、部位易改变，其数量可瞬间明显增减。

（2）临床意义：①两侧肺部广泛分布干啰音常见于慢性支气管炎、支气管哮喘及慢性阻塞性肺疾病等；②局限分布的干啰音常见于支气管内膜结核或肿瘤等。

4. 肺部听诊的临床应用　肺部听诊是无创的，没有辐射，且患者基本不会出现不适的感觉，是呼吸系统疾病体格检查的重要组成部分。临床中由受过训练的专科医生进行听诊器听诊并获得明确的肺音，显然可以帮助临床医生诊断和评估病情。研究发现胸部体检肺音减弱与气流阻塞存在关联，肺音异常可以反映疾病严重程度。

【操作考核评分标准】

胸肺部听诊操作考核评分标准列于表 2-8-1。

表 2-8-1　胸肺部听诊操作考核评分标准

年 / 班级：　　　　学号：　　　　姓名：　　　　得分：

项目	内容	分值	评分等级				得分
			A ×1.0	B ×0.8	C ×0.6	D ×0.4	
操作前（20 分）	环境准备	5					
	患者准备	5					
	护士准备	5					
	物品准备	5					
操作中（60 分）	核对及解释	5					
	帮助患者取合适体位	5					
	听诊呼吸音顺序正确	10					
	听诊呼吸音部位准确	10					
	口述各听诊音特点	10					
	上下、左右对比听诊呼吸音	5					
	口述听诊胸膜摩擦音部位	5					
	口述胸膜摩擦音的特点	5					
	协助患者整理衣裤，洗手，记录	5					
操作后（10 分）	操作熟练，动作轻柔	5					
	告知患者检查结果	5					

续表

项目	内容	分值	评分等级				得分
			A ×1.0	B ×0.8	C ×0.6	D ×0.4	
人文关怀（10分）	全程关爱患者，尊重患者隐私	5					
	全程与患者保持有效沟通，对患者有耐心	5					

（韩　影）

九、心脏触诊技术

心脏触诊是心脏检查的重要步骤，一般与心脏视诊同时进行，起到互补的效果，有助于发现心前区震颤、心包摩擦感等问题，触诊内容包括心尖搏动、震颤以及心包摩擦感。

实训目标

通过本项技术操作规程的学习，学生能够：

1. 描述心尖搏动的位置和范围。
2. 解释心前区震颤、心包摩擦感的临床意义。
3. 运用心脏触诊方法确定心尖搏动的位置及范围，判断有无心前区震颤、心包摩擦感。
4. 遵循医德规范及医学伦理原则，关爱患者，尊重患者隐私。

【临床情景】

患者，李某，女，37岁，销售。主诉“心绞痛加重1个月，同时伴乏力，休息后无明显缓解”就诊。自诉活动后呼吸困难、心绞痛2年，入院时体温37.1 ℃，脉搏92次/分，呼吸18次/分，血压136/84 mmHg。超声心动图检查结果提示“心功能Ⅲ级、主动脉瓣狭窄”。

思考与操作：

（1）请思考：护士在问诊患者健康资料过程中，应该重点评估哪些内容？

（2）请完成：按步骤完成患者的心脏触诊。

（3）请分析：患者的心脏触诊会出现哪些异常结果？

（4）请处理：心脏触诊过程中患者出现心绞痛发作，护士应该如何处理？

【目的】

利用心脏触诊技术确定心尖搏动的位置，判断是否存在心前区震颤及心包摩擦感。

【操作程序】

1. 操作前准备

（1）环境准备：环境安静、温度适宜、光线充足，保护患者隐私（必要时用屏风遮挡）。

（2）患者准备：取仰卧位或坐位，正确暴露胸部，上至颈部以下，下至上腹部，两侧至腋中线。

（3）护士准备：仪表端庄，着装整洁（衣、帽、鞋），洗手，戴口罩。

（4）物品准备：手部消毒液、屏风（必要时）。

2. 操作步骤

（1）核对：核对患者，解释操作目的和要求。

（2）两步法触诊心尖搏动

1）护士站在患者的右侧，首先将右手全手掌放在其左侧乳头内下方的心前区部位，触诊心尖搏动。

2）然后用右手手掌尺侧缘或并拢的示指、中指指腹准确感知心尖搏动最强点的位置、范围。

3）口述：感受心尖搏动的位置、强弱和范围，正常人心尖搏动最强点在左侧第 5 肋间、锁骨中线偏内 0.5~1.0 cm 处，搏动范围为 2.0~2.5 cm。

（3）触诊震颤

1）护士站在患者右侧，用右手手掌尺侧缘进行触诊，触诊部位及顺序：心尖部、胸骨左缘第 2 肋间、胸骨右缘第 2 肋间、胸骨左缘第 3 或 4 肋间、胸骨左缘第 4 或 5 肋间。

2）口述：判断是否存在心前区震颤。存在心前区震颤时，判断震颤出现的部位及时相（舒张期、收缩期或连续性）。

（4）触诊心包摩擦感

1）患者取前倾坐位，护士站在其右侧，将右手手掌尺侧缘放在胸骨左缘 4 肋间处进行触诊。

2）口述：判断是否存在心包摩擦感。发现心包摩擦感时需患者屏住呼吸，判断有无变化。

（5）协助患者整理衣裤，感谢患者的配合。

（6）告知患者检查结果及注意事项。

（7）整理用物，洗手，记录。

3. 操作后评价

（1）检查过程中注意保暖，对患者有耐心，患者无不适反应。

（2）检查过程中检查部位适当暴露，沟通恰当有效，尊重患者隐私。

（3）检查过程中操作熟练，动作轻柔，无内容重复、颠倒和遗漏。

（4）告知患者检查结果，整理用物，洗手，记录。

【注意事项】

1. 检查开始前向患者进行自我介绍，取得患者信任，体现人文关怀。
2. 熟悉胸部解剖学标志有助于准确找到触诊位置。
3. 确定心尖搏动的位置时，使用两步法进行触诊。
4. 触及心包摩擦感时，注意与胸膜摩擦感相区分。

【知识链接】

1. **心前区抬举样搏动的定义及临床意义** 抬举样搏动是指心尖部缓慢、有力的搏动，能够使触诊的手指尖端被抬起。若伴有心尖搏动范围增大常提示左心室肥厚，而胸骨左下缘收缩期抬举样搏动则是右心室肥厚的征象。

2. **震颤的定义及临床意义** 触诊心脏时右手手掌尺侧缘感觉到的一种细小震动感，与猫呼吸时在其喉部触摸到的呼吸震颤类似，故又被称为“猫喘”。触及震颤常提示存在心脏器质性病变：①心尖部舒张期震颤主要见于二尖瓣狭窄；②胸骨左缘第 2 肋间收缩期震颤主要见于肺动脉瓣狭窄；③胸骨左缘第 2 肋间连续性震颤主要见于动脉导管未闭；④胸骨右缘第 2 肋间收缩期震颤主要见于主动脉瓣狭窄；⑤胸骨左缘第 3~4 肋间收缩期震颤主要见于室间隔缺损。

3. **《2020 年欧洲心脏病学会成人先天性心脏病管理指南》解读** 随着小儿心脏外科诊断技术和手术治疗的飞速发展，越来越多的先天性心脏病（先心病）患儿的生存状态得到改善并且长大成人。成人先天性心脏病（adult congenitalheart disease，ACHD）是指胎儿时期先天性的心血管发育异常得到矫治或没有矫治而存活至成年期乃至中老年期的患者。文献显示，国内外 ACHD 发病率呈逐年上升的趋势，在英国经矫治或未矫治的 ACHD 患者约有 25 万多例，北美高达 140 万例，流行病学显示我国先心病发病率是 0.6%~0.8%。《2020 年欧洲心脏病学会（European Society of Cardiology，ESC）成人先天性心脏病管理指南》（以下简称《2020 ESC ACHD 指南》）强调先心病患儿生长发育是需要终身监护的，提出关注儿童期修复或未修复的先心病患者生存至成人过程中所出现的各种状况、精神及社会问题。《2020 ESC ACHD 指南》首次强调 ACHD 终身管理理念，指出明确首次先心病确诊的时间和并发症的诊疗，建议成立区域性 ACHD 中心和管理网络。《2020 ESC ACHD 指南》还强调普通心脏病专家除处理心律失常、心力衰竭或心内膜炎等紧急情况外，应与 ACHD 中心联系，进一步探讨患者的诊治措施或转诊。《2020 ESC ACHD 指南》首次提出 ACHD 患者需考虑老龄问题和提前护理规划，老龄 ACHD 患者较其他老龄人并发症多且发生较早，建议进行早期预防，非预期住院、植入埋藏式除颤起搏器或心功能恶化事件发生时，应结合患者本人意愿和身心状态，与亲属共同探讨未来的治疗规划。同时《2020 ESC ACHD 指南》中提出关于 ACHD 患者妊娠、避孕和遗传咨询的指导，并对高危妊娠进行分类，所有 ACHD 女性和男性要进行孕前咨询、畸形矫治的评估、后代遗传风险的检测和胎儿先天畸形的筛查。另外，《2020 ESC ACHD 指南》更加详细具体地提出 ACHD 心律失常的管理建议。由于心律失常是 ACHD 最常见的并发症之一，且成人期比儿童及青少年时期具有更高的心血管死亡率，危害性更大，《2020 ESC ACHD 指南》强调及时到专业中心诊治的重要性。

【操作考核评分标准】

心脏触诊操作考核评分标准列于表 2-9-1 至表 2-9-3。

表 2-9-1　触诊心尖搏动操作考核评分标准

年 / 班级：　　　　　　　学号：　　　　　　　姓名：　　　　　　　得分：

项目	内容	分值	评分等级				得分
			A ×1.0	B ×0.8	C ×0.6	D ×0.4	
操作前（20 分）	环境准备	5					
	患者准备	5					
	护士准备	5					
	物品准备	5					
操作中（60 分）	核对及解释	5					
	帮助患者取适当体位	5					
	两步法触诊心尖搏动	5					
	触诊顺序正确	10					
	触诊部位准确	10					
	触诊手法准确	10					
	口述心尖搏动的位置、范围	10					
	协助患者整理衣裤、记录、洗手	5					
操作后（10 分）	操作熟练，动作轻柔	5					
	患者了解检查结果	5					
人文关怀（10 分）	全程关爱患者，尊重患者隐私	5					
	全程与患者保持有效沟通，对患者有耐心	5					

表 2-9-2　触诊震颤操作考核评分标准

年 / 班级：　　　　　　　学号：　　　　　　　姓名：　　　　　　　得分：

项目	内容	分值	评分等级				得分
			A ×1.0	B ×0.8	C ×0.6	D ×0.4	
操作前（20 分）	环境准备	5					
	患者准备	5					
	护士准备	5					
	物品准备	5					

续表

项目	内容	分值	评分等级				得分
			A ×1.0	B ×0.8	C ×0.6	D ×0.4	
操作中（60分）	核对及解释	5					
	帮助患者取适当体位	5					
	触诊顺序正确	10					
	触诊部位准确	10					
	触诊手法准确	10					
	口述是否存在心前区震颤	10					
	口述震颤出现的部位及时相	5					
	协助患者整理衣裤、记录、洗手	5					
操作后（10分）	操作熟练，动作轻柔	5					
	患者了解检查结果	5					
人文关怀（10分）	全程关爱患者，尊重患者隐私	5					
	全程与患者保持有效沟通，对患者有耐心	5					

表 2-9-3　触诊心包摩擦感操作考核评分标准

年 / 班级：　　　　学号：　　　　姓名：　　　　得分：

项目	内容	分值	评分等级				得分
			A ×1.0	B ×0.8	C ×0.6	D ×0.4	
操作前（20分）	环境准备	5					
	患者准备	5					
	护士准备	5					
	物品准备	5					
操作中（60分）	核对及解释	5					
	帮助患者取适当体位	10					
	触诊部位准确	10					
	触诊手法准确	10					
	口述是否存在心包摩擦感	10					
	发现心包摩擦感时嘱患者屏住呼吸，并判断有无变化	10					
	协助患者整理衣裤、记录、洗手	5					
操作后（10分）	操作熟练，动作轻柔	5					
	患者了解检查结果	5					

续表

项目	内容	分值	评分等级				得分
			A ×1.0	B ×0.8	C ×0.6	D ×0.4	
人文关怀（10分）	全程关爱患者，尊重患者隐私	5					
	全程与患者保持有效沟通，对患者有耐心	5					

（徐　静）

十、心脏叩诊技术

心脏叩诊一般采用间接叩诊法，有助于确定心脏的大小、形状及心脏在胸腔内的位置。心浊音界包括相对浊音界和绝对浊音界，叩诊心界是指叩诊心脏相对浊音界。叩诊内容主要包括叩诊左侧心脏相对浊音界、叩诊右侧心脏相对浊音界。

实 训 目 标

通过本项技术操作规程的学习，学生能够：

1. 描述正常成人心脏相对浊音界。
2. 解释心脏本身疾病造成心界大小、形态、位置改变的临床意义。
3. 运用心脏叩诊方法确定心脏相对浊音界，判断有无心脏浊音界大小、形态或位置的异常改变。
4. 遵循医德规范及医学伦理原则，关爱患者，尊重患者隐私。

【临床情景】

患者，张某，女，61岁，退休教师。主诉“血压控制不理想3个月，头晕、头痛、失眠2周”就诊。患者有高血压病史17年，入院时体温36.3 ℃、脉搏94次/分、呼吸18次/分、血压216/120 mmHg，律齐，淋巴结未见肿大，肺部、腹部未见异常。心脏超声心动图提示：左心室室壁肥厚，左心室扩大；心电图提示：左心室肥大伴劳损。

思考与操作：

（1）请思考：护士在问诊患者健康资料过程中，应该重点评估哪些内容？

（2）请完成：按步骤完成患者的心脏叩诊。

（3）请分析：患者的心脏叩诊会出现哪些异常结果？

（4）请处理：心脏叩诊过程中患者出现剧烈头痛，护士应该如何处理？

【目的】

利用心脏叩诊技术确定心脏相对浊音界，判断心界大小、位置、形态是否正常。

【操作程序】

1. 操作前准备

（1）环境准备：环境安静、温度适宜、光线充足，保护患者隐私（必要时用屏风遮挡）。

（2）患者准备：仰卧位，正确暴露胸部，上至颈部以下，下至上腹部，两侧至腋中线。

（3）护士准备：仪表端庄，着装整洁（衣、帽、鞋），洗手，戴口罩。

（4）物品准备：硬尺、记号笔、手部消毒液、屏风（必要时）。

2. 操作步骤

（1）核对：核对患者，解释操作目的和要求，需要标记时取得患者同意。

（2）叩诊左侧心脏相对浊音界。

1）护士站在患者右侧，首先触诊心尖位置（详见心脏触诊技术）。

2）然后在心尖搏动最强点外侧 2~3 cm 处开始，沿此肋间隙由外向内叩诊。当叩诊由清音变浊音时，提示达到心脏边界，用笔做一标记（如触不到明显心尖搏动，应从第 5 肋间左锁骨中线外的清音区开始由外向内叩诊）。

3）最后以此方法逐一肋间向上进行叩诊，直至第 2 肋间，并分别做标记。

（3）叩诊右侧心脏相对浊音界。

1）首先沿着右锁骨中线自上而下叩出肝上界。

2）然后从肝上界的上一肋间（一般为第 4 肋间）开始，由外向内叩诊，当叩诊由清音变浊音时，提示达到心脏边界，用笔做一标记，一般在胸骨右缘附近。

3）最后以此方法再逐一肋间向上叩诊至第 2 肋间，并分别口述、做标记。

（4）测量：完成叩诊后，用硬尺测量各标记点至前正中线的垂直距离（cm）及左锁骨中线至前正中线的垂直距离（cm），判断心脏相对浊音界的大小、位置、形态。

（5）协助患者整理衣裤，感谢患者的配合。

（6）告知患者检查结果及注意事项。

（7）整理用物，洗手，记录。

3. 操作后评价

（1）检查过程注意保暖，对患者有耐心，患者无不适反应。

（2）检查过程中检查部位适当暴露，沟通恰当有效，尊重患者隐私。

（3）检查过程操作熟练，动作轻柔，无内容重复、颠倒和遗漏。

（4）告知患者检查结果，整理用物，洗手，记录。

【注意事项】

1. 检查开始前向患者自我介绍，取得其信任，体现人文关怀。

2. 临床中叩诊心界得到的是相对浊音界，反映心脏的实际大小。

3. 叩诊时板指每次移动距离不宜过大，且在发现声音变化时需要往返叩诊几次判断变音位置。

4. 叩诊力度要均匀，并动作轻柔。

【知识链接】

1. **正常心脏相对浊音界**（normal cardiac dullness border） 心左界在第2肋间处几乎与胸骨左缘平齐；第3肋间以下逐渐左移，形成一外凸弧形。心右界几乎与胸骨右缘一致，但第4肋间处在胸骨右缘外1~2 cm处。正常成人心脏的相对浊音界具体列于表2-10-1。

表2-10-1 正常成人心脏的相对浊音界

右界（cm）	肋间	左界（cm）
2~3	Ⅱ	2~3
2~3	Ⅲ	3.5~4.5
3~4	Ⅳ	5~6
	Ⅴ	7~9

注：左锁骨中线与前正中线距离为8~10 cm。

2. **心浊音界改变的临床意义**

（1）心外因素：①如一侧大量胸腔积液或积气时，心浊音界会向健侧移位，而患侧心浊音界常叩不出；肺气肿时，心浊音界会变小甚至叩不出；②心脏本身病变，具体见表2-10-2。

表2-10-2 心浊音界改变的心脏本身病变

因素	心浊音界	常见疾病
左心室增大	向左下扩大，心腰部加深，心脏浊音区呈靴形	主动脉瓣关闭不全
右心室增大	轻度增大：绝对浊音界增大，相对浊音界变化不明显 显著增大：心浊音界向左、右两侧增大	肺心病、单纯二尖瓣狭窄
双侧心室增大	心浊音界向左右两侧扩大，同时心左界会向左下扩大	扩张型心肌病、重症心肌炎、全心衰竭
左心房增大或合并肺动脉段扩大	左心房显著增大：胸骨左缘第3肋间隙心界向外扩大，同时心腰消失 左心房与肺动脉段均增大：胸骨左缘第2、3肋间隙心浊音界向外扩大，心腰饱满或膨出，使心脏浊音界呈梨形	二尖瓣狭窄
主动脉扩张	胸骨右缘第1、2肋间隙浊音界增宽，伴收缩期搏动	升主动脉瘤
心包积液	两侧增大，绝对、相对浊音界几乎一致，并随体位变化，坐位时心界呈三角形烧瓶样，卧位时心底部浊音界增宽	心包积液

3. **心脏康复** 目前已有大量临床研究证实，心脏康复是治疗稳定期心血管疾病以及预防再发心血管事件的重要手段。研究表明，心脏康复可使再梗死风险降低47%，心脏病死亡率降低36%，全因死亡率降低26%；还能提高运动能力、健康相关的生活质量，降低住院率、抑郁及心绞痛的发生。2018年，美国心脏病学会/美国心脏协会效能指标

工作组发布了最新版心脏康复效能和质量指标报告，其中包括3项质量指标。质量指标主要针对患者出院后的院外心脏康复。①质量指标-1：心脏康复的参与时间（出院后21天内）。影响心脏康复的因素很多，包括患者、医疗机构和医疗制度相关的问题。与其他心脏康复效能指标一样，心脏康复的登记时间也是一个非常重要的质量指标。心脏康复的早期登记是指既往明确诊断或发生过心血管相关事件的患者在出院后的21天内在心脏康复中心进行登记。研究表明，心脏康复的早期登记能够提高总体登记率，以及改善心脏康复患者的预后。②质量指标-2：心脏康复的依从性（≥36次）。心脏康复已明确可提高冠心病患者的生存率，降低冠心病相关危险因素，已有大量研究证实心脏康复的疗程与长期预后之间存在剂量-效应关系，每多参加一次心脏康复治疗，死亡率将下降1%。③质量指标-3：心脏康复疗效沟通。心脏康复对患者的效果显著，包括降低死亡率、再住院率，改善患者社会心理健康状况，以及提高生活质量。研究表明，心脏康复机构与原医院的充分沟通，使原医院的医务人员能够获取到更多的患者信息，有利于患者的下一步治疗，并且提高服务质量，增加患者的满意度和康复效果。心脏康复的效果与康复的质量密切相关，从患者的登记开始，到康复治疗次数，最后到康复结果的沟通，过程中的任一环节如果不能很好地执行，都将会影响到康复质量，从而导致心脏康复的获益明显降低。

【操作考核评分标准】

心脏叩诊技术操作考核评分标准列于表2-10-3。

表2-10-3 叩诊心脏相对浊音界操作考核评分标准

年/班级：　　　　学号：　　　　姓名：　　　　得分：

项目	内容	分值	评分等级				得分
			A ×1.0	B ×0.8	C ×0.6	D ×0.4	
操作前（20分）	环境准备	5					
	患者准备	5					
	护士准备	5					
	物品准备	5					
操作中（60分）	核对及解释	5					
	帮助患者取适当体位	5					
	叩诊顺序正确	10					
	叩诊部位准确	10					
	间接叩诊手法准确	5					
	口述各叩诊音变化部位并做标记	10					
	正确测量各标记点至前正中线的垂直距离	5					
	正确测量左锁骨中线至前正中线的垂直距离	5					
	协助患者整理衣裤、记录、洗手	5					

续表

项目	内容	分值	评分等级				得分
			A ×1.0	B ×0.8	C ×0.6	D ×0.4	
操作后（10 分）	操作熟练，动作轻柔	5					
	患者了解检查结果	5					
人文关怀（10 分）	全程关爱患者，尊重患者隐私	5					
	全程与患者保持有效沟通，对患者有耐心	5					

（徐　静）

十一、心脏听诊技术

听诊是心脏检查中最重要、但较难掌握的方法。对分析心脏的病理生理变化具有重要意义。听诊内容包括心率、心律、心音、额外心音、杂音和心包摩擦音等。

实训目标

通过本项技术操作规程的学习，学生能够：

1. 描述各心音听诊部位、特点以及期前收缩（premature beat）、奔马律（gallop rhythm）听诊特点。
2. 解释奔马律和心脏杂音的临床意义。
3. 运用心脏听诊方法判断各心音是否正常。
4. 遵循医德规范及医学伦理原则，关爱患者，尊重患者隐私。

【临床情景】

患者，赵某，男，47 岁，主诉“7 天前咳粉红色泡沫样痰”就诊。患者心悸、气短 25 年，7 天前突然咳粉红色泡沫样痰，量约 50 ml。入院时体温 36.9 ℃，脉搏 88 次 / 分，呼吸 18 次 / 分，血压 132/80 mmHg，口唇发绀。超声心动图显示二尖瓣前后叶呈同向运动和城墙样改变。临床诊断：急性肺水肿、风湿性心脏病、二尖瓣狭窄。

请思考并操作：

（1）请思考：护士在问诊患者健康资料过程中，应该重点评估哪些内容？

（2）请完成：按步骤完成患者的心脏听诊。

（3）请分析：患者的心脏听诊会出现哪些异常结果？

（4）请处理：心脏听诊过程中患者对反复听诊提出质疑，护士应该如何处理？

【目的】

利用心脏听诊技术听诊心脏各瓣膜区，判断有无心音改变、额外心音、杂音和心包摩擦音。

【操作程序】

1. 操作前准备

（1）环境准备：环境安静、温度适宜、光线充足，保护患者隐私（必要时用屏风遮挡）。

（2）患者准备：取适当的坐位，头稍向前倾，两手自然下垂或置于膝上，保持对称的体位，均匀呼吸。

（3）护士准备：仪表端庄，着装整洁（衣、帽、鞋），洗手，戴口罩。

（4）物品准备：听诊器、手部消毒液、屏风（必要时）。

2. 操作步骤

听诊顺序：二尖瓣区→肺动脉瓣区→主动脉瓣区→主动脉瓣第二听诊区→三尖瓣区。

（1）核对：核对患者，解释操作目的和要求。

（2）听诊二尖瓣区：在左锁骨中线与第 5 肋间交界处内侧 0.5~1.0 cm 处，听取第一心音和二尖瓣区杂音（口述）。

（3）听诊肺动脉瓣区：在胸骨左缘第 2 肋间处，听取肺动脉瓣第二心音（P_2）和肺动脉瓣区病变的杂音（口述）。

（4）听诊主动脉瓣区：在胸骨右缘第 2 肋间，听取主动脉瓣第二心音（A_2）以及主动脉瓣狭窄的收缩期杂音（口述）。

（5）听诊主动脉瓣第二听诊区：在胸骨左缘第 3、4 肋间，听取主动脉瓣关闭不全的舒张期杂音，以及室间隔缺损的收缩期杂音（口述）。

（6）听诊三尖瓣区：在胸骨体下端、胸骨左缘第 4、5 肋间进行听诊。

（7）协助患者整理衣裤，感谢患者的配合。

（8）告知患者检查结果及注意事项。

（9）整理用物，洗手，记录。

3. 操作后评价

（1）检查过程中注意保暖，对患者有耐心，患者无不适反应。

（2）检查过程中检查部位适当暴露，沟通恰当有效，尊重患者隐私。

（3）检查过程中操作熟练，动作轻柔，无内容重复、颠倒和遗漏。

（4）告知患者检查结果，整理用物，洗手，记录。

【注意事项】

1. 检查开始前向患者自我介绍，取得患者信任，体现人文关怀。
2. 为避免听诊器过凉，可用双手摩擦捂热听诊器体件再进行听诊。
3. 严禁隔着衣服听诊。

4. 听诊过程中，为更好地辨别心音或杂音，可嘱患者必要时适当变换体位、做运动或扩大听诊范围。

5. 每个部位至少听诊 30 秒。

【知识链接】

1. 各心音听诊特点

（1）第一心音（S_1）：听诊心尖部最清楚；与心尖搏动同时出现；历时较长，约 0.1 秒；声音较低，强度较响。

（2）第二心音（S_2）：听诊心底部最清楚；不与心尖搏动同步；历时较短，约 0.08 秒；音调高而脆，强度比 S_1 弱。

2. 各心音改变的临床意义

（1）S_1 改变：① S_1 增强：主要见于二尖瓣狭窄、心动过速或心室收缩力增强等。② S_1 减弱：主要见于二尖瓣关闭不全、心室充盈过度或心肌收缩力减弱等。③ S_2 增强：体循环、肺循环阻力增高或血流增多，主动脉内压力或肺动脉内压力增高时，主要见于高血压、主动脉粥样硬化、慢性肺源性心脏病等。④ S_2 减弱：体循环、肺循环阻力降低或血流减少，主动脉内压力或肺动脉内压力降低时，主要见于低血压、主动脉瓣狭窄、肺动脉瓣狭窄等。

3. 期前收缩的定义及听诊特点

（1）定义：期前收缩又称早搏，是指在规则心律基础上提前出现一次心搏，其后有较长间歇。若期前收缩规律出现，则形成联律，例如每一次正常心搏后出现一次期前收缩叫作二联律，每两次正常心搏后出现一次期前收缩或者每一次正常心搏后出现两次期前收缩叫作三联律，以此类推。

（2）期前收缩听诊特点：①心律规则，提前出现一次心搏，后有较长间歇；②提前出现的心搏 S_1 增强，S_2 减弱；③较长间歇后出现的第一个心搏，S_1 减弱，S_2 增强。

4. 奔马律的定义及临床意义　奔马律属于一种额外心音，是发生在舒张早期的三音心律，多出现在 S_2 以后，与原有 S_1、S_2 组成的三音律，在心率加快超过 100 次 / 分时，形成类似马奔跑时的蹄声。出现舒张早期奔马律往往是严重器质性心脏病的重要指征，如急性心肌梗死、心力衰竭、重症心肌炎等。

5. 先天性心脏病心音听诊筛查的人工智能技术应用现状　我国每年约有 15 万先天性心脏病患儿出生，如不经治疗，约 1/3 的患儿将在 6~12 月龄时死亡。随着先天性心脏病筛查诊治手段不断进步，先天性心脏病患儿已能够在早期得到诊治。先天性心脏病早期筛查的主要手段是心音听诊和经皮血氧饱和度的双指标检测法。目前心音听诊广泛采用传统听诊器，但传统听诊器要求医生具有一定的听诊技能与经验、听诊数据不能数字化保存、判断依据不客观，听诊技能与经验不足已成为先天性心脏病早期筛查效果的瓶颈。近年来人工智能技术发展迅速，数字听诊器结合人工智能技术，包括手机端应用程序、电脑端软件及云端服务器，能够实现心肺音采集、听诊数据的数字化存储和浏览，并能通过人工智能算法实现智能听诊，进而有利于先天性心脏病的快速筛查。①基于传统机器学习的智能听诊技术：传统机器学习的智能听诊算法是基于人工设计并提取心音的有效特征，通过训练传统机器学习分类器实现心音的分类识别。梅尔频率倒谱系数

（mel-frequency cepstral coefficients，MFCC）是一种在语音识别领域广泛使用的特征，在心音智能识别领域也应用广泛。Aziz 等提出针对心音信号提取 MFCC 特征并结合一维局部三元模式（one-dimensional local ternary patterns，1D-LTP）特征实现先天性心脏病分类，在训练阶段采用支持向量机分类器，最终实现了房间隔缺损、室间隔缺损和正常心音的三分类，平均准确率高达 95.24%。②基于深度学习的智能听诊技术：深度学习智能听诊算法采用人工提取的特征结合自动学习提取的特征训练神经网络分类模型，最终实现心音的准确分类。Oh 等针对手工设计特征的局限性提出利用神经网络自动学习并提取有用特征，实现心音信号的分类（正常、主动脉瓣狭窄、二尖瓣脱垂、二尖瓣狭窄和二尖瓣反流），分类准确率达 97%。

【操作考核评分标准】

心脏听诊技术操作考核评分标准列于表 2-11-1。

表 2-11-1　心脏听诊技术操作考核评分标准

年 / 班级：　　　　学号：　　　　姓名：　　　　得分：

项目	内容	分值	评分等级				得分
			A ×1.0	B ×0.8	C ×0.6	D ×0.4	
操作前（20 分）	环境准备	5					
	患者准备	5					
	护士准备	5					
	物品准备	5					
操作中（60 分）	核对及解释	5					
	帮助患者取适当体位、并根据需要活动或变换体位	10					
	听诊顺序正确	10					
	听诊部位准确	10					
	口述听诊内容	10					
	听诊器使用正确	10					
	协助患者整理衣裤、记录、洗手	5					
操作后（10 分）	操作熟练，动作轻柔	5					
	患者了解检查结果	5					
人文关怀（10 分）	全程关爱患者，尊重患者隐私	5					
	全程与患者保持有效沟通，对患者有耐心	5					

（徐　静）

十二、乳房触诊技术

乳房（breast）上起第 2 或第 3 肋骨，下至第 6 或第 7 肋骨，内起胸骨缘，外止于腋前线，乳头一般齐锁骨中线第 4 肋间隙。正常儿童及男子乳房一般不明显，女性乳房在青春期逐渐增大，呈半球形，乳头也逐渐长大，呈圆柱形。触诊时应按照先健侧后患侧的顺序进行，为避免发生漏诊，除检查乳房外，还应该检查引流乳房部位的淋巴结。

实训目标

通过本项技术操作规程的学习，学生能够：

1. 描述乳房的正常位置以及乳房综合评估可采用的方法。
2. 解释乳房部异常体征的临床意义。
3. 运用乳房评估方法辨别乳房是否正常。
4. 操作过程中动作轻柔，关爱患者，根据患者的病情、文化程度、心理状态做出合理的解释，尊重患者隐私。

【临床情景】

患者，刘某，女，48 岁，已婚，某机关工作人员，主诉“发现左侧乳腺肿块 1 个月”就诊，经一系列检查后门诊以“乳腺癌”收入院。入院时体温 36.2 ℃，脉搏 66 次 / 分，呼吸 16 次 / 分，血压 130/80 mmHg。

思考与操作：

（1）请思考：护士在问诊患者健康资料过程中，应该重点评估哪些内容？

（2）请完成：按步骤完成患者的乳腺评估检查。

（3）请分析：患者的乳腺检查会出现哪些异常结果？

（4）请处理：乳腺评估过程中发现患者出现明显焦虑反应，护士应该如何处理？

【目的】

利用乳腺评估技术，发现乳腺的异常体征。

【操作程序】

1. 操作前准备

（1）环境准备：环境安静、温度适宜、光线充足，用屏风遮挡，保护患者隐私。

（2）患者准备：仰卧位，充分暴露乳房，肩下垫一小枕头，使乳房能够较对称的位于胸壁上。

（3）护士准备：仪表端庄，着装整洁（衣、帽、鞋），洗手，戴口罩。

（4）物品准备：一次性垫单、手部消毒液、屏风。

2. 操作步骤

（1）核对：核对患者，解释操作目的和要求。

（2）触诊乳房：触诊先由健侧乳房开始，后检查患侧。为了便于记录病变部位，以乳头为中心做一垂直线和水平线，可将乳房分为4个象限，依次检查。

1）触诊左侧乳房：护士站在患者右侧，将手指和手掌平放在患者左侧乳房上，以指腹轻轻施加压力，由浅入深，旋转或来回滑动触诊。从外上象限开始，顺时针方向触诊，最后触诊乳头，先健侧后患侧（口述）。

2）触诊右侧乳房：手法同上，但应沿逆时针方向进行触诊。触诊乳房时应注意有无红、肿、热、痛和包块，乳头有无硬结、弹性消失和分泌物（口述）。

（3）触诊淋巴结：常规触诊腋窝、锁骨上和颈部淋巴结（详见浅表淋巴结触诊）。

（4）协助患者整理衣裤，感谢患者的配合。

（5）告知患者检查结果及注意事项。

（6）整理用物，记录，洗手。

3. 操作后评价

（1）环境、物品准备充分。

（2）检查过程中部位暴露适当，注意保暖。

（3）检查过程操作熟练，动作轻柔，无内容重复、颠倒和遗漏。

（4）告知患者检查结果，整理用物，洗手，记录。

（5）根据患者的病情、文化程度、心理状态做出合理的解释，表现出良好的沟通交流技巧和对患者的责任心、爱心，注意保护患者隐私。

【注意事项】

1. 检查开始前向患者自我介绍，取得患者信任。

2. 女性月经期乳房有紧绷感，妊娠期乳房增大，哺乳期呈结节感。

3. 可以嘱患者做双臂上举过头、背部后伸、双手叉腰等动作以判断皮肤回缩有无改变。

4. 检查过程中注意人文关怀，全程关爱患者，注意保护患者隐私，根据患者情况给予心理护理，健康教育。

【知识链接】

1. 乳腺癌的临床表现

（1）乳腺肿块：多为单发、无痛、质硬、表面不光滑、边缘不规则。

（2）乳头溢液：非妊娠期可见血液、浆液或脓液。

（3）皮肤改变：出现“酒窝征”或“橘皮样改变”。

（4）乳头或乳晕异常：乳头回缩或抬高。

（5）腋窝淋巴结肿大。

2. 橘皮样改变发生机制 癌细胞阻塞乳房皮肤淋巴管引起水肿，称之为淋巴水肿。毛囊及毛囊孔明显下陷，故局部皮肤外观呈“橘皮”样。

3. 人工智能在乳腺癌诊断中应用 乳腺癌诊断领域，基于AI的乳腺癌影像技术不仅有望大大减轻医务人员的工作负担，同时也能够不断提高乳腺癌筛查和诊断的准确性及敏感性。乳腺影像 AI 技术在 X 线、超声和 MRI 等方面都取得了长足的进步，未来的研究趋势将会集中在积极建设公开数据库，在大数据的基础上进行小数据集特征优化（精细标注），提高模型诊断的准确性等方面。乳腺影像 AI 技术为乳腺诊断学科的发展提供了新的动力，也展现出未来智能医学的广阔前景。

【操作考核评分标准】

乳腺检查操作考核评分标准列于表 2-12-1。

表 2-12-1　乳房触诊操作考核评分标准

年 / 班级：　　　　　　　　学号：　　　　　　　　姓名：　　　　　　　　得分：

项目	内容	分值	评分等级				得分
			A ×1.0	B ×0.8	C ×0.6	D ×0.4	
操作前（20 分）	环境准备	5					
	患者准备	5					
	护士准备	5					
	物品准备	5					
操作中（60 分）	核对及解释	5					
	帮助患者取合适体位，暴露前胸部	5					
	乳房触诊顺序正确	5					
	触诊左侧乳房顺序正确	10					
	触诊右侧乳房顺序准确	10					
	触诊手法准确	5					
	触诊乳头	5					
	触诊淋巴结	5					
	口述注意事项	5					
	协助患者整理衣裤，洗手，记录	5					
操作后（10 分）	操作熟练，动作轻柔	5					
	告知患者检查结果	5					
人文关怀（10 分）	全程关爱患者，尊重患者隐私	5					
	全程与患者保持有效沟通，对患者有耐心	5					

（罗　珊）

十三、腹部听诊技术

腹部范围上起横膈，体表以两侧肋弓下缘和剑突与胸部为界限，下至骨盆，体表以两侧腹股沟韧带和耻骨联合为界限，前面和侧面由腹壁组成，后面是脊柱和腰肌。为了避免胃肠蠕动增加导致肠鸣音发生变化，腹部评估按照视诊、听诊、叩诊、触诊顺序进行。听诊内容包括肠鸣音、血管杂音、振水音、搔刮试验等。

实 训 目 标

通过本项技术操作规程的学习，学生应能够：

1. 复述　腹部听诊目的及内容。
2. 辨析　肠鸣音改变的临床意义。
3. 运用　通过听诊判断腹部有无异常体征。
4. 遵循医德规范及医学伦理原则，关爱患者，尊重患者隐私。

【临床情景】

患者，杨某，女，38岁，教师。因“腹痛腹胀19天、肛门停止排气排便3天”入院。患者于19天前无明显诱因自感全腹部疼痛，疼痛剧烈，持续数小时可自行缓解，伴有腹胀，进食后恶心呕吐加重，10天前肛门停止排便排气，无畏寒、发热、黄疸等症状，就诊于我院，门诊诊断“小肠低位不完全性梗阻”，予以解痉止吐等对症处理，5天前好转出院。3天前再次出现腹胀并肛门停止排气排便，伴有恶心，门诊以“肠梗阻”收入院。自发病以来食欲差，精神、睡眠尚可，小便正常，体重无改变。既往史：5年前因宫外孕行开腹手术，否认过敏史、输血史、肝炎史，系统回顾无特殊记述。

入院体格检查：体温36.3 ℃，脉搏82次/分，呼吸18次/分，血压125/85 mmHg。神志清，语言流利，自主体位，步入病房。未见肝掌，未见蜘蛛痣。浅表淋巴结未触及，心肺未见异常，腹部肠鸣音消失。

思考与操作：

（1）请思考：腹部听诊都包括哪些项目？检查过程中有何种注意事项？

（2）请完成：按步骤完成患者的腹部听诊。

（3）请分析：该患者的腹部听诊会出现哪些异常结果？

（4）请处理：腹部听诊过程中患者因腹痛出现不配合，护士应该如何处理？

【目的】

进行系统腹部听诊，判断有无异常体征。

【操作程序】

1. 操作前准备

（1）环境准备：环境安静、温度适宜、光线充足，保护患者隐私（必要时用屏风遮挡）。

（2）患者准备：取仰卧位，充分暴露全腹，双手自然置于身体两侧，保持对称的体位，平静呼吸。

（3）护士准备：仪表端庄，着装整洁（衣、帽、鞋），洗手，戴口罩。

（4）物品准备：听诊器、手部消毒液、屏风（必要时）。

2. 操作步骤

（1）核对：核对患者，解释操作目的和要求。

（2）听诊肠鸣音：护士站在患者右侧，手持听诊器，捂热听诊器后放置于患者左下腹部，持续听诊 1 分钟，听到一种断断续续的咕噜声（口述）。

（3）听诊振水音：护士站在患者右侧，手持听诊器，捂热听诊器后放置于患者上腹部，同时用稍弯曲的右手手指在患者的上腹部做连续且迅速的冲击动作。

（4）听诊血管杂音：护士站在患者右侧，手持听诊器，捂热听诊器后放置在患者腹中部或腹部两侧听诊动脉性杂音，放在脐周或上腹部听诊静脉性杂音。

（5）搔刮试验：护士站在患者右侧，手持听诊器，捂热听诊器后放置在患者右肋缘肝表面，右手示指在上腹部沿着听诊器等距离搔刮腹壁，阳性时搔刮至肝表面声音明显增强（口述）。

（6）协助患者整理衣裤，感谢患者的配合。

（7）告知患者检查结果及注意事项。

（8）整理用物，洗手，记录。

3. 操作后评价

（1）检查过程始终保持环境安静、温度适宜。

（2）护士与患者沟通恰当有效，对患者有耐心，尊重患者隐私。

（3）告知患者检查结果，整理用物，洗手，记录。

【注意事项】

1. 检查开始前向患者自我介绍，取得患者信任，体现人文关怀。
2. 检查过程中部位暴露适当，注意保暖。
3. 检查过程操作熟练，动作轻柔，无内容重复、颠倒和遗漏。

【知识链接】

1. 肠鸣音的临床意义

（1）正常情况：肠鸣音 4~5 次 / 分，其频率声响和音调变异较大。

（2）肠鸣音活跃：肠蠕动增强，肠鸣音 10 次 / 分以上，音调不高亢，见于胃肠道大出血、服泻药后或急性胃肠炎时。

（3）肠鸣音亢进：次数多、声音响、音调高亢，甚至呈叮当声或金属音，见于机械性肠梗阻。

（4）肠鸣音减弱：肠鸣音数分钟才听到 1 次，见于老年性便秘、胃肠动力低下、电解质紊乱（低血钾）、腹膜炎等。

（5）肠鸣音消失：至少持续听诊 2 分钟仍未听到肠鸣音，见于急性腹膜炎或麻痹性肠梗阻。

2. 人工智能在腹部听诊中的应用 文献报道利用人工智能连续肠鸣音听诊记录仪为患者实施围手术期肠鸣音监测，通过记录发现 31 例直肠癌手术患者手术结束后肠鸣音仍持续存在（1.8 ± 0.8）小时，而后逐渐减弱或消失，（11.2 ± 3.5）小时后逐渐恢复。首次排气在术后（22.7 ± 5.8）小时，首次排便在术后（28.7 ± 6.9）小时，进食后肠率呈上升趋势，排气 / 排便后，肠率下降明显，基于人工智能的连续肠鸣音听诊记录仪安全、有效，能辅助临床评估。

【操作考核评分标准】

腹部听诊技术操作考核评分标准列于表 2–13–1。

表 2–13–1　腹部听诊技术操作考核评分标准

年 / 班级：　　　　　学号：　　　　　姓名：　　　　　得分：

项目	内容	分值	评分等级				得分
			A ×1.0	B ×0.8	C ×0.6	D ×0.4	
操作前（20 分）	环境准备	5					
	患者准备	5					
	护士准备	5					
	物品准备	5					
操作中（60 分）	核对及解释	5					
	帮助患者取合适体位	5					
	听诊肠鸣音部位准确	5					
	听诊肠鸣音时间准确	5					
	口述什么是肠鸣音	5					
	听诊振水音部位正确	5					
	听诊振水音手法准确	5					
	听诊血管杂音部位准确	10					
	听诊搔刮试验部位准确	5					
	听诊搔刮试验手法准确	5					
	协助患者整理衣裤，洗手，记录	5					
操作后（10 分）	操作熟练，动作轻柔	5					
	患者了解检查结果	5					

续表

项目	内容	分值	评分等级				得分
			A ×1.0	B ×0.8	C ×0.6	D ×0.4	
人文关怀（10 分）	全程关爱患者，尊重患者隐私	5					
	全程与患者保持有效沟通，对患者有耐心	5					

（韩　影）

十四、肝叩诊技术

通过叩诊可以判断腹部实质脏器的大小、有无叩痛、位置，胃肠道充气状况，腹腔内有无积气、积液以及肠鸣音有无亢进、有无血管杂音等。叩诊分为直接叩诊法和间接叩诊法，腹部叩诊多采用间接叩诊法。本节主要介绍肝叩诊技术，肝叩诊主要包括肝上、下界的位置，及肝的声音。

实训目标

通过本项技术操作规程的学习，学生能够：

1. 描述　肝叩诊方法及叩诊音。
2. 辨析　肝叩诊结果阳性体征的临床意义。
3. 运用　间接叩诊法确定患者有无腹部叩诊的阳性体征。
4. 遵循医德规范及医学伦理原则，关爱患者，尊重患者隐私。

【临床情景】

患者，李某，男，65 岁，退休职工。因“再发上腹部不适、恶心、厌油、乏力 1 周”入院。患者 1 年前无明显诱因出现上腹部不适、恶心、厌油、乏力症状，未引起重视，后来上述症状表现逐渐加重，随即到当地医院，做相关系统检查，报告结果提示：1. 病毒性乙型肝炎。2. 肝硬化。曾来院治疗好转后出院。近一周来上述症状又复出现，疑似肝病复发；遂即来我院门诊，以“肝硬化”收入我科。患者自发病以来，神志清，精神差，食欲缺乏，睡眠差，小便黄，大便无异常。入院生命体征：体温 36.2 ℃，脉搏 100 次 / 分，呼吸 18 次 / 分，血压 130/90 mmHg。

既往史：乙型肝炎病史 10 年。

思考与操作：

（1）请思考：护士在问诊患者健康资料过程中，应该重点评估哪些内容？

（2）请完成：按步骤完成患者的肝叩诊。

（3）请分析：患者的肝叩诊会出现哪些异常结果?

（4）请处理：叩诊过程中患者出现呕吐，你会怎么处理?

【目的】

通过叩诊发现肝的异常结果。

【操作程序】

1. 操作前准备

（1）环境准备：环境安静、温度适宜、光线充足，保护患者隐私（必要时用屏风遮挡）。

（2）患者准备：取仰卧位，充分暴露全腹，双手自然置于身体两侧，保持对称的体位，平静呼吸，保持膀胱充盈。

（3）护士准备：仪表端庄，着装整洁（衣、帽、鞋），洗手，戴口罩。

（4）物品准备：记号笔、直尺、手部消毒液、屏风（必要时）。

2. 操作步骤

（1）核对：核对患者，解释操作目的和要求，需要做标记时取得患者同意。

（2）叩诊肝上界：护士站在患者右侧，做暖手准备后采用间接叩诊法进行叩诊。沿右锁骨中线从上而下逐一肋间叩诊，叩诊音变化由清音变为浊音（口述），做一标记点，正常体型者在第5肋间隙（口述）。

（3）叩诊肝下界：护士站在患者右侧，做暖手准备后，在腹部鼓音区（一般在平脐水平线）沿右锁骨中线向上叩，每次移动大概1 cm，叩诊音变化由鼓音变为浊音（口述），做一标记点，正常体型者在右季肋下缘（口述）。

（4）测量：测量两个标记点之间的距离，正常体型者为9~11 cm（口述）。

（5）协助患者整理衣裤，感谢患者的配合。

（6）告知患者检查结果及注意事项。

（7）整理用物，洗手，记录。

3. 评价

（1）环境、物品准备充分。

（2）检查过程中部位暴露适当，注意保暖，尊重患者隐私。

（3）检查过程操作熟练，动作轻柔，无内容重复、颠倒和遗漏。

（4）告知患者检查结果，整理用物，洗手，记录。

【注意事项】

1. 检查开始前向患者做自我介绍，取得患者信任。
2. 根据叩诊的内容不同，协助患者取正确的舒适体位。
3. 叩诊过程中随时观察患者的反应，出现不适立即处理。
4. 叩诊过程中与患者保持有效沟通，对患者有耐心，注意保护患者隐私。

【知识链接】

1. **正常体型者肝叩诊结果**　肝上界位于右锁骨中线第五肋间，下界位于右季肋间，上下界的距离约为 9~11 cm。

2. **肝叩诊异常的临床意义**

（1）肝浊音界缩小多见于胃肠胀气、肝硬化、暴发性肝衰竭。

（2）浊音界扩大，见于多囊肿、肝癌、肝炎等疾病。

（3）浊音界上移，见于右下肺不张、右肺纤维化。

（4）浊音界下移，见于肺气肿。

3. **肝硬度值变化在慢性乙型肝炎肝硬化患者抗病毒治疗中的监测评估作用**

慢性乙型肝炎（chronic hepatitis b，CHB）是引起慢性肝病及肝相关事件（liver related event，LRE）的主要原因，流行性病学研究表明，约 20%~30% 的 CHB 患者会发生 LRE。在抗病毒治疗中，对肝硬化严重程度及早期 LRE 评估具有重要意义。瞬时弹性成像测定肝硬度值（liver stiffness measurement，LSM）能有效检测 CHB 患者肝纤维化。研究证实抗病毒治疗半年后，LRE 组、无 LRE 组中 LSM 值变化差异有统计学意义，这表明检测 LSM 值能够协助判断患者病情进程以及代偿期肝硬化治疗前后对肝纤维化的影响。

【操作考核评分标准】

肝脏叩诊技术操作考核评分标准列于表 1–14–1。

表 1–14–1　肝叩诊技术操作考核评分标准

年 / 班级：　　　　　　学号：　　　　　　姓名：　　　　　　得分：

项目	内容	分值	评分等级				得分
			A ×1.0	B ×0.8	C ×0.6	D ×0.4	
操作前（20 分）	环境准备	5					
	患者准备	5					
	护士准备	5					
	物品准备	5					
操作中（60 分）	核对及解释	5					
	做暖手准备	5					
	沿右锁骨中线叩诊肝上界	5					
	正确口述叩诊音变化	5					
	叩诊肝上界位置准确	5					
	自腹部鼓音区开始叩诊肝下界	5					
	正确口述叩诊音变化	5					
	叩诊肝下界位置准确	5					

续表

项目	内容	分值	评分等级				得分
			A ×1.0	B ×0.8	C ×0.6	D ×0.4	
	间接叩诊手法正确	5					
	测量	5					
	口述正常人肝上下界距离	5					
	协助患者整理衣裤，洗手，记录	5					
操作后 （10 分）	操作熟练，动作轻柔	5					
	告知患者检查结果	5					
人文关怀 （10 分）	全程关爱患者，尊重患者隐私	5					
	全程与患者保持有效沟通，对患者有耐心	5					

（韩　影）

十五、移动性浊音叩诊技术

腹腔内有较多的液体存留时，因重力作用，液体会聚积于腹腔低处，因此在此处叩诊呈浊音，护士自腹中部的水平面开始向患者左侧叩诊，发现浊音时，板指固定不动，嘱患者右侧卧，再度叩诊，呈鼓音。这种因体位不同而出现浊音区变动的现象，称为移动性浊音。移动性浊音的叩诊是发现有无腹腔积液的重要检查方法，既可以单独出现，又可以伴随其他症状与体征同时出现，如黄染、水肿、高血压、恶心、心悸等。

实训目标

通过本项技术操作规程的学习，学生能够：

1. 描述移动性浊音叩诊的方法。
2. 解释移动性浊音的形成机制。
3. 运用叩诊技术判断腹腔是否出现游离液体。
4. 遵循医德规范及医学伦理原则，关爱患者，尊重患者隐私。

【临床情景】

患者，钱某，男，45 岁，工人。因“右上腹疼痛 6 个月、加重伴有腹部包块 1 个月”入院。半年前无明显诱因出现右上腹钝痛，为持续性，有时向右肩背部放射，无恶心呕吐，自服止痛片缓解。一月来，右上腹痛加重，服止痛药效果不好，自觉右上腹饱满，有包块，伴腹胀、食欲缺乏、恶心，在当地医院就诊，B 超显示肝占位性病变。为进一步明确诊治，转我院。患者发病来，无呕吐、腹泻，偶有发热（体温最高 37.8 ℃），大小便正常，体重下降约 5 千克。既往有乙型肝炎病史多年，否认疫区接触史，无烟酒嗜好，无药物过敏史，家族史中无遗传性疾病及类似疾病史。

入院体格检查：体温 36.7 ℃，脉搏 98 次 / 分，呼吸 22 次 / 分，血压 118/80 mmHg，神志清，一般状况可，巩膜轻度黄染，心肺（–）。腹平软，右上腹压痛，移动性浊音（+）。辅助检查：Hb 89 g/L，WBC 5.6×10^9/L，ALT 84IU/L，AST 78 IU/L，ALP 188 IU/L，γ GGT 64 IU/L，AFP 880 ng/ml。B 超：肝右叶实质性占位性病变，8 cm，肝内外胆管不扩张。

思考与操作：

（1）请思考：护士在问诊患者健康资料过程中，应该重点评估哪些内容？

（2）请完成：核实患者腹部是否出现移动性浊音。

（3）请分析：移动性浊音的形成机制。

（4）请思考：叩诊过程中患者对反复翻身提出质疑，护士应该如何解释？

【目的】

利用叩诊技术判断患者是否具有腹腔游离液体。

【操作程序】

1. 操作前准备

（1）环境准备：环境安静、温度适宜、光线充足，保护患者隐私（必要时用屏风遮挡）。

（2）患者准备：取低枕仰卧位，双手自然置于身体两侧，排空膀胱，均匀呼吸。

（3）护士准备：仪表端庄，着装整洁（衣、帽、鞋），洗手，戴口罩。

（4）物品准备：手部消毒液、屏风（必要时）。

2. 操作步骤

（1）核对：核对患者，解释操作目的和要求。

（2）移动性浊音叩诊：护士站在患者右侧，做暖手准备。采用间接叩诊法，从腹中部脐水平面开始向患者左侧叩诊，叩诊音由鼓音变为浊音（口述），扳指固定不变，嘱患者右侧卧位，再度叩诊，叩诊音由浊音变为鼓音，表明浊音移动（口述）。

（3）核实：同法向右叩击，核实浊音是否移动。

（4）协助患者整理衣裤，感谢患者的配合。

（5）告知患者检查结果及注意事项。

（6）整理用物，洗手，记录。

3. 操作后评价

（1）检查过程注意保暖，对患者有耐心，患者无不适反应。

（2）检查过程中部位暴露适当，沟通恰当有效，尊重患者隐私。

（3）检查过程操作熟练，动作轻柔，无内容重复、颠倒和遗漏。

（4）告知患者检查结果，整理用物，洗手，记录。

【注意事项】

1. 检查开始前向患者自我介绍，取得患者信任，体现人文关怀。

2. 对于肥胖人群移动性浊音并不容易发现，由于肥胖人群腹部本来就大，所以即使有腹腔积液腹部增大也不明显。

【知识链接】

1. 移动性浊音的病因及常见疾病

（1）血浆白蛋白低于 25 g/L 或同时伴有门静脉高压，液体容易从毛细血管漏入组织间隙及腹腔，若水分漏入腹腔则形成腹水。此种情况见于重度肝功能不全、中晚期肝硬化（蛋白质合成减少）、营养缺乏（蛋白质摄入不足）、肾病综合征与蛋白丢失性肠病等情况。

（2）钠水潴留：常见于心肾功能不全及中晚期肝硬化伴继发性醛固酮增多症。肝硬化与右心衰竭时，利钠因子活性降低使肾近曲小管对钠的重吸收增加。近年认为近曲小管的钠重吸收机制较醛固酮作用于远曲小管更为重要。

（3）内分泌障碍：肝硬化或肝功能不全时，肝降解功能减退。一方面抗利尿激素与醛固酮等灭活功能降低致钠水潴留；另一方面血液循环中一些扩血管性血管活性物质浓度增高，这些物质引起外周及内脏小动脉阻力减低，心排血量增加，内脏处于高动力循环状态。由于内脏血管扩张，内脏淤血，造成有效循环血容量相对不足及低血压，机体代偿性释放出血管紧张素 II 及去甲肾上腺素，以维持血压。这样因反射性地兴奋交感神经系统释放出一些缩血管物质，使肾血流量减低肾小球滤过率下降，加之抗利尿激素释放，引起肾小管钠、水回吸收增加，导致钠水潴留并形成腹水。

2. 养阴利水方配合放腹水输注白蛋白治疗肝硬化顽固性腹水临床研究 腹水是肝硬化失代偿期的常见并发症，顽固性腹水是肝硬化发展至晚期的明显标志，由于常规的利尿剂和腹水回输对顽固性腹水疗效较差，目前西医常采用腹腔穿刺放腹水联合输注白蛋白治疗，但白蛋白费用较昂贵且长期输注白蛋白对肝自身蛋白质的合成会产生一定的抑制作用，因此推荐中西医结合的方法。研究证实，采用生地黄、党参、当归、沙参、枸杞、茯苓、猪苓等中药可发挥柔肝滋肾、养阴利水之功，对肝硬化顽固性腹水具有较好的治疗作用。

【操作考核评分标准】

移动性浊音叩诊技术考核评分标准列于表 2-15-1。

表 2-15-1　移动性浊音叩诊技术操作考核评分标准

年 / 班级：　　　　学号：　　　　姓名：　　　　得分：

项目	内容	分值	评分等级				得分
			A ×1.0	B ×0.8	C ×0.6	D ×0.4	
操作前（20 分）	环境准备	5					
	患者准备	5					
	护士准备	5					
	物品准备	5					

续表

项目	内容	分值	评分等级				得分
			A ×1.0	B ×0.8	C ×0.6	D ×0.4	
操作中（60分）	核对及解释	5					
	间接叩诊手法准确	5					
	从脐部开始向左侧叩诊	5					
	口述叩诊音由鼓音变为浊音	10					
	嘱患者右侧卧位	5					
	保持扳指固定不动	5					
	再次叩诊	5					
	口述叩诊音由浊音变为鼓音	10					
	另外一侧叩诊进行核实	10					
操作后（10分）	操作熟练，动作轻柔	5					
	患者了解检查结果	5					
人文关怀（10分）	全程关爱患者，尊重患者隐私	5					
	全程与患者保持有效沟通，对患者有耐心	5					

（韩　影）

十六、脾触诊技术

脾为腹膜内位器官，是一个富有血运供应的实质性器官，质软且脆，一般认为长10~12 cm、宽6~8 cm、厚3~4 cm，位于左季肋区后外方的肋弓深处，与9~11肋相对。膈面与膈肌和左肋膈窦相邻，前方有胃，后方与左肾、左肾上腺毗邻，下端与结肠脾沟相邻，脾门与胰尾相邻。脾触诊技术是用于检查脾是否正常的一项辅助检查方法，正常情况下脾不能触及，一旦触及，即提示脾大至正常2~3倍。

实训目标

通过本项技术操作规程的学习，学生能够：

1. 描述脾触诊的方法。
2. 解释脾大的临床意义。
3. 运用触诊判断是否出现脾大及脾大程度。
4. 遵循医德规范及医学伦理原则，关爱患者，尊重患者隐私。

【临床情景】

患者，王某，女，13岁，学生。因“反复呕血、脾大9年，检查发现血三系减少3天”于2019年2月入我院儿科诊治。患者4岁起开始呕血，于当地医院检查发现脾大，血小板减少。6岁起因反复呕血多次去当地医院住院诊治，曾输注红细胞悬液、血浆，应用止血药等。入院前3天开始咳嗽，眼周出现青紫色瘀斑，当地医院检查发现血三系减少，为进一步诊治转院来诊，初步诊断：“先天性肝内胆管囊性扩张症”。

患者病后无反复发热、腹痛、黄疸等症状，食欲、睡眠可，二便正常。体格检查：体温36.9 ℃，脉搏120次/分，呼吸20次/分，血压120/80 mmHg，意识清楚，精神不振，呼吸稍促，贫血面容。周身皮肤可见散在出血点，眼周皮肤可见青紫色皮下瘀斑，双眼结膜出血。皮肤无黄染。腹部稍膨满，无压痛，肝肋下未触及，脾大，左肋下甲乙线12 cm，甲丙线14 cm，丁戊线+3 cm。

辅助检查：门诊血常规示白细胞（WBC）3.38×10^9/L，红细胞（RBC）2.69×10^{12}/L，血红蛋白（Hb）50.0 g/L，红细胞平均体积（MCV）66.2 fL，血小板（PLT）28×10^9/L。

骨髓象检查：骨髓增生活跃，尤其红系增生极度活跃，粒系及淋巴细胞比值及形态大致正常，全片见到巨核细胞285个，有成熟障碍，血小板少见。

思考与操作：

（1）请思考：护士在问诊患者健康资料过程中，应该重点评估哪些内容？

（2）请完成：按步骤完成患者的脾触诊。

（3）请分析：患者的脾大呈几度？

（4）请思考：患者在触诊过程中若过分紧张无法配合呼吸，护士应该如何处理？

【目的】

利用触诊方法判断脾大的程度。

【操作程序】

1. 操作前准备

（1）环境准备：环境安静、温度适宜、光线充足，保护患者隐私（必要时用屏风遮挡）。

（2）患者准备：取低枕仰卧位，双手自然置于身体两侧，两腿屈曲并稍分开，排空膀胱，均匀呼吸。

（3）护士准备：仪表端庄，着装整洁（衣、帽、鞋），洗手，戴口罩。

（4）物品准备：记号笔、卷尺、手部消毒液、屏风（必要时）。

2. 操作步骤

（1）核对：核对患者，解释操作目的和要求。

（2）单手触诊脾：此方法适用于脾大明显而位置又较表浅者。护士站在患者右侧，做暖手准备。右手四指并拢且伸直，放在脐部稍右侧，方向大致垂直于左肋弓，嘱患者深呼吸，随着患者呼气，手指压向腹壁深部，吸气时手指缓慢抬起朝肋缘向上迎触脾尖直至左肋缘。

（3）双手触诊脾：此方法适用于脾位置较深者。护士站在患者右侧，做暖手准备，左手绕过患者腹前方，将手掌置于其左胸下部第 9~11 肋处，向前推动后胸并与拇指共同限制胸廓运动，右手触诊部位及手法同单手触诊法。

（4）双手触诊脾：此方法适用于脾脏轻度肿大而仰卧位不易触到者。患者取右侧卧位，左下肢屈曲。护士操作方法同双手触诊法。

（5）协助患者整理衣裤，感谢患者的配合。

（6）告知患者检查结果及注意事项。

（7）整理用物，洗手，记录。

3. 操作后评价

（1）检查过程注意保暖，对患者有耐心，患者无不适反应。

（2）检查过程中部位暴露适当，沟通恰当有效，尊重患者隐私。

（3）检查过程操作熟练，动作轻柔，无内容重复、颠倒和遗漏。

（4）告知患者检查结果，整理用物，洗手，记录。

【注意事项】

1. 检查开始前向患者自我介绍，取得患者信任，体现人文关怀。

2. 在脾轻度大而仰卧位不易触到时，可嘱患者取右侧卧位，双下肢屈曲，再用双手触诊容易触及。

3. 触诊过程应注意配合患者的深呼吸进行，若患者无法配合，可以首先进行呼吸指导然后再完成操作。

【知识链接】

1. 脾大分度及临床意义

（1）脾大分度：临床实用中，常将脾大分为轻、中、高三度。轻度大，深吸气时，脾下缘不超过肋下 2 cm；中度大，超过 2 cm 至脐水平线以上；高度大，超过脐水平线或前正中线。

（2）临床意义：脾大主要见于传染性疾病和血液系统疾病。

2. 先天性肝内胆管囊性扩张症：也称 Caroli 病（congenital intrahepatic cholangiectasis），是一种罕见的胆道先天发育异常，其特征为肝内胆管呈囊性扩张，常为多发性。目前认为其是一种常染色体隐性遗传病，由位于染色体 6P12 的 *PKHD1* 基因突变所致。

3. 案例链接　脾大伴脾功能亢进也可做为门静脉高压症的一个临床表现，本案例的诊断经过提示临床医生如遇到脾大伴脾功能亢进的患者应注意检查是否存在门静脉高压症，如 CT 门静脉造影等检查证实存在门静脉高压后再进一步筛查其病因。

【操作考核评分标准】

脾脏触诊操作考核评分标准列于表 2-16-1。

表 2-16-1 脾触诊操作考核评分标准

年 / 班级：　　　　　　学号：　　　　　　姓名：　　　　　　得分：

项目	内容	分值	评分等级				得分
			A ×1.0	B ×0.8	C ×0.6	D ×0.4	
操作前（20 分）	环境准备	5					
	患者准备	5					
	护士准备	5					
	物品准备	5					
操作中（60 分）	核对及解释	5					
	协助患者取不同体位	10					
	单手触诊起始部位	5					
	单手触诊配合患者呼吸迎触方法	5					
	双手触诊左手放置位置	5					
	双手触诊右手起始部位	5					
	双手触诊配合患者呼吸迎触方法	5					
	右侧卧位双手触诊左手放置位置	5					
	右侧卧位双手触诊右手起始部位	5					
	右侧卧位配合患者呼吸迎触方法	5					
	协助患者整理衣裤、记录、洗手	5					
操作后（10 分）	操作熟练，动作轻柔	5					
	患者了解检查结果	5					
人文关怀（10 分）	全程关爱患者，尊重患者隐私	5					
	全程与患者保持有效沟通，对患者有耐心	5					

（韩　影）

十七、胆囊触诊技术

胆囊触诊是检查腹部胆囊有无异常的常用辅助方法，以单手滑行触诊法和钩指触诊法较为常见。正常情况下，人体胆囊因隐没于肝之后而无法触及，而当胆囊肿大时，其超过肝缘及肋缘，即可在右肋缘下、腹直肌外缘处触及。通过触诊可感知胆囊有无肿大、肿大程度、胆囊质地及有无触痛，从而辅助判断疾病性质。

实训目标

通过本项技术操作规程的学习，学生能够：

1. 描述胆囊有无肿大、肿大程度、胆囊质地及有无触痛。
2. 解释不同的胆囊触感及伴随表现的临床意义。
3. 运用单手滑行法和钩指法触诊胆囊，并对其健康状况进行评价。
4. 遵循医德规范及医学伦理原则，尊重病患隐私，细致关爱患者，彰显人道主义关怀。

【临床情景】

患者，陈某，男，55岁，公司职员。因“与同事聚餐后两小时突发恶心、呕吐，伴右上腹持续性疼痛”来我院就诊，门诊以“急性胆囊炎”收入院，入院时体温36.3 ℃，脉搏72次/分，呼吸18次/分，血压138/85 mmHg。入院后尚待进行下一步探查治疗。

思考与操作：

（1）请思考：护士在问询患者健康资料时，应重点评估哪些内容？

（2）请完成：按操作步骤规范完成此患者的胆囊触诊。

（3）请分析：此患者的胆囊触诊会出现哪些异常情况？

（4）请处理：在胆囊触诊过程中患者出现明显压痛，护士应如何处理？

【目的】

利用单手滑行触诊法或钩指触诊法探查患者胆囊性状，通过判别胆囊有无肿大及触痛等情况，为病情评估提供依据。

【操作程序】

1. 操作前准备

（1）环境准备：环境安静、温度适宜、光线明亮，屏风遮挡，保护患者隐私得当。

（2）患者准备：取低枕仰卧位，双手自然置于身体两侧，两腿屈曲并稍分开，排空膀胱，均匀呼吸，暴露腹部。

（3）护士准备：着装整洁（衣、帽、鞋），仪表端庄，洗手，戴口罩。

（4）物品准备：手部消毒液、卷尺、屏风。

2. 操作步骤

（1）核对：核对患者信息，解释此次操作的目的和要求，取得患者的理解与同意。

（2）单手滑行法胆囊触诊：护士站于患者身体右侧，协助患者取低枕仰卧位，双腿屈曲，适当裸露并放松腹部。护士作暖手准备后，左手掌四指（示指、中指、环指、小指）并拢，平行于腹直肌置于患者右肋下部，嘱其均匀呼吸，手掌随呼吸节奏缓慢滑行，探查至右侧腹直肌外缘与肋弓交界处，即胆囊点，口述触诊部位及触感。

（3）钩指法胆囊触诊：护士站于患者身体右侧，协助患者取低枕仰卧位，双腿屈曲，适当裸露并放松腹部。护士作暖手准备后，以左手拇指指腹勾压于患者右肋下胆囊点处，即右侧腹直肌外缘与肋弓交界处，其他四指垂直于肋缘平放，后嘱患者缓慢深吸气，此时胆囊下移，可与用力钩压的拇指触及，口述触诊部位、触感、有无压痛。

（4）协助患者整理衣裤，感谢配合。

（5）告知患者检查结果及注意事项。

（6）整理用物，洗手并记录。

3. 操作后评价

（1）检查过程注意保暖，对患者耐心指导，仔细探查，关注患者有无不适反应。

（2）检查部位暴露适当，与患者沟通恰当有效，注意尊重患者隐私。

（3）操作过程熟练，动作轻柔，无内容重复、遗漏和颠倒。

（4）告知患者检查结果，整理用物，洗手，记录。

【注意事项】

1. 检查前向患者作自我介绍，取得患者的信任和配合，注重人文关怀。

2. 触诊手法正确，用力得当，胆囊点定位准确，胆囊性状、触感、痛感描述清楚。

3. 触诊时，胆囊随患者吸气下移，触及用力钩压的拇指可出现明显疼痛感，护士应注意观察患者颜面部变化，尤其因疼痛而停止吸气，即为墨菲征（Murphy sign）阳性。

【知识链接】

1. **正常胆囊的触诊结果** 右侧肋缘下 1 cm 以内或剑突下 3~5 cm 处触及，质软，无压痛。

2. **墨菲征阳性** 胆囊触诊时，胆囊在患者吸气过程中下移触及用力按压的拇指而引发疼痛，护士可因剧烈疼痛而突然中止吸气，即为墨菲征阳性，又称为胆囊触痛征。

3. 胆囊触诊异常的临床意义

（1）胆囊肿大，触感呈囊性，有明显压痛感，墨菲征阳性，常见于急性胆囊炎。

（2）胆囊肿大，触感呈实性，常见于胆囊结石或胆囊癌。

（3）胆囊肿大，触感呈囊性，且无压痛，常见于壶腹周围癌。

（4）胆囊因慢性炎症导致囊壁纤维化，发生皱缩，与周围组织粘连而失去移动性，此时触诊胆囊可无肿大，但患者有明显黄疸，常见于胆总管结石致胆道阻塞。

4. **重视理实一体化教学模式在胆囊触诊教学中的应用效果** 师生于多功能实训室中依托腹部检查综合训练实验系统开展教学，如胆囊触诊中区别胆囊触痛与墨菲征，可观察到教师在患者模型上的触诊手法以及模型的逼真反应（喊“疼”），如此使观摩者获得切身直观的学习体验，印象深刻。

【操作考核评分标准】

胆囊触诊操作考核评分标准列于表 2-17-1。

表 2-17-1 胆囊触诊操作考核评分标准

年 / 班级： 学号： 姓名： 得分：

项目	内容	分值	评分等级				得分
			A ×1.0	B ×0.8	C ×0.6	D ×0.4	
操作前（20 分）	环境准备	5					
	患者准备	5					
	护士准备	5					
	物品准备	5					
操作中（60 分）	核对及解释	5					
	触诊部位准确	15					
	触诊手法准确	15					
	帮助患者取适当体位	5					
	正常胆囊触诊描述	5					
	口述触诊部位、触感及有无压痛	10					
	协助患者整理衣裤、记录、洗手	5					
操作后（10 分）	操作熟练，动作轻柔	5					
	患者了解检查结果	5					
人文关怀（10 分）	注意尊重患者隐私，全程关爱患者	5					
	全程与患者保持有效沟通，对患者有耐心	5					

（张 丽）

十八、肝触诊技术

肝触诊是通过单手或双手触诊检查、了解被评估者肝下缘的位置以及肝质地、表面、边缘、搏动等情况的有效方法。肝触诊可分为单手触诊法、双手触诊法和钩指触诊法三种，其中以单手触诊法较为常用。

实训目标

通过本项技术操作规程的学习，学生能够：

1. 描述肝正常触感、位置及正常移动范围。
2. 运用三种肝触诊法进行操作。
3. 辨析肝触诊异常时的临床意义。
4. 遵循医德规范及医学伦理原则，尊重病患隐私，细致关爱患者，彰显人道主义关怀。

【临床情景】

患者，王某，男，51岁，患“慢性乙型肝炎”12年，主诉“近两月右上腹部疼痛、食欲缺乏、乏力严重，伴有明显消瘦”。入院评估：体温37.5 ℃，脉搏65次/分，呼吸18次/分，血压135/84 mmHg。一般状况差，肝病面容，颈部有蜘蛛痣4个，肝掌，右上腹局部隆起，肝肋下5 cm、质硬、边缘不齐、表面不光滑、有压痛，脾肋下2 cm，移动性浊音（-）。

思考与操作：

（1）请思考：护士问询患者健康资料时，应重点评估哪些内容？

（2）请完成：按操作步骤规范完成此患者的肝触诊。

（3）请分析：此患者的肝触诊结果哪些属于异常体征？

（4）请处理：在触诊过程中患者出现明显压痛，护士应如何处理？

【目的】

利用单手触诊法或双手触诊法了解患者肝具体状态，通过判别有无肝大、肝大程度、肝质地、表面、边缘等情况，为病情评估提供依据。

【操作程序】

1. 操作前准备

（1）环境准备：环境安静、温度适宜、光线明亮，屏风遮挡，保护患者隐私。

（2）患者准备：取低枕仰卧位，双手自然置于身体两侧，两腿屈曲并稍分开，排空膀胱，均匀呼吸，暴露腹部。

（3）护士准备：着装整洁（衣、帽、鞋），仪表端庄，洗手，戴口罩。

（4）物品准备：手部消毒液、卷尺、屏风。

2. 操作步骤

（1）核对：核对患者信息，解释此次操作的目的，说明具体要求，取得患者的理解和同意。

（2）单手触诊法：护士立于患者的右侧，协助其取低枕仰卧位，双腿屈曲，合理裸露腹部，并嘱其腹肌放松。护士作暖手准备后，右手四指（示指、中指、环指、小指）并拢，平行于右肋缘，置于患者的右腹部，与脐水平，嘱其均匀深呼吸，当患者呼气时，手掌顺势下压，吸气时手掌慢慢上迎，如此反复进行，随着呼吸运动由下向上、缓慢滑行，直至触及肝下缘或肋下缘，口述触诊部位及触诊结果，包括有无在肋下触及肝、肝大小、质地、边缘、表面形态、有无压痛、有无肝区震颤或搏动。

（3）双手触诊法：护士立于患者右侧，协助其取低枕仰卧位，双腿屈曲，合理裸露腹部，并嘱腹肌放松。护士作暖手准备后，左手置于患者的右腰部，持上托腰部力量，右手则参照单手触诊法，四指并拢，平行置于患者右肋缘下方，与脐平，嘱其均匀深呼吸，当患者呼气时，手掌顺势下压，吸气时手掌上迎，以此随着呼吸节奏由下向上、缓慢滑行直至摸至肝下缘，口述触诊部位及触诊结果。

（4）钩指触诊法：护士面向患者足部，立于其右肩旁，作暖手准备后，将右手四指并拢、屈曲，呈钩状，置于其右胸下部，嘱患者作深呼吸，护士随之深吸气进一步屈曲指关节，如此，指腹可触及到下移的肝，口述触诊部位及触诊结果。钩指触诊法常用于儿童患者或腹壁薄软者。

（5）协助患者整理衣裤，感谢配合。

（6）告知患者触诊结果及注意事项。

（7）整理用物，洗手并记录。

3. 操作后评价

（1）检查过程注意保暖，对患者耐心指导，仔细诊查，关注患者有无不适反应。

（2）检查部位暴露适当，与患者沟通恰当有效，注意尊重患者隐私。

（3）操作过程熟练，动作轻柔，无内容重复、遗漏和顺序颠倒。

（4）告知患者检查结果，整理用物，洗手，记录。

【注意事项】

1. 检查前向患者作自我介绍，取得患者的信任和配合，注重人文关怀。

2. 触诊手法正确，用力得当，触诊部位应使用手掌最为敏感的示指外侧指腹处接触肝，触诊部位按压准确。

3. 触诊结果描述清晰、全面，包括有无在肋下触及肝、肝大小、质地、边缘、表面形态、有无压痛、有无肝区震颤或搏动等。

4. 触及肝下缘时可伴有压痛感，护士应注意观察患者面部表情变化，适时给予关怀和安抚。

【知识链接】

1. 正常肝的触诊结果　右侧肋缘下无触及，或剑突下 3~5 cm 处触及，质地柔软，边缘整齐，表面光滑，薄厚一致，无压痛，无搏动。

2. 肝颈静脉回流征（hepatojugular reflux sign）阳性

手掌用力持续压迫肿大的肝，可出现颈静脉明显怒张，即为肝颈静脉回流征阳性，常见于右心衰引起的肝淤血。

3. 肝触诊异常的临床意义

（1）可在右肋下触及肝，且质地柔软，表面光滑，无压痛，应考虑存在肝下移，常见于肺气肿、胸腔积液等。

（2）触诊时有肝大，质韧，边缘圆钝，表面光滑，有压痛，常见于急性病毒性肝炎、肝淤血等。

（3）触诊有肝大，质软或稍韧，表面光滑而无压痛，常见于脂肪肝。

（4）触诊时有肝大，质硬，边缘不整，甚至锐利，表面触及结节，常见于早期肝硬化、肝癌。

4. 虚拟仿真教学在肝触诊教学中的应用　随着近年虚拟仿真实验室在身体评估教学中的广泛应用，系列触诊操作技术可依托经过培训、能够稳定逼真地复制真实临床情景的标准化病人（standardized patients，SP）进行反复练习，可有效减少错误操作和盲目操作，同时让学生获得切身直观的学习体验，提高其临床思维能力。

【操作考核评分标准】

肝触诊操作考核评分标准列于表 2-18-1。

表 2-18-1　肝触诊操作考核评分标准

年 / 班级：　　　　　　学号：　　　　　　姓名：　　　　　　得分：

项目	内容	分值	评分等级				得分
			A ×1.0	B ×0.8	C ×0.6	D ×0.4	
操作前（20分）	环境准备	5					
	患者准备	5					
	护士准备	5					
	物品准备	5					
操作中（60分）	核对及解释	5					
	帮助患者取适当体位	5					
	触诊部位准确	10					
	触诊手法准确	10					
	触诊顺序准确	10					
	正常肝触诊描述	5					
	口述触诊部位及结果	10					
	协助患者整理衣裤、记录、洗手	5					
操作后（10分）	操作熟练，动作轻柔	5					
	患者了解检查结果	5					
人文关怀（10分）	注意尊重患者隐私，全程关爱患者	5					
	全程与患者保持有效沟通，对患者有耐心	5					

（张　丽）

十九、腹壁紧张度触诊技术

腹壁紧张度触诊是通过触摸患者腹部，从而评估其腹肌紧张程度的简易方法。正常情况下，人体腹壁虽具有一定张力，但触及柔软，易压陷，称为腹壁柔软。而某些病理情况可使腹壁呈现全部或局部紧张度增加、减弱或消失。

实训目标

通过本项技术操作规程的学习，学生能够：

1. 描述触诊腹壁紧张度的正常触感。
2. 解释腹壁紧张度触诊异常时的临床意义。
3. 运用单手滑行法触诊，评价患者的腹壁紧张度，为健康评估提供依据。
4. 遵循医德规范及医学伦理原则，尊重病患隐私，细致关爱患者，彰显人道主义关怀。

【临床情景】

患者，李某，男，58岁，退休职工。因“餐后数小时，右肋下突发疼痛”入院。疼痛首先集中于上腹部，并持续放射于背部。患者主诉“自服两片对乙酰氨基酚，疼痛未见缓解，后转移至右上腹部，并且出现明显胃部不适”，经初步诊断为“急性胆囊炎”。入院时体温37.9 ℃，脉搏82次/分，呼吸17次/分，血压135/85 mmHg。

思考与操作：

（1）请思考：护士在问诊患者健康资料的过程中，应着重评估哪些内容？

（2）请完成：按操作步骤完成该患者的腹壁紧张度触诊。

（3）请分析：患者的腹壁紧张度触诊会出现哪些异常结果？

（4）请处理：触诊过程中，患者因无法适应出现腹肌痉挛，此时护士应该如何处理？

【目的】

通过触诊评估患者的腹壁紧张度，以辅助判断相应疾病。

【操作程序】

1. 操作前准备

（1）环境准备：环境安静、温度适宜、光线明亮，使用屏风遮挡，保护患者隐私得当。

（2）患者准备：取低枕仰卧位，双手自然置于身体两侧，两腿屈曲并稍分开，排空膀胱，均匀呼吸，暴露腹部。

（3）护士准备：着装整洁（衣、帽、鞋），仪表端庄，洗手，戴口罩。

（4）物品准备：手消毒液、屏风。

2. 操作步骤

（1）核对：核对患者信息，解释操作目的，说明操作要求，取得患者的理解与同意。

（2）腹壁紧张度触诊

1）浅触诊：护士站于患者身体右侧，协助患者取低枕仰卧位，双腿屈膝，合理裸露腹部，并嘱腹肌放松。护士作暖手准备后，右手掌四指并拢，平放于患者腹壁，待停顿片刻，感知其腹壁紧张度，而后于健侧腹壁开始，以脐为中心，沿逆时针方向行浅部滑行触诊，按压深度为1~2 cm，直至患侧，即右上腹。

2）深触诊：手法同浅触诊，但是按压深度约为5 cm。

（3）口述：触及腹壁紧张度状况。

（4）协助患者整理衣裤，感谢配合。

（5）告知患者检查结果及注意事项。

（6）整理用物，洗手并记录。

3. 操作后评价

（1）检查过程注意保暖，对患者耐心指导，仔细探查，关注患者有无不适反应。

（2）检查部位暴露适当，与患者沟通恰当有效，注意尊重患者隐私。

（3）操作过程熟练，动作轻柔，无内容重复、遗漏和颠倒。

（4）告知患者检查结果，整理用物，洗手，记录。

【注意事项】

1. 检查前向患者作自我介绍，取得患者的信任和配合，注重人文关怀。

2. 正常人的腹部紧张度触诊顺序应从左下腹开始，以脐为中心沿逆时针方向依次触及，最后触诊脐部，若如案例所示患者已主诉疼痛部位，则应先触诊健侧部，后逐渐移向病变区。

3. 检查时，患者若因触诊出现暂时性难以适应，导致腹肌自主性痉挛，可通过适当引导或转移注意力的方法使之消失，此为正常情况，常见于小儿或皮肤敏感者。

【知识链接】

1. **正常腹壁紧张度触诊结果** 腹壁柔软，有一定张力，但触之柔软，较易压陷。

2. **板状腹（tabulate venter）** 腹膜因炎症刺激致使腹肌痉挛，腹壁紧张度明显增强，甚至强直，硬如木板，称为板状腹，常见于急性腹膜炎。

3. 腹壁紧张度触诊异常的临床意义

（1）触诊全腹壁紧张度增加，但无腹肌痉挛，无压痛，常见于肠胀气或气腹、腹腔内大量腹水者。

（2）触诊局部腹壁紧张度增加，常由腹腔内脏器炎症迁延至腹膜而引起，如急性胰腺炎、急性阑尾炎、急性胆囊炎、胃穿孔等。

（3）触诊腹壁紧张度减低，即检查时腹壁松软无力，丧失弹性，常见于慢性消耗性疾病或年老体弱脱水者。

4. **虚拟仿真教学在腹壁紧张度触诊教学中的应用** 随着近年虚拟仿真实验室在身体评估教学中的广泛应用，系列触诊操作技术可依托经过培训、能够稳定逼真地复制真实临床情景的标准化病人进行反复练习，可有效减少错误操作和盲目操作，同时让学生获得切身直观的学习体验，提高其临床思维能力。

【操作考核评分标准】

腹壁紧张度触诊技术操作考核评分标准列于表2-17-1。

表 2-19-1　腹壁紧张度触诊技术操作考核评分标准

年 / 班级：　　　　　　学号：　　　　　　姓名：　　　　　　得分：

项目	内容	分值	评分等级				得分
			A ×1.0	B ×0.8	C ×0.6	D ×0.4	
操作前（20 分）	环境准备	5					
	患者准备	5					
	护士准备	5					
	物品准备	5					
操作中（60 分）	核对及解释	5					
	触诊顺序正确	10					
	触诊部位准确	10					
	触诊手法准确	10					
	帮助患者取适当体位	5					
	正常腹壁紧张度触诊描述	5					
	口述触诊部位及结果	10					
	协助患者整理衣裤、记录、洗手	5					
操作后（10 分）	操作熟练，动作轻柔	5					
	患者了解检查结果	5					
人文关怀（10 分）	注意尊重患者隐私，全程关爱患者	5					
	全程与患者保持有效沟通，对患者有耐心	5					

（张　丽）

二十、徒手肌力评估

徒手肌力评估是指护士不借助任何器械，用自己的双手评估患者肌肉收缩力量，嘱患者用力做肢体伸屈运动，分别从相反的方向评估患者对阻力的克服力量，测定肢体的运动能力，判断肌力的一种方法，该方法将肌力分为 6 级，详见表 2-20-1。

表 2-20-1　徒手肌力检查的分级法

级别	标准
0 级	完全瘫痪，无肌肉收缩
1 级	肌肉轻微收缩，无肢体运动
2 级	肢体可在床面上水平移动，但是不能抬离床面
3 级	肢体能抬离床面，但不能抗阻力

续表

级别	标准
4 级	肢体能作拮抗阻力动作，但肌力有不同程度的减弱
5 级	正常肌力

肌张力是指静息状态下肌肉的紧张程度。患者完全放松肢体，护士通过触诊患者的肌肉硬度以及根据患者肌肉完全松弛时关节被动运动时的阻力作出肌张力是否正常的判断。肌张力增高是指触摸患者肌肉坚实，被动运动时阻力增加，主要见于锥体束或者椎体外系损伤所致。肌张力降低是指触摸患者肌肉松软，伸屈肢体时阻力降低，关节运动范围扩大，可表现为关节超伸，主要见于周围神经炎、脊髓前角灰质炎或者小脑病变者。

实训目标

通过本项技术操作规程的学习，学生能够：

1. 描述徒手肌力的检查步骤。
2. 解释各级肌力检查评级标准及临床意义。
3. 运用徒手肌力检查方法判断肌肉功能损害的范围及程度，并能间接判断神经功能损害的情况。
4. 遵循医德规范及医学伦理原则，关爱患者，尊重患者隐私。

【临床情景】

患者，王某，男，69 岁。高血压病史 20 余年，因“突发左上肢无力，吞咽困难 2 小时”收入院。查体：体温 36.5 ℃，脉搏 80 次 / 分，呼吸 19 次 / 分，血压 155/86 mmhg，患者左上肢不能抬起，左下肢勉强能抬离床面，左侧巴宾斯基征阳性，右侧肌力 5 级，肌张力正常。

思考与操作：

（1）请思考：护士在问诊患者健康资料过程中，应该重点评估哪些内容？

（2）请完成：按步骤完成患者的肌力及肌张力检查。

（3）请分析：患者肌力检查会出现哪些异常结果？

（4）请处理：检查过程中患者出现痉挛情况，护士应该如何处理？

【目的】

通过评估判断肌肉功能损害的范围及程度，并间接判断神经功能损害的情况。

【操作程序】

1. 操作前准备

（1）环境准备：环境安静、温度适宜、光线充足，保护患者隐私（必要时用屏风遮挡）。

（2）患者准备：根据患者情况选择适当的卧位，上肢自然放于身体两侧，保持对称的体位，均匀呼吸。

（3）护士准备：仪表端庄，着装整洁（衣、帽、鞋），洗手，戴口罩。

（4）物品准备：一次性垫单、手部消毒液、屏风（必要时）。

2. 操作步骤

（1）核对：核对患者，向患者解释并示范检查动作。

（2）肌力检查：根据患者情况选择适当体位，取坐位或仰卧位，上肢自然放于身体两侧，保持对称的体位。护士站在患者右侧，嘱患者分别抬上肢、下肢，并给予一定阻力，查看患者的肌力收缩，判断肌力分级，并做两侧对比。

（3）肌张力检查：患者取适当卧位，全身放松。护士双手握住患者的肢体（上肢、下肢），以不同的速度和幅度反复做被动的屈伸、旋转动作，或者用手触摸肌肉，感受肌肉的硬度，来判断患者肌张力情况。

（4）协助患者整理衣裤，感谢患者的配合。

（5）告知患者检查结果及注意事项。

（6）整理用物，洗手，记录。

3. 操作后评价

（1）检查过程注意保暖，对患者有耐心，患者无不适反应。

（2）检查过程中部位暴露适当，沟通恰当有效，尊重患者隐私。

（3）检查过程操作熟练，动作轻柔，无内容重复、颠倒和遗漏。

（4）告知患者检查结果，整理用物，洗手，记录。

【注意事项】

1. 检查开始前向患者自我介绍，取得患者信任，体现人文关怀。
2. 注意进行两侧对比。
3. 避免运动后、疲劳或饱餐后测试。
4. 骨折未愈、肌肉损伤早期或出现痉挛不宜测试。

【知识链接】

1. 瘫痪分类

（1）按不同部位分类

1）单瘫：由周围神经病变及中枢神经病变引起，表现为单一肢体瘫痪，多见于脊髓灰质炎、肿瘤压迫，急性发病者多见于外伤。

2）偏瘫：多为同侧脑神经受损，见于脑出血、脑动脉血栓形成、脑栓塞、脑肿瘤等。主要表现为一侧肢体（上肢、下肢）瘫痪。

3）截瘫：多见于脊髓外伤、炎症等所致的脊髓横贯性损伤，表现为双侧下肢瘫痪。

4）交叉性偏瘫为一侧脑干损害所致的同侧周围性脑神经麻痹以及对侧肢体的中枢性偏瘫。

（2）按不同性质分类

1）中枢性瘫痪：患者表现为瘫痪肢体无肌肉收缩、肌张力痉挛性增高、深反射亢进、病理反射呈阳性等。

2）周围性瘫痪：患者表现为瘫痪肌肉明显萎缩、肌张力降低、深反射减弱或消失、病理反射表现为阴性。

2. **肌肉功能的评估评定方法** 一直以徒手肌力测量法为主，受主观影响较大，更为客观、精准、简便的检测方法有待进一步研究。目前，神经电生理检测由于其客观性，是国内外学者重点研究的方向。神经电生理检测的方法主要包括肌电图（electromyogram，EMG）、神经传导速度测定、各种反射检查、诱发电位检查等。EMG、运动神经传导速度（motor nerve conduction velocity，MNCV）测定大多用于临床评价周围神经或中枢神经损伤后的神经功能及恢复情况，同时也是目前法医学进行周围神经损伤鉴定的重要辅助手段。

【操作考核评分标准】

徒手肌力检查技术操作考核评分标准列于表 2-20-2、表 2-20-3。

表 2-20-2 肌力检查技术操作考核评分标准

年 / 班级： 学号： 姓名： 得分：

项目	内容	分值	评分等级				得分
			A ×1.0	B ×0.8	C ×0.6	D ×0.4	
操作前（20 分）	环境准备	5					
	患者准备	5					
	护士准备	5					
	物品准备	5					
操作中（60 分）	核对患者，向患者解释并示范检查动作	10					
	帮助患者取适当体位	10					
	检查方法准确	10					
	两侧对比	10					
	口述肌力分级及临床代表意义	10					
	协助患者整理衣物	5					
	记录、洗手	5					
操作后（10 分）	操作熟练，动作轻柔	5					
	患者了解检查结果	5					
人文关怀（10 分）	全程关爱患者，尊重患者隐私	5					
	全程与患者保持有效沟通，对患者有耐心	5					

表 2-20-3 肌张力检查操作考核评分标准

年 / 班级： 学号： 姓名： 得分：

项目	内容	分值	评分等级				得分
			A ×1.0	B ×0.8	C ×0.6	D ×0.4	
操作前（20 分）	环境准备	5					
	患者准备	5					
	护士准备	5					
	物品准备	5					
操作中（60 分）	核对患者，向患者解释并示范检查动作	10					
	帮助患者取适当体位	10					
	检查方法准确	10					
	两侧对比	10					
	口述肌张力异常的临床代表意义	10					
	协助患者整理衣物	5					
	记录、洗手	5					
操作后（10 分）	操作熟练，动作轻柔	5					
	患者了解检查结果	5					
人文关怀（10 分）	全程关爱患者，尊重患者隐私	5					
	全程与患者保持有效沟通，对患者有耐心	5					

（常学优）

二十一、神经反射检查技术

神经反射通过反射弧来完成。反射弧包括感受器、传入神经元、中枢、传出神经元、效应器，任何一个部位的病变都会导致反射的减弱或消失，而锥体束以上部位病变则会产生反射亢进。在进行神经系统评估时，反射结果较少受到意识的影响，结果比较客观，可以帮助我们了解神经病变的部位，是神经系统疾病重要的诊断标准之一。根据刺激的部位不同，可分为浅反射和深反射。刺激皮肤、黏膜或者角膜所引起的反应称为浅反射。常用的浅反射检查有角膜反射、腹壁反射、提睾反射等。刺激骨膜、肌腱所引起的反应称为深反射。深反射消失或减弱，常见于末梢神经炎、神经根炎、脊髓前角灰质炎、骨关节疾病以及肌营养不良等。深反射亢进常见于上运动神经元瘫痪。

实训目标

通过本项技术操作规程的学习，学生能够：

1. 描述神经反射评估内容。
2. 解释各神经反射异常的临床意义。
3. 运用神经反射评估判断神经系统疾病的患者有无异常反射。
4. 遵循医德规范及医学伦理原则，关爱患者，尊重患者隐私。

【临床情景】

患者，张某，男，72岁。六点晨起小便时自觉头疼，继而出现言语不清、左侧肢体无力、口角歪斜，被家属急诊送入医院。既往有高血压病史20余年，未曾规律服药。吸烟史38年，18支/天，酗酒史40余年，250 ml/d。

身体评估：体温36.8 ℃，脉搏98次/分，呼吸22次/分，血压165/105 mmHg，体重86 kg。意识清楚，口齿不清，鼻唇沟浅，左上肢、左下肢肌力均为3级，左膝腱反射亢进，巴宾斯基征（+）。初步诊断：脑梗死。

思考与操作：

（1）请思考：护士在问诊患者健康资料过程中，应该重点评估哪些内容？

（2）请完成：按步骤完成患者的神经反射评估。

（3）请分析：患者的神经反射评估会出现哪些异常结果？

（4）请处理：在检查过程中，患者过分紧张，不能放松，护士应该如何处理？

【目的】

进行系统的神经反射系统评估并发现异常体征。

【操作程序】

1. 操作前准备

（1）环境准备：环境安静、温度适宜、光线充足，保护患者隐私（必要时用屏风遮挡）。

（2）患者准备：取适当体位，双手自然置于身体两侧，保持对称的体位，意识清楚，情绪保持平静。

（3）护士准备：仪表端庄，着装整洁（衣、帽、鞋），洗手，戴口罩。

（4）物品准备：棉絮、钝头竹签、叩诊锤、手部消毒液、屏风（必要时）。

2. 操作步骤

（1）核对：核对患者，解释操作目的和要求，利用器械检查时取得患者同意。

（2）检查浅反射

1）检查角膜反射：患者取仰卧位，护士站在患者右侧，嘱其睁眼，向内上方注视，用细棉签纤维从患者视野外侧接近并轻触外侧角膜，过程中避免接触睫毛，正常可见患者该眼睑迅速闭合，亦可称为直接角膜反射，若对侧眼睑也出现闭合反应，提示该侧面神经瘫痪，双侧角膜反射均消失，提示三叉神经病变。深昏迷患者角膜反射可完全消失。

2）检查腹壁反射：嘱患者仰卧位，下肢稍屈曲，护士手持钝头竹签分别沿左肋缘下、左脐水平、左腹股沟上、右肋缘下、右脐水平、右腹股沟上的平行方向，由外向内轻轻划动两侧腹壁，正常时可见刺激部位肌肉收缩。一侧上、中、下腹壁反射均消失提示同侧锥体束受损，所有反射均消失提示昏迷或急腹症患者。

3）提睾反射：嘱患者仰卧位，用棉签杆沿股内侧皮肤由下向上轻划，可见同侧提睾肌收缩，睾丸上提。腹股沟疝、阴囊水肿等局部病变可影响提睾反射。一侧反射消失或减弱提示锥体束受损，两侧反射消失提示腰髓 1~2 节病损。

（3）检查深反射

1）肱二头肌反射：患者取坐位，前臂稍内旋置于护士左前臂，将肘关节屈曲 90°，护士将左手拇指置于其肱二头肌肌腱处，右手持叩诊锤叩击左手拇指指甲，正常时肱二头肌收缩，可见前臂快速屈曲，两侧对比评估。

2）肱三头肌反射：患者取坐位，肘部屈曲，护士用左手托扶患者肘部，用叩诊锤直接叩击尺骨鹰嘴上方肱三头肌肌腱，正常时肱三头肌收缩，可见前臂稍伸展，两侧对比评估。

3）膝跳反射：患者取坐位，小腿完全松弛下垂，与大腿呈直角，护士在患者右侧，左手置于腘窝处轻托起膝关节，右手持叩诊锤叩击膝盖髌骨下股四头肌肌腱，正常时可见小腿伸展，两侧对比评估。

4）跟腱反射：患者仰卧，下肢呈外旋外展位，髋及膝关节稍屈曲，护士左手托扶患者足掌部，使足呈过伸位，或嘱患者跪于椅面上，双足自然下垂，轻叩患者跟腱部，正常时腓肠肌收缩，可见足向跖面屈曲，两侧对比评估。

（4）协助患者整理衣裤，感谢患者的配合。

（5）告知患者检查结果及注意事项。

（6）整理用物，洗手，记录。

3. 操作后评价

（1）检查过程注意保暖，对患者有耐心，患者无不适反应。

（2）检查过程中部位暴露适当，沟通恰当有效，尊重患者隐私。

（3）检查过程操作熟练，动作轻柔，无内容重复、颠倒和遗漏。

（4）告知患者检查结果，整理用物，洗手，记录。

【注意事项】

1. 检查开始前向患者自我介绍，取得患者信任，体现人文关怀。

2. 检查过程中根据检查部位不同而采取适当体位。

3. 检查神经反射时要注意两侧对比进行。

4. 检查深反射时可以与患者进行交谈，转移其注意力，防止患者精神过度紧张从而抑制反射，影响检查结果。

【知识链接】

1. 腹壁反射消失的临床意义

（1）上部反射消失见于胸髓 7~8 节病损，中部反射消失见于胸髓 9~10 节病损，下部反射消失见于胸髓 11~12 节病损。

（2）一侧上、中、下腹壁反射均消失见于同侧锥体束受损。

（3）所有反射均消失见于昏迷或急腹症患者。

2. 深反射反射中枢 肱二头肌反射中枢位于颈髓 5~6 节，肱三头肌反射中枢位于颈髓 6~7 节，膝腱反射中枢位于腰髓 2~4 节，跟腱反射中枢位于骶髓 1~2 节。

3. 有研究显示神经反射检查在脑出血急性期康复护理中起着重要作用 对脑出血急性期患者采用结合神经刺激的康复护理方法能有效提升患者康复护理水平，值得在临床护理中推广。

【操作考核评分标准】

神经反射检查操作考核评分标准列于表 2-21-1 至表 2-21-2。

表 2-21-1 浅反射检查操作考核评分标准

年 / 班级：　　　　　学号：　　　　　姓名：　　　　　得分：

项目	内容	分值	评分等级				得分
			A ×1.0	B ×0.8	C ×0.6	D ×0.4	
操作前（20 分）	环境准备	5					
	患者准备	5					
	护士准备	5					
	物品准备	5					
操作中（60 分）	核对及解释	5					
	根据评估部位帮助患者取合适体位	5					
	检查角膜反射方法正确	10					
	口述角膜反射正常反应以及异常反应临床意义	10					
	检查腹壁反射部位及顺序准确	10					
	口述腹壁反射正常反应以及异常反应临床意义	10					
	两侧对比检查	5					
	协助患者整理衣裤、洗手、记录	5					
操作后（10 分）	操作熟练，动作轻柔	5					
	患者了解检查结果	5					

续表

项目	内容	分值	评分等级				得分
			A ×1.0	B ×0.8	C ×0.6	D ×0.4	
人文关怀（10分）	全程关爱患者，尊重患者隐私	5					
	全程与患者保持有效沟通，对患者有耐心	5					

表 2-21-2　深反射检查操作考核评分标准

年 / 班级：　　　　　　学号：　　　　　　姓名：　　　　　　得分：

项目	内容	分值	评分等级				得分
			A ×1.0	B ×0.8	C ×0.6	D ×0.4	
操作前（20分）	环境准备	5					
	患者准备	5					
	护士准备	5					
	物品准备	5					
操作中（60分）	核对及解释	5					
	根据检查目的帮助患者取合适体位	5					
	检查肱二头肌反射部位准确	5					
	口述肱二头肌反射正常反应	5					
	检查肱三头肌反射部位准确	5					
	口述肱三头肌反射正常反应	5					
	检查膝腱反射部位准确	5					
	口述膝腱反射正常反应	5					
	检查跟腱反射部位准确	5					
	口述跟腱反射正常反应	5					
	两侧对比检查	5					
	协助患者整理衣裤、洗手、记录	5					
操作后（10分）	操作熟练，动作轻柔	5					
	患者了解检查结果	5					
人文关怀（10分）	全程关爱患者，尊重患者隐私	5					
	全程与患者保持有效沟通，对患者有耐心	5					

（常学优）

二十二、病理反射检查技术

病理反射是指锥体束损害时，大脑失去对脑干和脊髓的抑制作用而出现的异常反射，也称为锥体束征。此类反应多属于原始的脑干和脊髓反射。

实训目标

通过本项技术操作规程的学习，学生能够：

1. 掌握不同的病理反射检查方法。
2. 解释病理反射检查时患者阳性表现的临床意义。
3. 运用病理反射检查方法对患者进行检查。
4. 遵循医德规范及医学伦理原则，关爱患者，尊重患者隐私。

【临床情景】

患者，李某，女，48岁，主诉“头晕伴进行性行动迟缓2年，加重伴认知功能下降8个月”就诊，以“运动障碍”收入院。1年前在某大学第二附属医院查头颅MRI平扫示轻度脑萎缩，给予抗帕金森药物，但治疗效果不明显。近8个月出现反应迟钝，记忆力下降，重复语言，刻板动作，固执，伴入睡困难，夜间睡眠浅，经常夜间大喊大叫。患者症状进行性加重，四肢及躯干僵硬，活动迟缓，言语重复，间断喊叫，生活不能自理。为求进一步诊治，来我院门诊就诊，遂收治入院，入院查体：体温36.4 ℃，脉搏75次/分，呼吸23次/分，血压116/80 mmHg，神清，面部无表情，言语不清，不断进行重复，近记忆力尚可；眼球各向运动迟钝，上下视及左右运动均查，无眼震；颈部肌张力高，转头检查不能配合，四肢肌张力呈齿轮样增高，四肢肌力V级，双上肢腱反射活跃（+++）；双下肢腱反射亢进（+++），双侧巴宾斯基征（+）。左侧指鼻试验稳准，右侧指鼻试验欠稳准，双手轮替运动笨拙，双侧跟膝胫试验不配合，龙伯格征（+）。双上肢无摆臂。

思考与操作：

（1）请思考：巴宾斯基征阳性提示什么临床意义？

（2）请完成：按步骤完成病理反射检查。

（3）请分析：患者的病理反射检查哪些属于异常结果？

（4）请处理：病理反射检查过程中患者突然出现呕吐情况，护士应该如何处理？

【目的】

通过神经系统评估病理反射阳性体征。

【操作程序】

1. 操作前准备

（1）环境准备：环境安静、温度适宜、光线充足，保护患者隐私（必要时用屏风遮挡）。

（2）患者准备：患者仰卧位，双上肢自然垂直置于躯干两侧，双下肢自然伸直，保持对称的体位。

（3）护士准备：仪表端庄，着装整洁（衣、帽、鞋），洗手，戴口罩。

（4）物品准备：棉签、手部消毒液、屏风（必要时）。

2. 操作步骤

（1）核对：核对患者，解释操作目的和要求。

（2）检查

1）巴宾斯基征检查：帮助患者采取仰卧位，下肢伸直或略屈曲位，注意保暖。护士以左手握其踝部或足跟处，右手用棉签由足跟沿足掌外缘由后向前划至第 5 足跖趾关节，再向内划向拇趾基底部。拇趾呈缓慢而强直地背屈，其余四趾呈扇形散开者，则为阳性（口述）。

2）奥本海姆征检查：帮助患者采取仰卧位。护士弯曲拇指和示指，沿患者胫骨前缘用力自上而下滑压，阳性反应同巴宾斯基征（口述）。

3）戈登征检查：帮助患者采取仰卧位。护士用拇指和其余四指挤压患者的腓肠肌，阳性反应同巴宾斯基征（口述）。

4）查多克征检查：帮助患者采取仰卧位。护士用棉签从患者外踝下方向前划至足背外侧，阳性反应同巴宾斯基征（口述）。

5）霍夫曼征检查：帮助患者采取仰卧位。护士以左手握住患者腕部，右手的示、中指挟住患者的中指末节，并使其背屈。护士以右手拇指迅速地轻弹患者的中指指甲，如患者拇指出现内收掌屈，其余四指也呈掌屈者，则为阳性（口述）。

（3）协助患者整理衣裤，感谢患者的配合。

（4）告知患者检查结果及注意事项。

（5）整理用物，洗手，记录。

3. 操作后评价

（1）各项操作的注意事项，操作的关键点。

（2）操作过程中沟通恰当有效，尊重患者知情权和隐私权

（3）检查过程操作熟练，动作轻柔，无内容重复、颠倒和遗漏。

【注意事项】

1. 注意避免患者精神过度紧张或注意力过于集中在检查位置。
2. 用力适当，不可过强或过弱，以不引起疼痛但有一定压力为宜。
3. 检查过程中注意患者足部保暖，寒冷环境下不易引出锥体束征。
4. 检查时应当注意刺激部位，刺激患者足底外侧缘最易引出阳性表现。
5. 正常 1 岁 ~1 岁半的小儿，因锥体束发育尚未完善，也可出现病理反射，不属于

病理性。

【知识链接】

对无法应用巴宾斯基征检查方法检查的合并有下肢骨折石膏固定，足踝部或足底部创伤的颅脑损伤患者，可以采用压甲反射检查。压甲反射检查的具体实施方法和阳、阴性判断标准为：患者双下肢自然伸直，护士用拇指指甲持续压迫患者第二趾甲根部，压迫过程中患者拇趾强直性背屈视为阳性，拇趾跖屈或无反应视为阴性。

【操作考核评分标准】

病理反射检查考核评分标准列于表 2-22-1 至表 2-22-5。

表 2-22-1　巴宾斯基征检查操作考核评分标准

年 / 班级：　　　　　　学号：　　　　　　姓名：　　　　　　得分：

项目	内容	分值	评分等级				得分
			A ×1.0	B ×0.8	C ×0.6	D ×0.4	
操作前（20 分）	环境准备	5					
	患者准备	5					
	护士准备	5					
	物品准备	5					
操作中（60 分）	核对及解释	5					
	护士站位正确	5					
	检查前注意患者足部保暖	10					
	帮助患者采取正确体位、姿势	10					
	Babinski 征检查手法正确、动作规范	10					
	双侧检查	10					
	口述阳性表现	10					
操作后（10 分）	操作熟练，动作轻柔	5					
	患者了解检查结果	5					
人文关怀（10 分）	全程关爱患者，尊重患者隐私	5					
	全程与患者保持有效沟通，对患者有耐心	5					

表 2-22-2 奥本海姆征检查操作考核评分标准

年 / 班级： 学号： 姓名： 得分：

项目	内容	分值	评分等级				得分
			A ×1.0	B ×0.8	C ×0.6	D ×0.4	
操作前（20 分）	环境准备	5					
	患者准备	5					
	护士准备	5					
	物品准备	5					
操作中（60 分）	核对及解释	5					
	护士站位正确	5					
	检查前注意患者足部保暖	10					
	帮助患者采取正确体位、姿势	10					
	奥本海姆征检查手法正确、动作规范	10					
	双侧检查	10					
	口述阳性表现	10					
操作后（10 分）	操作熟练，动作轻柔	5					
	患者了解检查结果	5					
人文关怀（10 分）	全程关爱患者，尊重患者隐私	5					
	全程与患者保持有效沟通，对患者有耐心	5					

表 2-22-3 戈登征检查操作考核评分标准

年 / 班级： 学号： 姓名： 得分：

项目	内容	分值	评分等级				得分
			A ×1.0	B ×0.8	C ×0.6	D ×0.4	
操作前（20 分）	环境准备	5					
	患者准备	5					
	护士准备	5					
	物品准备	5					
操作中（60 分）	核对及解释	5					
	护士站位正确	5					
	检查前注意患者足部保暖	10					
	帮助患者采取正确体位、姿势	10					
	戈登征检查手法正确、动作规范	10					
	双侧检查	10					
	口述阳性表现	10					

续表

项目	内容	分值	评分等级				得分
			A ×1.0	B ×0.8	C ×0.6	D ×0.4	
操作后（10分）	操作熟练，动作轻柔	5					
	患者了解检查结果	5					
人文关怀（10分）	全程关爱患者，尊重患者隐私	5					
	全程与患者保持有效沟通，对患者有耐心	5					

表 2-22-4　查多克征检查操作考核评分标准

年/班级：　　　　学号：　　　　姓名：　　　　得分：

项目	内容	分值	评分等级				得分
			A ×1.0	B ×0.8	C ×0.6	D ×0.4	
操作前（20分）	环境准备	5					
	患者准备	5					
	护士准备	5					
	物品准备	5					
操作中（60分）	核对及解释	5					
	护士站位正确	5					
	检查前注意患者足部保暖	10					
	帮助患者采取正确体位、姿势	10					
	查多克征检查手法正确、动作规范	10					
	双侧检查	10					
	口述阳性表现	10					
操作后（10分）	操作熟练，动作轻柔	5					
	患者了解检查结果	5					
人文关怀（10分）	全程关爱患者，尊重患者隐私	5					
	全程与患者保持有效沟通，对患者有耐心	5					

表 2-22-5　霍夫曼征检查操作考核评分标准

年 / 班级：　　　　　　学号：　　　　　　姓名：　　　　　　得分：

项目	内容	分值	评分等级				得分
			A ×1.0	B ×0.8	C ×0.6	D ×0.4	
操作前（20 分）	环境准备	5					
	患者准备	5					
	护士准备	5					
	物品准备	5					
操作中（60 分）	核对及解释	5					
	护士站位正确	5					
	帮助患者采取适当体位	5					
	检查部位正确	10					
	检查双侧反射	10					
	口述阳性表现	10					
	阳性指征不明显时的处理	10					
	协助患者整理衣裤、记录、洗手	5					
操作后（10 分）	操作熟练，动作轻柔	5					
	患者了解检查结果	5					
人文关怀（10 分）	全程关爱患者，尊重患者隐私	5					
	全程与患者保持有效沟通，对患者有耐心	5					

（赵雅宁）

二十三、脑膜刺激征检查技术

脑膜刺激征指脑膜及脑膜邻近器官发生病变波及脑膜时，脊神经根受到刺激导致其支配的肌肉发生反射性痉挛，当这些肌群被牵拉就会出现防御性反应，从而出现的一系列阳性体征。脑膜刺激征包括颈强直、克尼格征、布鲁津斯基征。

实 训 目 标

通过本项技术操作规程的学习，学生能够：

1. 掌握脑膜刺激征检查的评估技术及流程。
2. 解释脑膜刺激征检查时患者阳性表现的临床意义。
3. 运用所学脑膜刺激征检查的方法对患者进行检查。
4. 遵循医德规范及医学伦理原则，关爱患者，尊重患者隐私。

【临床情景】

患者，王某，女，65岁，主诉“间断发热，头痛、呕吐6天”就诊。以“发热、头痛待查：脑膜炎？”收入院。患者于2个月前劳累后出现间断发热，多在午后，伴有头痛，放电样疼痛，左侧明显，至社区医院就诊，体温38.3 ℃，伴畏寒、乏力、盗汗、发热时全身酸痛。给予头孢类抗生素控制感染和柴胡、复方阿司匹林退热治疗，效果不明显。为寻求进一步诊断入我院，入院体格检查：体温38.2 ℃，脉搏98次/分，呼吸20次/分，血压110/70 mmHg。神志清楚，双瞳孔等大等圆，对光反射敏感。颅神经阴性，四肢肌力5级，颈项强直（++），双侧克尼格征（+），双侧布鲁津斯基征（+）。

思考与操作：

（1）请思考：什么是脑膜刺激征？

（2）请完成：按步骤完成患者的脑膜刺激征检查。

（3）请分析：哪些症状属于脑膜刺激征？

（4）请处理：脑膜刺激征检查过程中患者出现呕吐反应，护士应该如何处理？

【目的】

检查脑膜刺激征。

【操作程序】

1. 操作前准备

（1）环境准备：环境安静、温度适宜、光线充足，保护患者隐私（必要时用屏风遮挡）。

（2）患者准备：患者仰卧位，双下肢自然伸直，双上肢放于躯干两侧，保持对称体位，均匀呼吸。

（3）护士准备：仪表端庄，着装整洁（衣、帽、鞋），洗手，戴口罩。

（4）物品准备：手部消毒液、屏风（必要时）。

2. 操作步骤

（1）核对：核对患者，解释操作目的和要求。

（2）检查

1）颈强直检查：帮助患者去枕仰卧，护士右手置于患者胸前轻按，左手左右旋转患者头部，询问患者有无疼痛，左手轻轻托起患者枕部，屈颈动作重复1~2次，若患者颈有抵抗和出现后颈部疼痛者称为阳性（口述）。

2）克尼格征检查：辅助患者仰卧位，护士站在患者右侧，护士以左手固定患者右侧膝关节，右手扶持患者右侧足跟部，使髋关节、膝关节均屈曲90°，缓慢地抬高右手，使患者小腿上升。以同样的方法检查患者左侧。如双侧腘窝处大小腿间的夹角未超过135°即引起抵抗，以及大腿后侧和腘窝处出现疼痛者称为阳性（口述）。

3）布鲁津斯基征检查：帮助患者采取仰卧位，下肢自然伸直，护士站在患者右侧，护士右手置于患者胸前轻按，左手轻轻托起患者枕部，屈颈动作重复1~2次，若双侧髋关节和膝关节同时屈曲称为阳性（口述）。

（3）协助患者整理衣裤，感谢患者的配合。
（4）告知患者检查结果。
（5）整理用物，洗手，记录。

3. **操作后评价**

（1）各项操作的注意事项，操作的关键点。
（2）操作过程中沟通恰当有效，尊重患者知情权和隐私权。
（3）检查过程操作熟练，动作轻柔，无内容重复、颠倒和遗漏。

【注意事项】

1. 检查颈强直时应首先排除颈部肌肉或椎体病变。
2. 密切观察生命体征及神志瞳孔的变化。
3. 检查克尼格征时应两侧对比检查。
4. 如果出现颅高压征象及时通知医生，并做好准备工作。
5. 如果出现呕吐时及时将头转向一边，注意保持呼吸道通畅。

【知识链接】

脑膜刺激征是脑膜、脊膜和神经根遭受刺激性损害时，所致的一组临床综合征。发病机制为：脑膜、脊膜和神经根为颅内敏感结构，当其遭受刺激性损害，由其支配的相应肌群反射性痉挛产生一种防御性反射。颈肌主要接受颈丛（C_1~C_4）神经支配，根据这种解剖结构可知，脑膜炎或颅底病变、颈椎及颈神经根的一些病变都可以引起上述肌肉痉挛、出现颈强直，一般来说，其反应强度与疾病严重程度有关。此外，当颅内外疼觉敏感结构如颅内外血管、静脉窦、感觉神经、头皮、颅底部硬脊膜、颅骨受到牵拉、伸张、压迫或炎症刺激，痛觉主要经第Ⅴ、Ⅸ、Ⅹ脑神经、C_1~C_4脊神经及交感神经传递，因此在颈强直的同时，可产生全脑或局部的疼痛反应。

【操作考核评分标准】

脑膜刺激征检查操作考核评分标准列于表 2-23-1 至表 2-23-3。

表 2-23-1 颈强直检查操作考核评分标准

年 / 班级：　　　　学号：　　　　姓名：　　　　得分：

项目	内容	分值	评分等级				得分
			A ×1.0	B ×0.8	C ×0.6	D ×0.4	
操作前（20 分）	环境准备	5					
	患者准备	5					
	护士准备	5					
	物品准备	5					

续表

项目	内容	分值	评分等级				得分
			A ×1.0	B ×0.8	C ×0.6	D ×0.4	
操作中（60分）	核对及解释	5					
	护士站位	5					
	帮助患者采取适当体位	10					
	颈强直检查手法正确	10					
	双侧检查	10					
	口述患者的阳性反应	10					
	注意患者不良反应	5					
	协助患者整理衣裤、记录、洗手	5					
操作后（10分）	操作熟练，动作轻柔	5					
	患者了解检查结果	5					
人文关怀（10分）	全程关爱患者，尊重患者隐私	5					
	全程与患者保持有效沟通，对患者有耐心	5					

表 2-23-2　克尼格征检查操作考核评分标准

年 / 班级：　　　　　学号：　　　　　姓名：　　　　　得分：

项目	内容	分值	评分等级				得分
			A ×1.0	B ×0.8	C ×0.6	D ×0.4	
操作前（20分）	环境准备	5					
	患者准备	5					
	护士准备	5					
	物品准备	5					
操作中（60分）	核对及解释	5					
	护士站位	5					
	帮助患者采取适当体位	10					
	克尼格征检查手法正确	10					
	双侧检查	10					
	口述检查时患者的阳性反应	10					
	注意患者不良反应	5					
	协助患者整理衣裤、记录、洗手	5					
操作后（10分）	操作熟练，动作轻柔	5					
	患者了解检查结果	5					

续表

项目	内容	分值	评分等级				得分
			A ×1.0	B ×0.8	C ×0.6	D ×0.4	
人文关怀 （10分）	全程关爱患者，尊重患者隐私	5					
	全程与患者保持有效沟通，对患者有耐心	5					

表2-23-3　布鲁津斯基征检查操作考核评分标准

年/班级：　　　　　学号：　　　　　姓名：　　　　　得分：

项目	内容	分值	评分等级				得分
			A ×1.0	B ×0.8	C ×0.6	D ×0.4	
操作前 （20分）	环境准备	5					
	患者准备	5					
	护士准备	5					
	物品准备	5					
操作中 （60分）	核对及解释	5					
	护士站位	5					
	帮助患者采取适当体位	10					
	布鲁津斯基征检查手法正确	10					
	双侧检查	10					
	口述阳性反应	10					
	注意患者不良反应	5					
	协助患者整理衣裤、记录、洗手	5					
操作后 （10分）	操作熟练，动作轻柔	5					
	患者了解检查结果	5					
人文关怀 （10分）	全程关爱患者，尊重患者隐私	5					
	全程与患者保持有效沟通，对患者有耐心	5					

（赵雅宁　彭　通）

二十四、脊柱评估技术

脊椎是维持人体正常姿势、支持体重的重要支柱，也是躯体活动的枢纽，起着保护脊髓的重要作用。脊柱由7个颈椎、12个胸椎、5个腰椎、5个骶椎和4个尾椎组成。

脊椎病变主要表现为疼痛、姿势或者形态异常及活动受限。脊椎检查时，患者可取立位或坐位，按照视诊、触诊和叩诊的顺序进行。

实训目标

通过本项技术操作规程的学习，学生能够：

1. 掌握脊柱评估的流程与方法。
2. 解释脊柱评估过程中患者阳性表现的临床意义。
3. 运用脊柱评估方法评估脊柱的异常体征。
4. 遵循医德规范及医学伦理原则，关爱患者，尊重患者隐私。

【临床情景】

患者，李某，男，40岁，主诉“间歇性腰痛1年，加重伴右下肢放射疼4天”就诊，以“腰痛－腰椎间盘突出症 L4–5、L5–S1”收治入院。患者无既往病史。自述1年前无明显诱因出现右下肢疼痛麻木，晚间疼痛渐增，痛时如刀割火燎，并以蚁行感沿右下肢放射，在私人诊所予“腰痛宁胶囊，$VitB_1$、$VitB_{12}$ 肌内注射”未见好转，以后反复发作，腰部酸软疼痛，遇劳加重，卧则减轻。4天前，劳累过度，致腰痛加重，今日来我院，一般体格检查：体温 36.2 ℃，脉搏 76 次 / 分，呼吸 20 次 / 分，血压 140/90 mm/Hg。腰椎生理前突消失，腰椎轻度侧右弯畸形。X 线检查：L_4~L_5、L_5~S_1 椎间盘突出，L_3~L_4 椎体骨质增生。

思考与操作：

（1）请思考：脊柱评估检查都包括哪些项目？

（2）请完成：按步骤完成患者的脊柱评估。

（3）请分析：该患者的脊柱评估会出现哪些异常结果？

（4）请处理：脊柱评估过程中患者出现不配合，护士应该如何处理？

【目的】

通过脊柱评估发现异常体征。

【操作程序】

1. 操作前准备

（1）环境准备：环境安静、温度适宜、光线充足，保护患者隐私（必要时用屏风遮挡）。

（2）患者准备：根据检查需要，患者取卧位或坐位。

（3）护士准备：仪表端庄，着装整洁（衣、帽、鞋），洗手，戴口罩。

（4）物品准备：叩诊锤、手部消毒液、屏风（必要时）。

2. 操作步骤

（1）核对：核对患者，解释操作目的和要求。

（2）检查

1）检查脊柱弯曲度：帮助患者采取直立位，帮助患者脱下上衣，暴露至臀部，双足并拢，双臂自然下沉。护士从侧面视诊患者的脊柱有无前凸或后凸畸形。护士从背面视诊脊柱有无侧凸畸形或用手指沿脊柱棘突从上而下稍用力划压，使皮肤出现一条红色的充血线，以观察脊柱有无侧凸。

2）检查脊柱活动度：帮助患者采取直立位，帮助患者脱下上衣，暴露至臀部，双足并拢，双臂自然下沉。护士检查颈椎活动度时，嘱患者做前屈、后伸、左右侧弯及旋转等动作，观察颈椎活动有无受限，检查时应固定患者双肩，使躯干不参与运动。检查腰椎活动度时，嘱患者做前屈、后伸、左右侧弯及旋转等动作，观察腰椎活动有无受限。观察腰椎活动度时应固定患者臀部，使髋关节不参与运动。

3）触诊脊柱：帮助患者选取坐位。护士用右手拇指从枕骨粗隆自上而下逐个按压脊椎棘突及椎旁肌肉，询问有无压痛。正常情况下，每个棘突及椎旁肌肉均无压痛，提示压痛部位可能有病变，以第 7 颈椎棘突为标志计数病变椎体的位置。

4）叩诊脊柱：脊柱叩击痛的检查方法分为直接叩诊和间接叩诊两种方法。①直接叩击法是用叩诊锤或护士中指直接叩击每个脊椎棘突，询问有无疼痛，多用于胸椎和腰椎的检查。颈椎疾病，尤其是颈椎骨关节损伤时，因颈椎位置较深，一般不采用此方法检查。②间接叩击法是患者取端坐位，护士将左手掌置于患者头顶部，右手半握拳以小鱼际部位叩击左手背，询问有无疼痛。正常脊柱无叩击痛。

（3）告知患者检查结果。

（4）协助患者整理衣裤，感谢患者的配合。

（5）整理用物，洗手，记录。

3. 操作后评价

（1）各项操作的注意事项，操作的关键点。

（2）操作过程中沟通恰当有效，尊重患者知情权和隐私权

（3）检查过程操作熟练，动作轻柔，无内容重复、颠倒和遗漏。

【注意事项】

1. 检查开始前向患者自我介绍，取得患者信任，体现人文关怀。
2. 触诊的按压方向应当与骨面或骨突面垂直。
3. 查体时应以压痛部位为准，而不应以患者平时感到疼痛的部位为准。
4. 对患者脊柱弯曲度进行检查时注意用力适当，不要划破患者皮肤。
5. 注意脊柱可疑骨折或关节脱位时，避免检查活动度。
6. 叩诊力度要适宜，避免过大或过小。

【知识链接】

脊柱检查的几种特殊试验

1. 颈椎特殊试验

（1）Jackson 压头试验：患者取端坐位，护士双手重叠放在其头顶部，向下加压。如患者出现颈痛或上肢放射痛即为阳性。多见于颈椎病及颈椎间盘突出症。

（2）压颈试验：患者仰卧位，护士以双手指按压患者两侧颈动脉，如其颈部及上肢疼痛加重，为根性颈椎病，此乃因脑脊液回流不畅致蛛网膜下腔压力增高所致。此试验也常用于下肢坐骨神经痛患者的检查，颈部加压时若下肢症状加重，则提示其下肢的疼痛症状源于腰椎管内病变，即为根性坐骨神经痛。

2. 腰骶椎的特殊试验

（1）直腿抬高试验：患者仰卧位，双下肢平伸，护士一手握住患者踝部，一手置于大腿伸侧，分别做双侧直腿抬高动作，腰与大腿正常可达 80°~90°。若抬高不足 70°，且伴有下肢后侧的放射性疼痛，则为阳性。见于腰椎间盘突出症，也可见于单纯性坐骨神经痛。

（2）屈颈试验：患者仰卧，也可取端坐或直立位，检查者一手置于患者胸前，另一手置于枕后，缓慢、用力上抬其头部，使颈部前屈，若出现下肢放射痛，则为阳性。见于腰椎间盘突出症“根肩型”患者。其机制是曲颈时，硬脊膜上移，脊神经根被动牵扯，加重了突出的椎间盘对神经根的压迫，因而出现下肢的放射痛。

【操作考核评分标准】

脊椎评估操作考核评分标准列于表 2-24-1 至表 2-24-4。

表 2-24-1　脊柱弯曲度检查操作考核评分标准

年 / 班级：　　　　　　　　学号：　　　　　　　　姓名：　　　　　　　　得分：

项目	内容	分值	评分等级				得分
			A ×1.0	B ×0.8	C ×0.6	D ×0.4	
操作前（20 分）	环境准备	5					
	患者准备	5					
	护士准备	5					
	物品准备	5					
操作中（60 分）	核对及解释	5					
	脊柱弯曲度检查顺序正确	10					
	脊柱弯曲度检查部位准确	10					
	脊柱弯曲度检查手法准确	10					
	帮助患者取适当体位	5					
	患者皮肤无破损	10					
	口令指导患者配合工作	5					
	协助患者整理衣裤、记录、洗手	5					

续表

项目	内容	分值	评分等级				得分
			A ×1.0	B ×0.8	C ×0.6	D ×0.4	
操作后（10分）	操作熟练，动作轻柔	5					
	患者了解检查结果	5					
人文关怀（10分）	全程关爱患者，尊重患者隐私	5					
	全程与患者保持有效沟通，对患者有耐心	5					

表 2-24-2　脊柱活动度检查操作考核评分标准

年 / 班级：　　　　学号：　　　　姓名：　　　　得分：

项目	内容	分值	评分等级				得分
			A ×1.0	B ×0.8	C ×0.6	D ×0.4	
操作前（20分）	环境准备	5					
	患者准备	5					
	护士准备	5					
	物品准备	5					
操作中（60分）	核对及解释	5					
	帮助患者取适当体位	5					
	颈椎、腰椎检查顺序正确	10					
	颈椎、腰椎检查部位正确	10					
	颈椎检查时是否固定患者双肩	10					
	腰椎检查时是否固定患者臀部	10					
	口令指导患者配合工作	5					
	协助患者整理衣裤、记录、洗手	5					
操作后（10分）	操作熟练，动作轻柔	5					
	患者了解检查结果	5					
人文关怀（10分）	全程关爱患者，尊重患者隐私	5					
	全程与患者保持有效沟通，对患者有耐心	5					

表 2-24-3 脊柱触诊检查操作考核评分标准

年 / 班级： 学号： 姓名： 得分：

项目	内容	分值	评分等级				得分
			A ×1.0	B ×0.8	C ×0.6	D ×0.4	
操作前（20 分）	环境准备	5					
	患者准备	5					
	护士准备	5					
	物品准备	5					
操作中（60 分）	核对及解释	5					
	帮助患者取适当体位	5					
	脊柱触诊顺序正确	10					
	脊柱触诊部位准确	10					
	脊柱触诊手法准确	10					
	口述压痛部位	10					
	注意患者反应	5					
	协助患者整理衣裤、记录、洗手	5					
操作后（10 分）	操作熟练，动作轻柔	5					
	患者了解检查结果	5					
人文关怀（10 分）	全程关爱患者，尊重患者隐私	5					
	全程与患者保持有效沟通，对患者有耐心	5					

表 2-24-4 脊柱叩诊检查操作考核评分标准

年 / 班级： 学号： 姓名： 得分：

项目	内容	分值	评分等级				得分
			A ×1.0	B ×0.8	C ×0.6	D ×0.4	
操作前（20 分）	环境准备	5					
	患者准备	5					
	护士准备	5					
	物品准备	5					
操作中（60 分）	核对及解释	5					
	帮助患者取适当体位	5					
	脊柱叩诊部位正确	10					
	胸椎叩诊方法准确	10					
	颈椎叩诊方法准确	10					
	口述叩诊患者疼痛部位	10					
	注意患者反应	5					
	协助患者整理衣裤、记录、洗手	5					

续表

项目	内容	分值	评分等级				得分
			A ×1.0	B ×0.8	C ×0.6	D ×0.4	
操作后（10 分）	操作熟练，动作轻柔	5					
	患者了解检查结果	5					
人文关怀（10 分）	全程关爱患者，尊重患者隐私	5					
	全程与患者保持有效沟通，对患者有耐心	5					

（赵雅宁　彭　通）

二十五、头围测量技术

头围反映脑和颅骨的发育程度，头围和脑的生长和发育与神经系统的发育密切相关。因此，头围的测量对于监测身体生长发育及营养状况具有重要意义。头围测量主要包括：出生前孕妇超声产前检查，临床中高效、准确的超声产前头围检查能有助于降低胎儿出生缺陷率，对减轻家庭和社会经济、精神负担有着十分重要的意义；婴幼儿期大脑发育迅速，头围增长也很快，对于此阶段的头围测量是儿童保健工作者最基本的操作技术之一。本节主要介绍婴幼儿期的头围测量，测量工具为软尺，其具有定位容易、头围测量结果差异小、可信度高的特点。

实训目标

通过本项头围测量技术的学习，学生能够：

1. 复述头围测量方法及流程。
2. 解释头围测量的临床意义。
3. 运用头围测量工具，正确对婴幼儿头围进行评估，提供具有较高准确性和可信度的头围测量结果，为临床干预提供科学依据。
4. 在评估过程中能表现出良好的沟通交流技巧和对婴幼儿的责任心、爱心及同理心，注重婴幼儿的安全，防止坠床发生。

【临床情景】

患儿，壮壮，男，一周岁，因其夜间睡觉不安稳，哭闹频繁等症状，由其母抱来我院做体格检查，体温 36.9 ℃、脉搏 138 次 / 分、呼吸 28 次 / 分，医生查体发现患儿存在枕秃，四肢活动正常，诊断为维生素 D 缺乏早期，请你为该幼儿完成头围测量。

思考与操作：

1. 请思考：在头围测量过程中，应重点需要关注哪些重点内容？

2. 请完成：按照流程和步骤为患儿进行头围测量。

3. 请分析：哪些因素影响患儿的头围测量结果？头围的结果将提示存在哪些健康问题？

4. 请处理：测量过程中，患儿不配合该如何处理？

【目的】

1. 提供准确、可信度高的测量值，为临床对患儿生长发育和营养状况评估提供正确评价指标。

2. 为临床观察病情变化，提供计算依据。

3. 采取相应的预防措施，提高预防的有效性和护理质量。

4. 使患儿家属知晓头围测量意义及正常数值范围，并能积极配合预防和治疗。

【操作程序】

1. 操作前准备

（1）环境准备：环境安静安全、温湿度适宜、光线充足，必要时保护患儿隐私（必要时用窗帘或屏风遮挡）。

（2）患儿准备：患儿卧于床上，采取自主体位。

（3）护士准备：仪表端庄，着装整洁（衣、帽、鞋），洗手，戴口罩。

（4）物品准备：评估单、手部消毒液、清洁巾、软尺。

2. 操作步骤

（1）核对：核对患者，向患者/家属进行自我介绍，解释操作目的、意义及注意事项。

（2）铺巾：把清洁巾铺在床上，将患儿轻放于清洁巾上。

（3）摆放体位：脱去患儿帽子，由家属和助手协助将患儿手放于身体两侧。

（4）固定头部：助手协助固定幼儿头部使其不要摇动，如患儿哭闹家属可协助分散患儿注意力，便于护士进行头围的测量。

（5）固定零点：护士站在患儿右侧，用左手拇指将软尺零点固定于小儿头部一侧眉弓上缘。

（6）绕头一周：软尺紧贴头皮，绕枕后结节最高点及另一侧眉弓上缘回到零点。

（7）准确读数：读出头围 cm 数。

（8）协助患儿整理好衣物，整理床单位，感谢患儿及家属的配合。

（9）整理用物，洗手，记录。

3. 操作后评价

（1）测量过程操作熟练，动作轻柔，无内容重复、颠倒和遗漏。

（2）测量过程中注意保暖，对患儿有耐心，患儿无不适反应。

（3）测量过程中部位暴露适当，沟通恰当有效，注意保护患儿隐私。

【注意事项】

1. 测量开始前，核对患儿姓名、年龄、性别。

2. 礼貌接触，使用患儿及家属喜欢的称呼，缩短距离感。

3. 操作时要有家属在场，征得家属同意。

4. 整个测量过程中，护士动作轻柔，注意保护患儿头部，避免囟门受伤，操作者应注意观察患儿的反应，避免在患儿严重哭闹时进行。

5. 测量结果需要告知幼儿家属和临床医生。

6. 软尺注意要选取刻度值最小能精确到 0.1 cm，测量软尺每天与标准钢尺进行比对，差异超过 0.1 cm 立即更换。

7. 由两名不同操作者各测一次，结果取平均值。

【知识链接】

1. **头围的正常值** 0~3 岁婴幼儿头围增长发育规律：头颅的大小是以头围来衡量的，头围的增长与脑的发育有关。年龄愈小，头围增长速度愈快。正常新生儿出生时头围约 34 cm，第 1 个月增长最快，平均增长 2.8 cm；第 2 个月增长 1.9 cm；第 3 个月增长 1.4 cm，以后逐渐减慢，4~6 个月共增长 3.0 cm，7~9 个月共增长 2.0 cm，10~12 个月共增长 1.5 cm。生后第 1 年全年约增长 13 cm，第 2 年约增长 2 cm，第 3 年约增长 1 cm，可见婴儿期是脑发育最快的 1 年。定期监测婴幼儿的头围发育情况对婴幼儿的头围的正常发育很重要，婴幼儿期定期测量头围，可以及时发现头围过大或过小的异常现象。如果头围过大，要注意有无脑积水、佝偻病等疾病。头围过小常常伴有智能发育迟缓。婴幼儿头围增长过小的判定，一般男孩头围 1 岁时小于 43.6 cm、2 岁小于 45.6 cm、3 岁小于 46.8 cm；女孩 1 岁小于 42.6 cm、2 岁小于 44.6 cm、3 岁小于 45.6 cm 则认为头围过小。

2. **营养性佝偻病的诊断标准** 佝偻病的诊断是基于病史、体格检查和生化检测而得出，通过 X 线片确诊。但是仅凭生化检测指标既不能诊断营养性佝偻病也不能鉴别营养性佝偻病的原发因素是维生素 D 缺乏还是膳食钙缺乏。营养性佝偻病实验室检查特征为 25（OH）D、血清磷、血清钙和尿钙下降；血清甲状旁腺激素（parathyroid hormone，PTH）、碱性磷酸酶（alkaline phosphatase，ALP）和尿磷升高。临床常用血清总 ALP 水平作为营养性佝偻病诊断和筛查指标。

【操作考核评分标准】

头围测量操作考核评分标准列于表 2-25-1。

表 2-25-1 头围测量操作考核评分标准

年 / 班级： 学号： 姓名： 得分：

项目	内容	分值	评分等级				得分
			A ×1.0	B ×0.8	C ×0.6	D ×0.4	
操作前（20 分）	环境准备	5					
	患者准备	5					
	护士准备	5					
	物品准备	5					

续表

项目	内容	分值	评分等级				得分
			A ×1.0	B ×0.8	C ×0.6	D ×0.4	
操作中（55分）	核对	5					
	铺巾	5					
	摆放患者体位	5					
	固定头部	5					
	固定零点	5					
	绕头一周	5					
	准确读数	5					
	协助患者取舒适卧位	5					
	整理床单位	5					
	告知注意事项与预防措施	5					
	整理用物，洗手，记录	5					
操作后评价（15分）	评估过程熟悉、流畅	5					
	评估过程语言恰当、动作轻柔	5					
	告知医生评估结果	5					
人文关怀（10分）	保护患者头部免受挤压	5					
	避免在患者哭闹时测量	5					

（王艳东）

二十六、静脉血栓风险评估技术

静脉血栓栓塞症（venous thromboembolism，VTE）是以肺血栓栓塞症（pulmonary thrombo embolism，PTE）为主要临床类型的肺栓塞（pulmonary embolism，PE）和深静脉血栓形成（deep venous thrombosis，DVT）的合称，是综合医院内住院患者非预期死亡的重大原因。美国胸科医师学会（American College of Chest Physicians，ACCP）指南指出，要针对外科患者和内科患者分别使用相应的风险评估工具对患者进行 VTE 风险评估，根据不同风险程度采取不同的预防方案。本次实训以应用 Caprini 风险评估量表为例完成患者 VTE 风险评估。

实训目标

通过本项技术操作规程的学习，学生应能够：

1. 复述静脉血栓风险评估的方法及操作流程。

2. 解释静脉血栓评估的临床意义。

3. 运用静脉血栓风险评估量表，正确对患者实施评估，并判定对应的风险等级，为临床措施干预提供科学依据。

4. 在评估过程中能表现出良好的沟通交流技巧和对患者的责任心、爱心及同理心，注重保护患者隐私。

【临床情景】

患者，麦某，男，62 岁，主因“右下腹疼痛 2 天”急诊以“急性阑尾炎”收入院。体格检查：体温 38.4 ℃、脉搏 94 次 / 分、呼吸 20 次 / 分、血压 123/73 mmHg，急诊行阑尾切除术，术后患者精神状态、BMI 22.8，睡眠情况、饮食情况及大小便未见明显异常，四肢活动正常，双下肢无肿胀、无制动。今日晨交班，患者诉感觉右下肢稍有疼痛。既往史：1 个月前因“肺炎”于当地医院保守治疗，否认恶性肿瘤、高血压、糖尿病、冠心病、脑梗死、肾病等病史，否认药物、食物过敏史，否认外伤、手术史、血栓史及血栓家族史。

思考与操作：

1. 请思考：在评估过程中，需要重点评估哪些内容？

2. 请完成：为患者进行静脉血栓风险评估。

3. 请分析：如果评估错误，可能带来怎样的后果？

4. 请思考：护士发现患者右下肢小腿肿胀，认真评估并仔细交代注意事项。这一过程，体现了护士的什么精神？

【目的】

1. 筛选出高危人群。

2. 判断患者发生危险的程度，评估其存在的危险因素。

3. 采取相应的预防措施，提高预防的有效性和护理质量。

4. 使患者及家属知晓危险因素，并能积极配合预防和治疗。

【操作步骤】

1. 操作前准备

（1）环境准备：环境安静安全、温度适宜、光线充足，拉好隔帘（必要时使用窗帘或屏风遮挡）。

（2）患者准备：自然放松，取舒适卧位。

（3）护士准备：仪表端庄，着装整洁（衣、帽、鞋），洗手，戴口罩。

（4）物品准备：VTE 风险评估单、笔、软卷尺、手消毒液。

2. 操作步骤

（1）核对患者，向患者进行自我介绍，解释操作目的、意义及注意事项。

（2）评估：通过访谈、查看病历资料、查体的方式，依据 Caprini 风险评估量表（表 2-26-1）对患者进行高危风险因素、基本风险因素和附加风险因素评估。

1）查看患者病历资料：了解年龄、患者既往史（恶性肿瘤、大手术史、DVT/PE 病史）、家族史、近 1 个月有无手术史 / 手术时长及有无并发症、卒中史、外伤史、石膏固定史、卧床史及卧床时长、实验室检查情况（血常规、凝血四项等）、用药情况（pH、药物种类等）。

2）访谈

①护士站在患者的右侧，协助患者取平卧位或半坐卧位。

②询问患者目前感受、大便情况、近亲属中有无血栓病史及卒中史。

3）查体：观察液体管路使用情况、双上肢及双下肢是否肿胀，测量患者双上肢臂围、双下肢腿围。

①查看患者有无使用中心静脉通路、穿刺局部有无红肿或感染等情况，查看管路标识，了解置管日期。

②上臂周径测量：暴露患者双上肢，嘱患者伸直手臂，护士将右手示指、中指放在患者掌侧肘部，让患者屈臂再伸直，确定肘正中线、标记；确定肘正中线上、下 5 cm 处位置，标记。用软尺分别在相应位置处绕一圈，沿着软尺标记上线边沿位置，正确读数长度并记录。同样方法测量对侧并记录。

③下肢周径测量：嘱患者仰卧，双下肢自然伸直、放松，双手放在身体外侧，暴露患者双下肢，护士右手触摸患者膝关节，确定髌骨上缘和髌骨下缘中点并标记。分别以上述中点为起点开始测量 10 cm，确定髌骨上缘中点向上 10 cm 和髌骨下缘中点向下 10 cm 位置、标记。用软尺分别在相应位置处绕一圈，沿着软尺标记上线边沿位置，正确读数长度并记录。同样方法测量对侧并记录。

（3）协助患者整理衣裤、取舒适体位，整理床单位，感谢患者的配合。

（4）整理用物，洗手，记录。

3. 操作后评价

（1）评估及血栓预防指导过程中注意保暖，对患者有耐心，患者无不适反应；沟通恰当有效，注意保护患者隐私。

（2）评估过程操作熟练，动作轻柔，无内容重复、颠倒和遗漏。

（3）告知患者评估结果，对中度风险以上的患者采取防范措施，对于高风险患者，在床尾悬挂“防血栓”标识，指导患者和（或）家属采取合理、简单、有效的预防措施。

（4）皮尺放置位置准确，松紧适度。

（5）做好心理护理，消除紧张情绪。

【注意事项】

1. 评估开始前，核对患者床号、姓名。

2. 礼貌接触，使用患者及家属喜欢的称呼，缩短距离感。

3. 整个评估过程中，护士应注意观察患者的反应，询问其感受。

4. 评估结果需要告知患者和管床医生，与医生配合共同完成预防措施。

5. 测量时护士沿标记线平放皮尺，皮尺紧贴皮肤，松紧度以皮肤不产生夹挤褶皱为度。

【案例链接】

1. 血栓风险评估表

表 2-26-1　血栓风险因素评估（内 / 外科）及预防措施表

（基于 2009 年发表的 Caprini 血栓风险评估量表修订版）

科别：　　床号：　　姓名：　　性别：　　年龄：　　病案号：

入院日期　　手术类别　□急诊　□择期　□入院 24 小时内

	患者情况		
高危风险因素	如果评估为下列任何一项，直接采取推荐的预防方法：		
	择期下肢关节置换手术	5	
	髋骨盆或腿骨折（＜ 1 个月）	5	
	卒中（＜ 1 个月）	5	
	多发创伤（＜ 1 个月）	5	
	急性脊髓损伤（瘫痪）（＜ 1 个月）	5	
基基本风险因素	单选项，只选择下列一项作为基本风险因素得分		
	外科小手术	1	
	外科大手术（＞ 45 分钟）	2	
	关节镜手术	2	
	腹腔镜手术（＞ 45 分钟）	2	
	患者卧床时间＞ 72 小时	2	
	下肢石膏固定	2	
	中心静脉通路	2	
	外科大手术伴急性心肌梗死、充血性心力衰竭、严重的脓血症 / 严重的肺部疾病包括肺炎（＜ 1 个月）、肺功能异常感染	1	
	目前患者卧床休息	1	
附加风险因素	所有符合的项目求和作为附加因素得分		
	年龄 41~60 岁	1	
	以前动过外科大手术	1	
	怀孕或产后 1 个月内	1	
	静脉曲张	1	
	炎症性肠道疾病	1	
	下肢肿胀（现在）	1	
	肥胖（BMI ＞ 25）	1	
	服避孕药或激素替代疗法	1	
	年龄 60~74 岁	2	
	恶性肿瘤	2	
	不明原因胎死腹中史，反复自然流产（≥ 3）毒血症早产儿或生长受限婴儿	1	
	有 DVT/PE 病史	3	
	高凝状态（血栓形成倾向）	3	
	血栓家族史	3	
	≥ 75 岁	3	
分值合计：			

项目	各风险因素推荐预防方法
低危风险 1 分	评分 1 分采取的预防方法： 1. 无须特别措施 2. 尽早活动，进行主动 / 被动肢体活动
中危风险 2 分	评分 2 分采取的预防方法： 1. 进行主动 / 被动肢体活动 2. 充气压力泵或梯度压力袜或低剂量肝素（q12h）或低分子肝素
高危风险 3~4 分	评分 3~4 分采取的预防方法： 1. 进行主动 / 被动肢体活动 2. 梯度压力袜★和充气压力泵或低剂量肝素（q8h）或低分子肝素
超高危风险 5 分 / 5 分以上	评分 5 分或 5 分以上采取的预防方法： 1. 进行主动 / 被动肢体活动 2. 梯度压力袜★和充气压力泵◆（低剂量肝素或低分子肝素）或调整剂量肝素或低分子肝素 3. 口服抗凝剂

高危及以上风险患者每日评估

评估日期时间	分值	预防方法	签名

（1）评分 1 分提示轻度危险；评分 2 分提示中度危险；评分 3~4 分提示高度危险，评分≥ 5 分为超高危。

（2）患者入院初次评估后，应记录在基础护理落实记录单或护理记录单中；高度危险患者每天评估 1 次，中度危险患者每 3 天评估 1 次；轻度危险患者每周评估 1 次；病情变化时随时进行评估。

（3）中度危险及以上的患者采取防范措施；高度危险及以上患者于床尾悬挂“防血栓”标识，同时根据患者实际情况采取适当防范措施。

（4）梯度压力袜与其他预防方法联合使用比使用单独一种方法预防效果要更好。

（5）如果不宜使用充气压力泵（如腿部创伤等），可采取植入充气泵。

2. 案例分析

（1）静脉血栓风险级别诊断：评估总分为 3 分，属于高风险级别。

（2）判定依据

1）该患者无近 1 个月有无中风史、多发伤等高危风险因素，0 分。

2）基本风险因素项：该患者行“阑尾切除术”手术（外科小手术），1 分。

3）附加因素风险项：该患者年龄为 64 岁，评分为 2 分。

【知识链接】

1. 内科血栓风险评估量表

表 2-26-2　内科血栓风险评估量表（Padua 评估量表）

科别：　　床号：　　姓名：　　性别：　　年龄：　　病案号：

<table>
<tr><td colspan="6">入院日期　　　□入院 24 小时内</td></tr>
<tr><td>项目</td><td>患者情况</td><td>分值</td><td>评分</td><td>项目</td><td>各风险因素推荐预防方法</td></tr>
<tr><td rowspan="12">危险因素</td><td>活动性癌症 a</td><td>3</td><td></td><td rowspan="7">低危险＜ 4 分</td><td rowspan="7">评分＜ 4 分采取的预防方法：
1. 无须特别措施
2. 尽早活动，进行主动 / 被动肢体活动</td></tr>
<tr><td>既往 VTE 病史（不包含浅表性静脉血栓）b</td><td>3</td><td></td></tr>
<tr><td>活动减少 b</td><td>3</td><td></td></tr>
<tr><td>已知的易栓症 c</td><td>3</td><td></td></tr>
<tr><td>近期（1 个月）发生的创伤和（或）手术</td><td>2</td><td></td></tr>
<tr><td>年龄≥ 70 岁</td><td>1</td><td></td></tr>
<tr><td>心衰和（或）呼吸衰竭</td><td>1</td><td></td></tr>
<tr><td>急性心肌梗死或缺血性卒中</td><td>1</td><td></td><td rowspan="4">高危险≥ 4</td><td rowspan="4">评分≥ 4 分采取的预防方法：
1. 进行主动 / 被动肢体活动
2. 充气压力泵◆和梯度压力袜★或低剂量肝素或低分子肝素
3. 口服抗凝剂</td></tr>
<tr><td>急性感染和（或）风湿性疾病</td><td>1</td><td></td></tr>
<tr><td>肥胖（BMI ≥ 30 kg/m^2）</td><td>1</td><td></td></tr>
<tr><td>目前正在接受激素治疗</td><td>1</td><td></td></tr>
<tr><td>a 患有局部扩散或远处转移和（或）在近 6 个月内接受过放化疗
b 卧床至少 3 天（由于患者活动受限或遵医嘱）
c 遗传性抗凝血酶缺乏症、遗传性蛋白 c（pc）、蛋白 s（ps）缺乏症、因子（fvl）突变、凝血酶原 G2021A 突变，抗磷脂综合征</td><td></td><td></td><td colspan="2">存在高危及以上患者每日评估
<table><tr><td>评估日期时间</td><td>分值</td><td>预防方法</td><td>签名</td></tr><tr><td></td><td></td><td></td><td></td></tr><tr><td></td><td></td><td></td><td></td></tr><tr><td></td><td></td><td></td><td></td></tr><tr><td></td><td></td><td></td><td></td></tr></table></td></tr>
<tr><td>合计</td><td></td><td></td><td></td><td colspan="2"></td></tr>
</table>

（1）评分＜4 分提示低危风险；评分≥4 分高危风险。

（2）患者入院初次评估后，应记录在基础护理落实记录单或护理记录单中；高危风险患者每天评估一次，低危风险患者每周评估一次；病情变化时随时进行评估。

（3）高危风险的患者于床尾悬挂“防血栓”标识，同时根据患者实际情况采取适当防范措施。

（4）梯度压力袜与其他预防方法联合使用比使用单独一种方法预防效果要更好。

（5）如果不宜使用充气压力泵（如腿部创伤等），可采取植入充气泵。

2. 深静脉血栓形成（DVT）的风险评估量表

表 2-26-3　深静脉血栓形成（DVT）的风险因素评分（基于 Wells 评分）

科别：　　床号：　　姓名：　　性别：　　年龄：　　病案号：

<table>
<tr><td colspan="2">入院日期</td><td colspan="7">□入院 24 小时内</td></tr>
<tr><td>项目</td><td>患者情况</td><td>分值</td><td>评分</td><td>项目</td><td colspan="4">各风险因素推荐预防方法</td></tr>
<tr><td rowspan="10">危险因素</td><td>活动性癌症</td><td>1</td><td></td><td rowspan="3">低危风险≤0 分</td><td colspan="4" rowspan="3">评分≤0 分，采取的预防方法：
1. 无须特别措施
2. 尽早活动，进行主动 / 被动肢体活动</td></tr>
<tr><td>下肢瘫痪或近期下肢石膏固定</td><td>1</td><td></td></tr>
<tr><td>近期卧床＞3 天或近 4 周内接受过大手术</td><td>1</td><td></td></tr>
<tr><td>延深静脉走行的局部压痛</td><td>1</td><td></td><td rowspan="4">中危风险 1~2 分</td><td colspan="4" rowspan="4">评分 1~2 分采取的预防方法：
1. 进行主动 / 被动肢体活动
2. 充气压力泵或梯度压力袜或低剂量肝素（q12h）或低分子肝素</td></tr>
<tr><td>全下肢肿胀</td><td>1</td><td></td></tr>
<tr><td>与健侧相比，小腿周径增大＞3 cm</td><td>1</td><td></td></tr>
<tr><td>DVT 病史</td><td>1</td><td></td></tr>
<tr><td>凹陷性水肿</td><td>1</td><td></td><td rowspan="4">高危风险≥3 分</td><td colspan="4" rowspan="4">评分≥3 分采取的预防方法：
1. 进行主动 / 被动肢体活动
2. 梯度压力袜★和充气压力泵◆（低剂量肝素或低分子肝素）或调整剂量肝素或低分子肝素
3. 口服抗凝剂</td></tr>
<tr><td>浅静脉侧支循环（非静脉曲张）</td><td>1</td><td></td></tr>
<tr><td>可做出非 DVT 的其他诊断</td><td>−2</td><td></td></tr>
<tr><td rowspan="4"></td><td rowspan="4">注：总分为各项之和。临床可能性评价：≤0 为低度；1~2 分为中度；≥3 分为高度；若双侧下肢均有症状，以症状严重的一侧为准</td><td rowspan="4"></td><td rowspan="4"></td></tr>
<tr><td colspan="5">存在高危及以上患者每日评估</td></tr>
<tr><td colspan="2">评估日期时间</td><td>分值</td><td>预防方法</td><td>签名</td></tr>
<tr><td colspan="2"></td><td></td><td></td><td></td></tr>
<tr><td>合计</td><td></td><td></td><td></td><td colspan="2"></td><td></td><td></td><td></td></tr>
</table>

（1）评分≤0 分提示低危风险；评分在 1~2 分提示中危风险；评分≥3 分高危风险。

（2）患者入院初次评估后，应记录在基础护理落实记录单或护理记录单中；高度危险患者每天评估 1 次，中度危险患者每 3 天评估 1 次；轻度危险患者每周评估 1 次；病情变化时随时进行评估。

（3）中度危险及以上的患者采取防范措施；高度危险的患者于床尾悬挂“防血栓”标识，同时根据患者实际情况采取适当防范措施。

（4）梯度压力袜与其他预防方法联合使用比使用单独一种方法预防效果要更好。

（5）如果不宜使用充气压力泵（如腿部创伤等），可采取植入充气泵。

【操作考核评分标准】

血栓风险评估考核评分标准列于表 2-26-4。

表 2-26-4　静脉血栓风险评估技术考核评分标准

年 / 班级：　　　　学号：　　　　姓名：　　　　得分：

项目	内容	分值	评分等级				得分
			A ×1.0	B ×0.8	C ×0.6	D ×0.4	
操作前（20 分）	环境评估	5					
	患者准备	5					
	护士准备	5					
	物品准备	5					
操作中（55 分）	核对	5					
	查看患者病历资料	5					
	访谈	5					
	查看管路情况	5					
	上臂周径测量	5					
	下肢周静测量	10					
	协助患者取舒适卧位	5					
	整理床单位	5					
	告知注意事项与预防措施	5					
	整理用物，洗手，记录	5					
操作后评价（15 分）	评估过程熟悉、流畅	5					
	评估过程语言恰当、动作轻柔	5					
	告知医生评估结果	5					
人文关怀（10 分）	隐私保护	5					
	关注患者感受	5					

（王艳东）

二十七、跌倒 / 坠床风险评估技术

欧洲跌倒预防协作网（Prevention Falls Network Europe，ProFaNE）共同声明把跌倒

定义为“患者跌坐在地面、地板或一些更低的平面上的非预期事件”。意识不清、躁动不安，癫痫发作、不配合治疗的患者容易发生坠床。目前临床将跌倒 / 坠床风险评估作为常规的风险评估之一，跌倒 / 坠床风险评估工具包括 Morse 跌倒评估量表（Morse Fall Scale，MFS）、Hendrich II 跌倒因素模型量表（Hendrich II Fall risk Model，HFRM）、住院患者自我跌倒风险评估量表（Self-assessment of Fall Risk Questionnaire，SAFR）、跌倒 / 坠床评估表（霍普金斯大学版）等。本次实训介绍依据 Morse 跌倒评估量表对患者进行风险评估。

实训目标

通过本项技术操作常规的学习，学生能够：

1. 复述跌倒 / 坠床评估技术及流程。
2. 解释跌倒 / 坠床评估的临床意义。
3. 运用评估量表，正确对患者动态评估，并判定对应的风险等级，为临床措施干预提供科学依据。
4. 操作过程中能表现出良好的沟通交流技巧和对患者的责任心、爱心及同情心，注重患者隐私保护。

【临床情景】

患者，王某，女，75 岁，因“急性呼吸困难 5 天，加重伴不能平卧 1 天”从其他医院转入，带有中心静脉导管，临床诊断“胸腔积液、心包积液”。入院时体温 38.2 ℃，脉搏 114 次 / 分，呼吸 28 次 / 分，血压 150/90 mmHg。患者脑血栓后遗症双腿行动不便，平时上下床均需要他人协助，轮椅出入；既往服用降压药物约 15 年、降糖药物约 5 年，入院前 2 个月左右曾有 1 次家中跌倒经历。家属介绍，患者自脑血栓后容易健忘，曾多次重复吃药，脾气古怪，觉得自己能照顾自己，其实不然，曾多次跌倒。

思考与操作：

1. 请思考：护士在对该患者跌倒 / 坠床评估过程中，应重点评估哪些重点内容？
2. 请完成：按流程或步骤完成患者的跌倒 / 坠床评估。
3. 请分析：请思考该患者跌倒 / 坠床的风险级别如何？
4. 请处理：患者在入院第二天，局麻下行胸腔闭式引流术，在左侧腋中线第 6 肋间留有胸腔闭式引流管一枚，此时患者跌倒 / 坠床风险评估风险等级发生怎么的变化，你应当如何对家长进行宣教？

【目的】

1. 筛选出跌倒 / 坠床风险的高危险人群。
2. 判断跌倒 / 坠床风险发生的危险程度，明确跌倒 / 坠床风险存在的危险因素。
3. 进行健康教育，使患者及家属知晓危险因素，并能积极配合预防和治疗。

【操作程序】

1. 操作前准备

（1）环境准备：环境安静、安全、温度适宜、光线充足、明亮。

（2）患者准备：适当卧位，患者自然、放松，两手自然下垂；或护士协助给予保护性体位。

（3）护士准备：仪表端庄，着装整洁（衣、帽、鞋），洗手，戴口罩。

（4）物品准备：携带评估单、笔、手部消毒液、屏风（必要时）。

2. 操作步骤

（1）核对：核对患者，向患者进行自我介绍，解释评估的目的、意义以及注意事项。

（2）评估：通过查阅病历资料、访谈、观察等方法，依据 Morse 跌倒评估量表（表 2–27–1），对患者进行行走辅助、静脉输液或使用肝素锁 / 使用药物治疗、步态、认知状态、跌倒史、医学诊断共计 6 个方面的内容，具体如下：

1）查阅患者病历资料，了解患者意识状态、疾病诊断与用药情况（是否使用肝素帽或肝素类药物）、既往史、家族史、体重指数、血常规等实验室检查结果。

2）护士站在患者的右侧，协助患者取半坐卧位，目光和患者保持平视。

3）访谈：询问患者既往病史、目前的感觉、有无头晕 / 头痛 / 视物模糊 / 听力障碍 / 虚弱乏力、日常活动及生活自理情况、近 3 个月内有无跌倒 / 坠床史及原因、既往是否贫血、有无手术史、长期卧床史；是否按时服用药物、对医生治疗方案的知晓情况；对自身潜在风险的知晓情况等。

4）观察

①护士指导患者翻身、坐起，观察患者肢体活动情况、完成上述活动是否存在困难、是否需要辅助或他人协助。

②指导或协助患者下床，嘱患者行走穿过一个房间的距离，观察患者的步态（步长、步速、姿势是否自然协调，是否有虚弱步态、偏瘫步态、慌张步态、醉汉步态、剪刀步态、鸭行步态、跨越步态、公鸡步态）、是否需要辅助或他人协助。

③观察患者面色、神态和行为，评估患者是否存在忽略自身潜在风险、过于自信的行为。

5）向家属核实情况，询问是否需要补充。

（3）协助患者整理衣裤、取舒适体位，整理床单位，感谢患者的配合。

（4）整理用物，洗手，记录。

3. 操作后评价

（1）评估过程中对患者有耐心，患者无不适反应；沟通恰当有效，注意保护患者隐私。

（2）评估过程操作熟练，动作轻柔，无内容重复、颠倒和遗漏。

（3）告知患者评估结果，对于高风险患者，指导患者或家属采取合理、简单、有效的预防措施。

（4）做好心理护理，消除紧张情绪。

【注意事项】

1. 评估开始前，礼貌接触，使用患者及家属喜欢的称呼，缩短距离感。
2. 做好自我介绍，讲清楚自身职责。
3. 评估客观准确，提问时注意项目的时限性。
4. 注意询问患者使用药物情况，了解患者所用药物是否属于高风险药物。
5. 评估结果需要告知患者方和管床医生。

【案例链接】

1. 评估表

表 2-27-1 跌倒 / 坠床风险评估及护理措施表

科别： 床号： 姓名： 性别： 年龄： 病案号：

项目	相关因素	分值	评估日期与分值						
近三个月内跌倒史	无	0							
	有	25							
超过一个医学诊断	无	0							
	有	15							
使用行走辅助工具	不需要 / 卧床 / 护士辅助	0							
	拐杖 / 手杖 / 助行器	15							
	依扶家具行走	30							
静脉输液或使用肝素锁 / 使用药物治疗	无	0							
	有	20							
步态	正常 / 卧床休息 / 坐轮椅	0							
	虚弱乏力 / ≥ 65 岁 / 体位性低血压	10							
	功能障碍 / 残疾	20							
认知状态	量力而行 / 了解自己能力	0							
	高估自己能力 / 忘记自己受限制 / 意识障碍 / 躁动不安 / 沟通障碍 / 睡眠障碍	15							
首次评估日期	年 月 日	评估总得分							
家属签字：	护士签字：								
护理措施									
内容			日期						

续表

一般措施	1. 引导新入院患者熟悉病区环境，遵医嘱留家属陪伴，掌握家属离开时间和去向							
	2. 床头悬挂预防跌倒 / 坠床警示标识，严格交接班							
	3. 固定床脚轮、使用床挡，必要时限制患者活动，适当的保护性约束							
	4. 加强巡视，发现患者防护措施不到位及时采取相应的措施							
	5. 行动不便的患者使用助行器，患者如厕 / 洗漱有人陪同							
环境措施	1. 常用物品放在容易拿到处，保证床凳功能完好							
	2. 保证足够的光线与照明，清除病房、床旁及通道障碍，必要时应用楼道扶手等辅助支具							
	3. 保持病区地面清洁干燥，告知卫生间防滑措施							
健康告知	1. 指导患者渐进坐起、渐进下床的方法							
	2. 指导患者及家属正确用药，告知药物副作用及不良反应							
	3. 指导患者上下床、活动时使用轮椅的正确方法							
	4. 告知患者穿着大小合适便于活动衣裤，穿防滑鞋							
	5. 告知患者及家属现存的风险因素和预防措施							
	6. 告知患者床头灯、呼叫器及安全使用便器的方法							
其他	告知医生患者的情况							
护士签字：								

（1）上表根据 Morse 量表制定，总分 125 分。评分＞45 分确定为跌倒高风险，25~45 分为中度风险，＜25 分为低风险，得分越高表示跌倒 / 坠床风险越大。评估分值取其模块最高值。

（2）评估时机：患者入院 / 转科时；高度危险患者每天评估一次，中度危险患者每 3 天评估一次，轻度危险患者每周评估一次；患者第一次下床前、术后 0、1、4 天及病情变化时随时进行评估。

（3）根据患者实际情况采取适当预防措施，中度危险及以上患者将护理措施记录在护理记录单上，高度危险的于患者床尾悬挂“防跌倒 / 坠床”标识。

2. 案例分析

（1）跌倒 / 坠床风险级别诊断：评估总分为 115 分，属于高风险级别。

（2）诊断依据

1）跌倒史：入院前 2 个月左右曾有 1 次家中跌倒经历 25 分。

2）医学诊断：临床诊断“胸腔积液、心包积液”，既往规律使用降压药物约 15 年、降糖药物约 5 年，15 分。

3）行走辅助：患者脑血栓后遗症双腿行动不便，平时上下床均需要他人协助，30 分。

4）静脉输液或使用肝素锁 / 使用药物治疗：从其他医院转入，带有中心静脉导管，既往规律使用降压药物约 15 年、降糖药物约 5 年，20 分。

5）年龄：75 岁，10 分。

6）认知状态：患者自脑血栓后容易健忘，曾多次重复吃药，脾气古怪，觉得自己能照顾自己，其实不然，曾多次跌倒，15 分。

【知识链接】

跌倒 / 坠床评估工具

1. **国内评估工具**　由国内的学者根据跌倒的风险因素自行设计而成。具有代表性的有：夏文君等设计的住院患者跌倒危险因素评估表，包含生活自理能力、肢体活动能力、表达能力、睡眠、视力、辅助工具、跌倒史、药物共计 8 个模块的内容，每项 1 分，有一个项目不正常，就需要采取措施。黎瑞红等设计的住院患者评估表包含 12 个方面的内容，其中性别和年龄、下肢肌力、营养及辅助工具每项 1~3 分，平衡协调、下肢骨折、睡眠、慢性病、药物、跌倒史及陪护每项 1~2 分，分值越高，危险程度越高。可以看出，国内评估工具间项目内容、数量、分值等各方面没有一致性。且文献显示，大多数未见信效度检验。

2. **国外评估工具**　常用的有 Morse 跌倒评估量表（Morse Fall Scale，MFS）、Hendrich II 跌倒因素模型量表（Hendrich II Fall risk Model，HFRM）、住院患者自我跌倒风险评估量表（Self-assessment of Fall Risk Questionnaire，SAFR）、跌倒 / 坠床评估表（霍普金斯大学版）。学者认为，MFS 主要针对普通住院患者研制，其敏感性高、特异性低；当患者处于应激状态时，HFRM 较其他量表更为合适。

【操作考核评分标准】

跌倒 / 坠床风险评估考核评分标准列于表 2-27-2。

表 2-27-2　跌倒 / 坠床风险评估考核评分标准

年 / 班级：　　　　　学号：　　　　　姓名：　　　　　得分：

项目	内容	分值	评分等级				得分
			A ×1.0	B ×0.8	C ×0.6	D ×0.4	
操作前（20 分）	环境准备	5					
	患者准备	5					
	护士准备	5					
	物品准备	5					
操作中（55 分）	核对及解释	5					
	查阅病历资料	5					
	访谈	5					
	床上活动评估	5					
	下地行走评估	5					
	面色、神态与行为观察	5					
	协助患者取舒适体位	5					
	整理床单位	5					

续表

项目	内容	分值	评分等级				得分
			A ×1.0	B ×0.8	C ×0.6	D ×0.4	
	告知与注意事项交代	5					
	整理用物、洗手、记录	5					
	洗手	5					
操作后评价（15 分）	操作熟练，动作轻柔	5					
	评估过程中语言恰当	5					
	告知医生评估结果	5					
人文关怀（10 分）	隐私保护	5					
	关注患者感受	5					

（李晓庆　黄海玲）

二十八、压力性损伤风险评估技术

压力性损伤是指皮肤或皮下组织由于压力，或复合有剪切力或（和）摩擦力作用而发生在骨隆突处的局限性损伤，表现为发生在骨隆突处，或局部皮肤或皮下组织的局限性损伤。其工具包括 Braden Q 儿童压疮危险评估量表（Braden Q Pressure Ulcer Risk Assessment Scale，BQPURAS）、Braden 压疮风险评估量表（Braden Scale，BS）、Norton 压疮风险评估量表（Norton Pressure Ulcer Risk Assessment Scale，NPURAS）、Waterlow 压疮风险评估量表（Waterlow Pressure Ulcer Risk Assessment Scale，WPURAS）、压疮危险因素评估表（国内评分法），本次主要介绍 Braden 量表评分法。

实训目标

通过本项技术操作常规的学习，学生能够：

1. 复述压力性损伤的评估技术及流程。

2. 解释压力性损伤评估的临床意义。

3. 运用 Braden 压力性损伤评估量表，正确对患者实施评估，并判定对应的风险等级，为临床措施干预提供科学依据。

4. 操作过程中能表现出良好的沟通交流技巧和对患者的责任心、爱心及同情心，注重患者隐私保护。

【临床情景】

患者，李某，男，78 岁，因“高热合并呼吸困难 3 天”入院治疗，临床诊断“社区获得性肺炎”。入院时体温 39.2 ℃，脉搏 80 次 / 分，节律不齐，呼吸 22 次 / 分，血压

118/76 mmHg，既往脑梗死病史 5 年，右侧肢体偏瘫，无疼痛感，不能移动。卧床 2 年，几乎不下床活动，不能自主翻身，不能平卧，床头抬高 30°，患者大小便失禁，家属长期为患者使用纸尿裤，骶尾部皮肤发红，形体消瘦，小腿围 29 cm，皮肤潮湿，无弹性，反应迟钝，双下肢皮肤温低，末梢循环欠佳，脚趾甲床呈淡紫色。每日进食为既往的 1/3 量，床单每天需要更换大约 3 次。

思考与操作：

1. 请思考：护士在对该患者压力性损伤评估过程中，应重点评估哪些内容？

2. 请完成：按流程或步骤完成患者的压力性损伤评估。

3. 请分析：请思考该患者压力性损伤的风险级别如何？

4. 请思考：患者入院后第二天，如果护士交接班时该患者骶尾部皮肤出现小水疱，你该怎么处理？评估和护理过程护士应该从哪些方面表现对患者的关爱？

【目的】

1. 筛选出临床压力性损伤的高危险人群。

2. 判断压力性损伤的发生危险程度，明确压力性损伤存在的危险因素。

3. 进行健康教育，使患者及家属知晓危险因素，并能积极配合预防和治疗。

【操作程序】

1. 操作前准备

（1）环境准备：环境安静、安全、温度适宜、光线充足、明亮，保护患者隐私（必要时用窗帘或屏风遮挡）。

（2）患者准备：适当卧位，患者自然、放松，两手自然下垂；护士协助给予保护性体位。

（3）护士准备：仪表端庄，着装整洁（衣、帽、鞋），洗手，戴口罩。

（4）物品准备：评估单、一次性棉签、手部消毒液、屏风（必要时）、卷尺、记号笔。

2. 操作步骤

（1）核对：核对患者床号、姓名。

（2）介绍：向患者介绍自己的身份、姓名、接下来要做什么。

（3）解释：解释操作目的、意义和患者需要注意的事项，征得患者同意。

（4）感知能力（感觉）的评估

1）护士站在患者的右侧，协助患者取平卧位，嘱患者闭上眼睛。

2）用棉签轻触患者躯干及四肢皮肤，从上到下、左右对称检查，让患者陈述感觉。

3）对于感觉障碍者，需要进行痛觉的评估：护士右手手持大头针，用大头针的尖部均匀地轻划患者皮肤，让患者陈述感受和描述对应的位置。

4）检查时一般从感觉障碍区向正常部位移行，若感觉过敏，则由健侧向障碍区移行，注意左右两侧对比。观察患者反应：面部表情、肌肉收缩、躲避行为等情况。

5）检查患者主要全身骨隆处皮肤，观察是否存在压红、水疱、颜色加深、破溃、液波感等情况。主要的评估范围：全身及可能的受力点。（图 2-28-1 至图 2-28-5）

（2）潮湿的评估：主要通过询问危险因素和观察皮肤状态、接触皮肤床单位和衣物

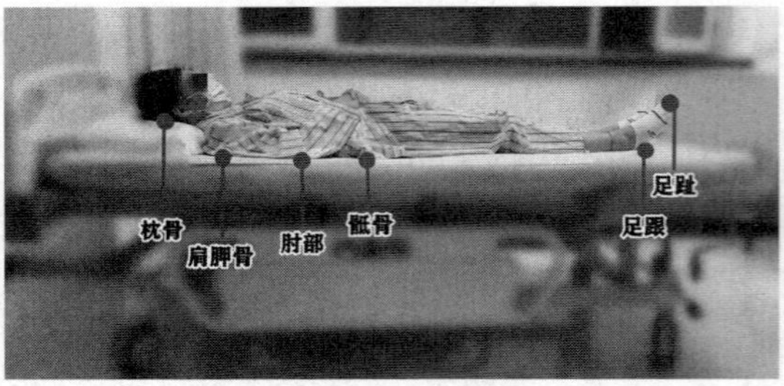

图 2-28-1　仰卧位受力点示意图

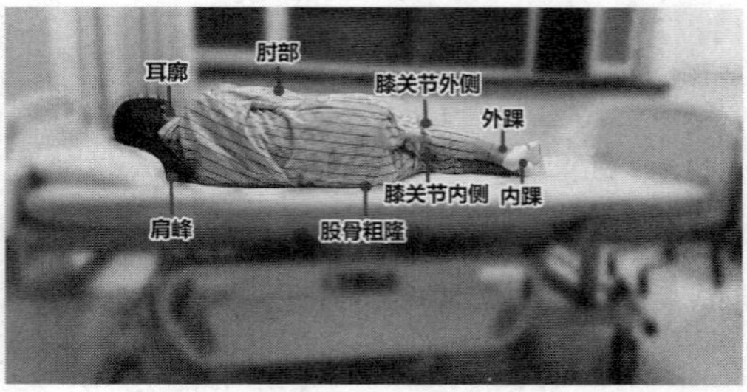

图 2-28-2　侧卧位受力点示意图

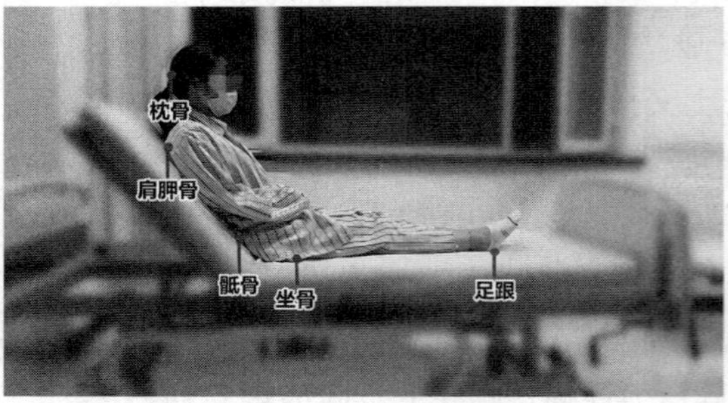

图 2-28-3　半坐卧位受力点示意图

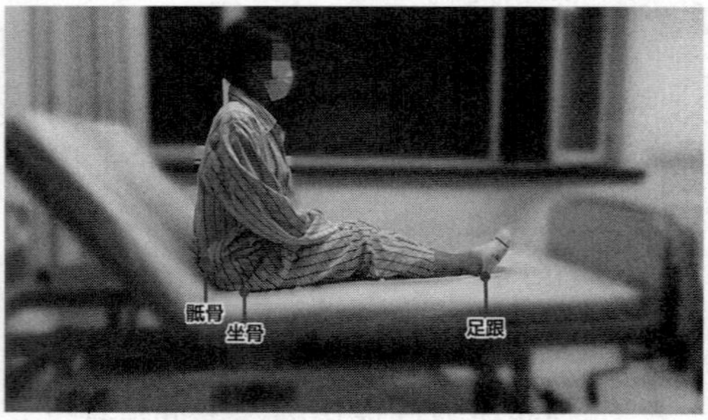

图 2-28-4　坐位受力点示意图

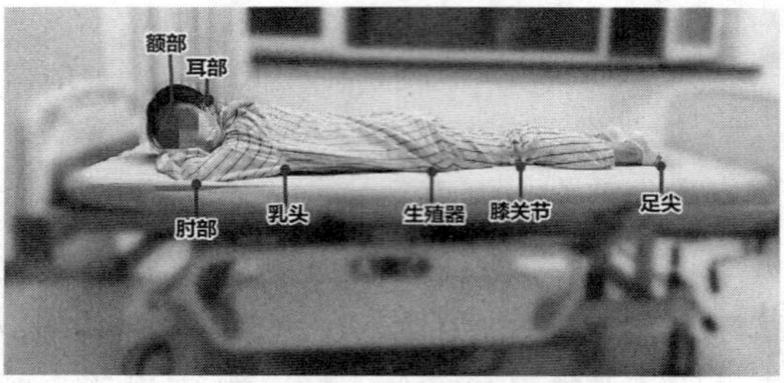

图 2-28-5　俯卧位受力点示意图

情况来判定。

1）询问患者是否存在发热、尿失禁等高危风险因素。

2）如患者存在上述情况，协助患者翻身，观察床单位用物和衣物等是否有汗液浸渍，护士自患者头部到脚部、从左侧到右侧触摸床单位用物和衣物潮湿程度，并询问潮湿出现的时间。

3）询问床单位用物、衣物更换的原因、间隔时间，并记录。

（3）活动能力的评估：询问患者日常活动方式的类型，包括：是否不能下地并仅限于床上卧位（限制卧位）；是否大部分时间在床上或坐椅上活动 / 可在他人帮助下坐轮椅活动或床上坐位（坐位）；是否每天自行或在他人帮助下下床行走次数≤ 2 次（偶尔床边下地行走）；每天自行或在他人帮助下下床行走次数＞ 2 次（经常行走）。

（4）移动能力的评估

1）护士站在患者右侧，协助患者取平卧位。

2）嘱患者移动四肢，观察其能否独立完成平移。嘱患者将双上肢平放于身体两侧，双脚支于床面，嘱其移动躯干，观察其能否将躯干左右、上下移动，并观察移动范围的大小。

3）协助患者平卧，嘱其在床上自行翻身和变换体位，查看能否自主翻身、能否保持坐位。

4）嘱其从床上挪至轮椅或椅子、嘱其站立、行走，观察患者是否能完成体位变换。

（5）营养的评估：详见相关章节。

（6）剪切力/摩擦力的评估：护士站在患者右侧，协助患者取平卧位。主要步骤同（4）。

1）询问患者头部、上肢、下肢、躯干是否可以离开床面；是否可以随意变换体位；是否可以下床活动；

2）观察其平移过程中四肢和床面之间有无空隙。

3）观察其躯干平移过程中躯干和床面之间有无空隙。

4）嘱患者取坐位，观察其能否独立保持良好体位、肢体能否自主移动、身体和接触面之间是否有摩擦、衣物是否有皱褶、管路和皮肤之间是否有压迫等。

（7）协助患者整理衣裤、取舒适体位，整理床单位，感谢患者的配合。

（8）整理用物，洗手，记录。

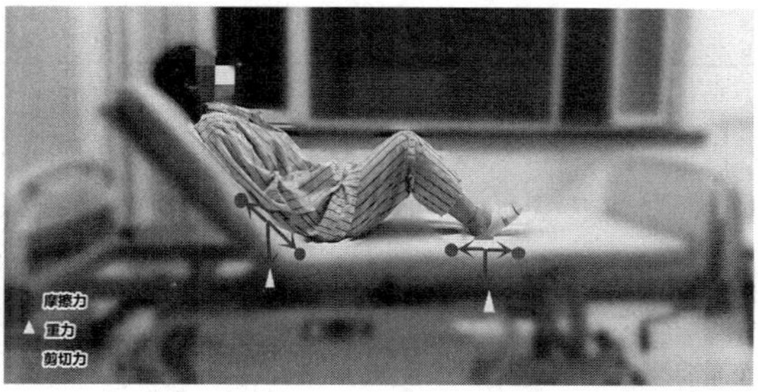

图 2-28-6　剪切力/摩擦力示意图

3. **操作后评价**

（1）评估过程中注意保暖，对患者有耐心，患者无不适反应；部位暴露适当，沟通恰当有效，注意保护患者隐私。

（2）评估过程操作熟练，动作轻柔，无内容重复、颠倒和遗漏。

（3）告知患者评估结果，对于高风险患者，指导患者和（或）家属采取合理、简单、有效的预防措施，告知患者和（或）家属体位变换的间隔时间、翻身的注意事项。

（4）做好心理护理，消除紧张情绪。

【注意事项】

1. 礼貌接触，使用患者及家属喜欢的称呼，缩短距离感。
2. 为避免干扰，需要保持环境安静。
3. 为避免主观或暗示作用，感觉评估时患者需要闭上眼睛。
4. 查体时要全面，避免遗漏。
5. 整个评估过程中，护士应动作轻柔，注意观察患者的反应，询问其感受。
6. 评估结果需要告知患者方和管床医生。

【案例链接】

1. 压力性损伤风险评估表

表 2-28-1 压力性损伤风险评估表

科别： 床号： 姓名： 性别： 年龄： 病案号：

评估内容	分值				评估日期与分值				
	1分	2分	3分	4分					
感觉	完全受限	非常受限	轻度受限	未受限					
潮湿	持续潮湿	潮湿	有时潮湿	很少潮湿					
活动度	限制卧床	坐位	偶可行走	经常行走					
移动力	完全无法移动	严重受限	轻度受限	不受限					
营养	非常差	可能缺乏	充足	丰富					
摩擦力 / 剪切力	有问题	可潜在问题	无明显问题	—					
首次评估日期： 年 月 日			评估总得分：						
家属签字：		护士签字：							

（1）评估时机：首次评估在患者入院、转入时，中间根据风险等级进行评估，一般高风险每天评估一次，中风险每 3 天一次，低风险每周一次，若病情变化需要随时评估。评估情况需要进行记录，分值和措施相对应。

（2）分值与风险等级：总分值 6~23 分，15~18 为低风险，13~14 为中风险，≤ 12 为高风险，＜ 9 分为极高风险。

2. 案例分析

（1）压力性损伤风险级别判定：评估总分为 7 分，属于高风险级别。

（2）判定依据

1）感觉的评估：脑梗死后遗症右侧肢体偏瘫无疼痛感，反应迟钝（极度受限，2 分）。

2）潮湿的评估：高热，大小便失禁，家属长期为患者使用纸尿裤，皮肤潮湿，床单每天需要更换大约 3 次（非常潮湿，1 分）。

3）活动力的评估：卧床 2 年，几乎不下床活动，不能自主翻身（非常受限，1 分）。

4）移动力的评估：右侧肢体不能移动（非常受限，1 分）。

5）营养的评估：形体消瘦，皮肤无弹性，小腿围 29 cm，每日进食 1/3 量（非常差，1 分）。

6）摩擦力 / 剪切力的评估：卧床，右侧肢体不能移动，不能平卧，床头抬高 30 度（有问题，1 分）。

【知识链接】

临床手术患者压力性损伤评估量表

1. 国外手术专科评估量表 2016 年，美国手术室注册护士协会推荐使用斯卡特触发点（Scott Triggers，ST）和蒙罗围术期压疮风险评估表（Munro Pressure Ulcer Risk

Assessment Scale for Perioperative Patients，MPURASPP）。

（1）Scott Triggers 工具包括 4 项高危因素：年龄≥ 62 岁、白蛋白< 3.5 g/L 或体重指数 19~40 kg/m²、麻醉分数> 3 级、手术时间> 3 小时，当患者满足任意两项及两项以上高危因素，即可判定为高风险患者。

（2）Munro 风险评估表由美国护理专家 Munro 研制，共包括 6 个条目，分别是活动度、营养状况（空腹时间）、体重指数、体重减轻状况、年龄、不利健康因素，总分 5~21 分，分值越高越容易产生 PI。

2. 国内手术患者 PI 相关评估量表

目前，主要有手术患者压疮风险因素评估表（魏革量表、钱维明量表）、肿瘤患者术中急性压疮风险评估表（王悦量表）等。但文献显示上述量表预测能力验证、信效度校验的研究结果尚未发布，并缺乏临床大样本的应用研究，且各自有所侧重。

【操作考核评分标准】

压力性损伤风险评估考核评分标准列于表 2-28-2。

表 2-28-2　压力性损伤风险评估技术考核评分标准

年 / 班级：　　　　　　学号：　　　　　　姓名：　　　　　　得分：

项目	内容	分值	评分等级				得分
			A ×1.0	B ×0.8	C ×0.6	D ×0.4	
操作前（20 分）	环境准备	5					
	患者准备	5					
	护士准备	5					
	物品准备	5					
操作中（55 分）	核对及解释	5					
	感觉能力评估	5					
	潮湿评估	5					
	活动能力评估	5					
	移动能力评估	5					
	营养状况评估	5					
	剪切力 / 摩擦力评估	5					
	协助患者取舒适卧位	5					
	整理床单位	5					
	告知注意事项与预防措施	5					
	整理用物，洗手，记录	5					
操作后评价（15 分）	评估过程熟悉、流畅	5					
	评估过程语言恰当、动作轻柔	5					
	告知医生评估结果	5					

续表

项目	内容	分值	评分等级				得分
			A ×1.0	B ×0.8	C ×0.6	D ×0.4	
人文关怀（10分）	隐私保护	5					
	关注患者感受	5					

（黄海玲）

二十九、烫伤风险评估技术

烫伤（scald）是一种由高热、电、化学物质、摩擦或者辐射导致的肉体或皮肤伤害。发生烫伤后，皮肤出现红、肿、热、痛、水疱，引发感染，甚至休克，不仅给患者带来身体伤害，也会加重经济负担，同时可能造成患者对医护人员的不满。故而，预见性烫伤护理显得尤为重要。文献显示，目前，有很多关于烫伤风险评估量表的研究，但尚未发布成熟的量表，各大医院根据实际情况制定适用临床的烫伤风险护埋评估单、烫伤的常见风险因素评估单、儿童烧烫伤简易风险评估单等。本次实训主要依据某医院自制的儿童烫伤简易风险表对小儿烫伤风险评估进行介绍。

实训目标

通过本项技术操作规程的学习，学生能够：

1. 复述烫伤风险的评估技术及流程。

2. 了解烫伤风险评估的临床意义。

3. 运用烫伤评估表，对患者正确实施评估，判定风险等级，为临床干预提供科学依据。

4. 操作过程中能表现出良好的沟通技巧和对患者的责任心、爱心及同理心，注重患者隐私保护。

【临床情景】

患儿，李某，男，4岁，因“腹痛、腹泻3小时”来院就诊。入院查体：患者神志清醒，精神差，口唇干燥，痛苦面容。体温38.8 ℃，脉搏136次/分，呼吸30次/分，血压80/55 mmHg。家属陈述：患儿于3小时前饮用存放在冰箱的冷饮后，出现恶心、腹痛，多次稀水样便，家属给患儿服用药物蒙脱石散后未见好转，逐渐出现烦躁不安、面色苍白等表现。入院后立即遵医嘱给予补液、消炎、纠正电解质紊乱等处置。家属将自备的热水袋放在患儿腹部热敷缓解其疼痛。目前，患者体温36.7 ℃，腹部疼痛减轻，活动自如，对床头电铃、床头桌上的热水壶等很感兴趣，反复按铃，试图打开热水壶，不听劝说，家属表示历来就是个小淘气，对其宠溺。

思考并操作：

1. 请思考：护士在对该患儿烫伤评估过程中，应重点评估哪些内容？

2. 请完成：按流程或步骤完成患儿的烫伤风险评估。

3. 请分析：该患儿的烫伤风险级别如何？

4. 请处理：患儿入院后第二天，如果护士交班时该患儿腹部皮肤出现小水疱，该怎么处理？评估和护理过程中护士应该从哪些方面表现对患儿的关爱？

【目的】

1. 筛选出临床烫伤高危险人群。

2. 判断烫伤的发生危险程度，明确烫伤存在的危险因素。

3. 进行健康教育，使患儿及家属知晓危险因素，并能积极配合预防和治疗。

【操作程序】

1. 操作前准备

（1）环境准备：环境安静、温度适宜、光线充足，保护患者隐私（必要时用窗帘或屏风遮挡）。

（2）患者准备：适当卧位，患儿自然、放松；护士协助给予保护性体位。

（3）护士准备：仪表端庄，着装整洁（衣、帽、鞋），洗手，戴口罩。

（4）物品准备：评估单、手部消毒液、屏风（必要时）。

2. 操作步骤

（1）核对：核对患者，向患者进行自我介绍，解释操作目的、意义及注意事项。

（2）评估：通过查看病历资料、访谈、观察的方法，依据小儿烫伤风险护理评估单（表 2-29-1）对患儿进行意识、活动能力、可触热源、热疗、其他情况 5 个方面的评估。

1）查阅患者病历资料，了解患儿年龄、意识、病情变化、是否使用镇静催眠药物、是否医嘱各种热疗。

2）护士站在患儿的右侧，协助患者取舒适体位，为患者测量体温。

3）访谈：询问家属患儿的精神状况、性格、是否听话、有无安全意识、是否发生过烫伤等意外事件及原因、是否给患儿使用热水袋、电热毯或频谱 / 激光 / 微波等热疗工具。

4）观察：查看床头桌是否固定；是否有暖壶、热水杯等且放在安全距离 / 高度；陪护或照护人员是否负责任、患儿是否使用保护性约束用具；热水袋、电热毯或频谱 / 激光 / 微波等热疗工具与患儿皮肤距离是否合适。

（3）协助患儿整理衣裤，取舒适体位，感谢患儿及家属的配合。

（4）告知患儿及家属评估结果及注意事项。

（5）整理用物，洗手，记录。

3. 操作后评价

（1）检查过程中注意保暖，对患儿有耐心，患儿无不适反应；部位暴露适当，沟通恰当有效，注意保护患儿隐私。

（2）评估过程操作熟练，动作轻柔，无内容重复、颠倒和遗漏。

（3）告知患儿及家属评估结果，对于高风险患者，指导患者和（或）家属采取合理、简单、有效的预防措施，告知家属使用热水袋、理疗设备的方法及注意事项。

（4）做好心理护理，消除紧张情绪。

【注意事项】

1. 评估开始前，礼貌接触，使用患儿及家属喜欢的称呼，缩短距离感。
2. 做好自我介绍，讲明白自身职责。
3. 详细解释：将要做什么，需要多长时间，对患者有何影响，需要其怎样配合。
4. 评估客观准确。
5. 整个评估过程中，护士应注意观察患儿的颜面部变化，询问其感受。
6. 评估结果需要告知患者和管床医生。

【案例链接】

1. 小儿烫伤风险护理评估单

表 2-29-1　小儿烫伤风险护理评估单

科别：　　床号：　　姓名：　　性别：　　年龄：　　病案号：

项目		分值	评估日期与分值						
意识	模糊	2							
	烦躁	2							
	嗜睡	1							
	使用镇静剂催眠剂	1							
活动能力	≥ 10 月，≤ 3 岁，初步行走	1							
	3~5 岁，活泼好动，但安全意识差	1							
可触热源	暖瓶	1							
	热水杯	1							
热疗	电热毯	1							
	热水袋	2							
	频谱仪器	2							
	激光仪器	2							
	微波理疗	2							
其他情况	低体温	2							
	用约束具	3							
	无陪护	4							

续表

<table>
<tr><td colspan="2" rowspan="2">项目</td><td rowspan="2">分值</td><td colspan="7">评估日期与分值</td></tr>
<tr><td></td><td></td><td></td><td></td><td></td><td></td><td></td></tr>
<tr><td colspan="3">评估总分</td><td></td><td></td><td></td><td></td><td></td><td></td><td></td></tr>
<tr><td colspan="3">危险等级</td><td></td><td></td><td></td><td></td><td></td><td></td><td></td></tr>
<tr><td rowspan="8">护理措施</td><td colspan="2">安全教育</td><td></td><td></td><td></td><td></td><td></td><td></td><td></td></tr>
<tr><td colspan="2">放置警示标识</td><td></td><td></td><td></td><td></td><td></td><td></td><td></td></tr>
<tr><td colspan="2">加强巡视，严密观察</td><td></td><td></td><td></td><td></td><td></td><td></td><td></td></tr>
<tr><td colspan="2">严格交接班</td><td></td><td></td><td></td><td></td><td></td><td></td><td></td></tr>
<tr><td colspan="2">预防感染</td><td></td><td></td><td></td><td></td><td></td><td></td><td></td></tr>
<tr><td colspan="2">严格执行操作规程</td><td></td><td></td><td></td><td></td><td></td><td></td><td></td></tr>
<tr><td colspan="2">营养支持</td><td></td><td></td><td></td><td></td><td></td><td></td><td></td></tr>
<tr><td colspan="2">家属参与</td><td></td><td></td><td></td><td></td><td></td><td></td><td></td></tr>
<tr><td colspan="3">效果评价</td><td></td><td></td><td></td><td></td><td></td><td></td><td></td></tr>
<tr><td colspan="3">护士签名</td><td></td><td></td><td></td><td></td><td></td><td></td><td></td></tr>
</table>

（1）评估时机：首次评估在患儿入院或转入 2 小时内评估，中间根据风险等级进行评估，一般高风险每天评估一次，中风险每 3 天评估一次，低风险每周一次，若发生病情变化需要随时评估。评估情况需要记录，分值和措施相对应。

（2）分值与风险等级：3~4 分为低风险，应做好烫伤宣教；5~6 分为中风险，应做好警示，每周评估一次；≥ 7 分为高风险，每天评估一次，如需热疗、病情及治疗情况变化时应立即评估，预防烫伤。

2. **案例分析**

（1）本案例中，患儿烫伤风险级别判定：总分为 7 分，属于烫伤高风险。

（2）判断依据

1）意识：患儿烦躁不安，2 分。

2）活动能力：历来就是个小淘气，对床头电铃、床头桌上的热水壶等很感兴趣，反复按铃，试图打开热水壶，1 分。

3）可触热源：试图打开热水壶，2 分。

4）热疗：家属为缓解患儿腹痛自行将热水袋放于患儿腹部，2 分。

5）其他情况：目前，体温 36.7 ℃，入住病房后患儿家属一直陪在身边看护，腹部疼痛减轻，活动自如，0 分。

【知识链接】

1. 导致烫伤的常见风险因素及急救处理原则

（1）导致烫伤的常见风险因素

1）意识模糊、温痛觉下降、视力障碍、部分生活不能自理。

2）患有阿尔茨海默病、帕金森病、糖尿病、脑中风偏瘫等。

3）设施、设备放置位置不合理。

4）热物理治疗仪器、药物热疗、热水袋等使用方法不正确。

5）对烫伤认知不足或无认知。

（2）烫伤的急救原则及处理原则

1）急救原则：迅速脱离致热源；对于中小面积Ⅱ度烧伤，应尽早实施冷疗，用冷水、冰水冲淋，浸泡或用冷敷料湿敷，以达到减轻组织损失、止痛的作用；根据具体情况，遵医嘱使用相关药膏涂抹治疗。

2）处理原则：①包扎疗法，创面清创之后，敷凡士林油纱，或应用一些新型敷料，如银离子等，促进组织生长、吸收脓液；②半暴露疗法，创面清创之后创面覆盖一层无菌纱布或人工敷料，适用于一些不需要包扎的药物或不适合包扎的部位。

【操作考核评分标准】

烫伤风险评估考核评分标准列于表 2-29-2。

表 2-29-2　烫伤风险评估考核评分标准

年 / 班级：　　学号：　　姓名：　　得分：

项目	内容	分值	评分等级				得分
			A ×1.0	B ×0.8	C ×0.6	D ×0.4	
操作前（20 分）	环境准备	5					
	患者准备	5					
	护士准备	5					
	物品准备	5					
操作中（55 分）	核对及解释	5					
	意识评估	15					
	活动能力评估	5					
	周围环境评估	5					
	其他情况评估	5					
	协助患者着装、取适当体位	5					
	整理床单位	5					
	告知与注意事项交代	5					
	整理用物、洗手、记录	5					
操作后评价（15 分）	操作熟练，动作轻柔	5					
	患者了解评估结果	5					
	告知医生评估结果	5					
人文关怀（10 分）	隐私保护	5					
	关注患者感受	5					

（罗文姿）

三十、日常生活活动能力评估技术

日常生活活动能力（activity of daily living，ADL）是人们为了维持生存及适应生存环境而每天必须反复进行的、最基本的、最具有共性的活动。

日常生活活动评定分为基础性日常生活活动（basic activities of daily living，BADL）和工具性日常生活活动（instrumental activities of daily living，IADL）。常用的BADL标准化量表包括：Barthel指数（Barthel Index，BI）、Katz日常生活能力指数（Katz Index，KI）、PULSES评定量表（PULSES Profile）、功能独立性评估（Functional Independence Measure，FIM）等。IADL评定包括：功能活动问卷（the functional activities questionary，FAQ）、快速残疾评定量表（rapid disability rating scale，RDRS）、功能状态指数（F指数）。其中，Barthel指数评定量表不但可以用来进行治疗前、后的功能状况的评定，而且可以预测治疗效果、住院时间及预后，临床应用广泛。本次实训主要介绍Barthel指数量表评分法的使用。

实训目标

通过本项技术操作规程的学习，学生能够：

1. 正确使用日常生活活动能力评估量表。
2. 解释日常生活活动能力评估的方法及临床意义。
3. 正确对患者实施评估，并判定对应的风险等级，为临床措施干预提供科学依据。
4. 遵循医德规范及医学伦理原则，关爱患者，减少意外事件的发生。

【临床情景】

患者，李某，男，75岁，因“双膝关节肿痛伴晨僵两月余，加重一周”，来院就诊。入院查体：体温36.3 ℃，脉搏66次/分，呼吸20次/分，血压135/75 mmHg，意识清醒，精神尚可，患者自述近两月余无明显诱因出现双下肢关节疼痛，活动困难，一周前受凉后疼痛加重，下床活动困难，需家人协助，上厕所不能自行蹲起，走几步路会出现关节疼痛无力，需要停下休息，近一月未下楼，门诊以“类风湿关节炎”收入院。护士观察：患者大小便未见明显异常，无大小便失禁；上肢活动自如，吃饭、洗脸、刷牙、刮胡子等均可自己完成，洗澡、如厕、行走、床旁转移、穿裤子等均需他人辅助。医嘱留陪护一人。

思考并操作：

1. 请思考：护士在进行日常生活活动能力评估时，应采用何种方式？
2. 请完成：按操作步骤对这位患者进行日常生活活动能力评估。
3. 请分析：患者的日常生活活动能力处于什么依赖程度？
4. 请处理：若护士交接班时发现患者独自下床活动，该怎么处理？从哪些方面对患者进行安全指导及心理疏导？

【目的】

1. 利用 Barthel 指数评估患者日常生活活动能力的依赖程度。

2. 明确患者的依赖程度，制订护理计划，提供相应的帮助。

3. 分析患者存在的危险因素，给予相应的安全指导，预防和减少意外发生。

【操作程序】

1. 操作前准备

（1）环境准备：环境安静、温度适宜、光线充足，保护患者隐私（必要时用屏风遮挡），必要时准备 ADL 评定室。

（2）患者准备：取坐位或根据实际情况取舒适体位。

（3）护士准备：仪表端庄，着装整洁（衣、帽、鞋），洗手，戴口罩。

（4）物品准备：Barthel 指数量表、笔、防护工具、屏风（必要时）、皮尺。

2. 操作步骤

（1）核对：核对患者床号、姓名。

（2）介绍：向患者介绍自己的身份、姓名。

（3）解释：告知患者即将进行的操作，解释操作目的和要求，取得配合。

（4）评估：使用 Barthel 指数量表，对患者进行基本生活自理能力的评估，包括：进食、洗澡、修饰、穿衣、大小便控制、如厕、床椅转移、平地行走、上下楼梯共计 10 个方面的内容，具体如下：

1）护士站在患者的右侧，协助患者取半坐卧位，护士目光和患者平视。

2）访谈：询问患者平时进食、洗澡、穿 / 脱衣（穿脱衣服、鞋袜，系鞋带、扣子，拉拉链）、洗漱、梳头 / 刮脸、如厕（擦净、整理衣裤、冲水）的完成方式、是否需要他人辅助及辅助程度（独立完成、部分依赖、极大部分依赖、完全依赖）、饮食的类型（半流食、流食、软食还是普食）、大小便是否受控制。

3）观察

①床椅转移：护士站在床右侧的中部位置，将椅子放在距床尾 45 cm 处，椅背和床尾平齐，座位指向床头，指导患者从床上转移到床旁椅，再指导其从床旁椅转移至床上，观察其是否需要辅助及依赖程度。

②平地行走：在楼道测量好 45 m 的一段距离，标记起始点，指导患者行走，观察其步长、步速、行走状态、是否需要辅助及依赖程度。

③上下楼梯：指导患者上下楼梯（约 8 个台阶），观察其是否需要辅助或他人协助及依赖程度。

4）核实：向家属核实患者情况，询问有无补充。

（5）整理用物，协助患者取舒适体位，感谢患者的配合。

（6）告知评估结果，交代注意事项。

（7）分类处理用物，洗手，记录。

3. 操作后评价

（1）评估过程中注意沟通，对患者有耐心，使用恰当的方式和语气与患者交流。

（2）评估过程中注意观察患者病情变化。

（3）评估过程要对量表熟悉掌握，保证评估内容无重复、颠倒和遗漏。

【注意事项】

1. 床椅转移、平地行走、上下楼梯评估需要根据患者活动能力情况安排。
2. 操作过程中，随时观察患者的病情变化，如病情加重或劳累、不耐烦，立即停止评估。
3. 注意沟通技巧，语言得体，通俗易懂。
4. 重复进行测评时应尽量在同一条件或环境下进行。
5. 注意保护患者隐私与安全，必要时加用防护工具，避免引起不良事件。

【案例链接】

1. Barthel 指数评估表

表 2-30-1　Barthel 指数评估量表

科别：　　床号：　　姓名：　　性别：　　年龄：　　病案号：

日常活动项目	完全独立	需部分帮助	需极大帮助	完全依赖	评估日期与分值		
进餐：只指用合适的餐具将食物由容器送到口中	10	5	0	—			
洗澡	5	0	—	—			
修饰：洗脸、刷牙、刮脸、梳头	5	0	—	—			
穿衣：穿脱衣服、鞋袜，系鞋带、扣子，拉拉链	10	5	0	—			
可控制大便	10	5	0	—			
可控制小便	10	5	0	—			
如厕（擦净、整理衣裤、冲水）	10	5	0	—			
床椅转移	15	10	5	0			
平地行走 45 米	15	10	5	0			
上下楼梯	10	5	0	—			
Barthel 指数总分：							
评估者签名：							

（1）评估时机：首次评估在患者入院、转科时；术后 0、1、4 天及患者日常生活活动出现变化时随时进行评估。

（2）分值：Barthel 指数量表根据是否需要帮助及帮助程度的多少将其分为 15、10、5、0 共 4 个等级，满分为 100 分。

（3）评分等级：

0 级 = 生活完全自理：100 分，日常生活活动能力良好，不需他人帮助。

Ⅰ级 = 轻度功能障碍：61~99 分，能独立完成部分日常活动，但需一定帮助。

Ⅱ级＝中度功能障碍：41~60分，需要极大帮助才能完成日常生活活动。

Ⅲ级＝重度功能障碍：0~40分，大部分日常生活活动不能完成或完全需人照料。

2. 案例分析

（1）患者日常生活活动能力等级判定：评估总分为55分，属于中度功能障碍。

（2）判定依据

1）进餐：可以自己吃饭，10分。

2）洗澡：双下肢活动困难，洗澡需要家人帮助，0分。

3）修饰：平时洗脸、刷牙、刮胡子等均自己独立完成，5分。

4）穿衣：上衣可自行穿戴，裤子、鞋袜需家人帮助，5分。

5）控制大、小便：患者意识清醒，未出现大、小便失禁，各10分。

6）如厕：下床活动困难，不能自行蹲起，需家人协助，5分。

7）床椅转移：双下肢疼痛，活动困难，平时上下床要靠家人搀扶，5分。

8）平地行走45 m：走几步路会出现关节疼痛无力，需要停下休息，需家人搀扶行走，5分。

9）上下楼梯：近一个月没下过楼，0分。

【知识链接】

1. 其他相关的评估工具

（1）Katz指数评定量表：由Katz等人在1959年设计制定，1976年再次修订并推广使用，适用于慢性疾病患者及老年人功能水平的客观评估。该评定量表可以随时间的变化描述患者疾病康复的功能状态，是疾病发病时评估患者功能水平、研究预后和治疗效果的有效工具，具有全过程性的特点。对于成人和儿童均可适用，应用范围广泛，但对其信效度的研究较少。

（2）功能独立性测评：由Carl Granger于1987年完成设计并应用于临床。有较好的信效度，并有大量数据证实，可靠性强，目前受到国际普遍认可。其设计原则是：对患者功能及独立生活能力的综合反映，观察动态变化，对于患者残疾严重程度进行评估和比较不同治疗方案，用于各阶段的治疗效果的评估。

【操作考核评分标准】

Barthel指数评估考核评分标准列于表2-30-2。

表2-30-2　Barthel指数评估量表考核评分标准

年/班级：　　　　学号：　　　　姓名：　　　　得分：

项目	内容	分值	评分等级				得分
			A ×1.0	B ×0.8	C ×0.6	D ×0.4	
操作前（20分）	环境准备	5					
	患者准备	5					
	护士准备	5					
	物品准备	5					

续表

项目	内容	分值	评分等级				得分
			A ×1.0	B ×0.8	C ×0.6	D ×0.4	
操作中（60分）	核对及解释	10					
	访谈内容准确	20					
	床椅转移观察	15					
	平地行走观察	10					
	上下楼梯观察	5					
	站位准确	10					
	协助患者取舒适体位	5					
	整体床单位	5					
	告知注意事项	5					
	整理用物、洗手、记录	5					
操作后（10分）	评估操作熟练，沟通动作有效	10					
操作后（10分）	全程关爱患者，尊重患者隐私	5					
	全程与患者保持有效沟通，对患者有耐心	5					

（白金鑫　黄海玲）

三十一、认知能力评估技术

认知能力（cognitive ability）是人脑加工、储存和提取信息的能力。知觉、记忆、注意、思维和想象的能力都被认为是认知能力。常用的认知能力评估量表有：轻度认知功能障碍（Mild Cognitive Impairment，MCL）、简易精神状态量表（Mini-Mentai State Examination，MMSE）、蒙特利尔认知评估量表（Montreal Cognitive Assessment，MoCA）、连线测验（Trail Making Test，TMT）、波士顿命名测试（Boston Naming Test，BNT）、临床痴呆评定量表（Clinical Dementia Rating，CDR）等。本次实训主要介绍利用蒙特利尔认知评估量表评分法。

实训目标

通过本项技术操作规程的学习，学生能够：

1. 掌握认知能力评估的内容、方法及技术操作流程。
2. 运用蒙特利尔认知评估量表对患者进行认知能力的评估。
3. 理解蒙特利尔认知评估量表运用到临床的意义。
4. 遵循医德规范，关爱患者，理解患者。

【临床情景】

患者，刘某，男，78 岁，退休干部，大专学历，因“记忆力减退一年余，加重两周”来院诊治。入院查体：体温 36.1 ℃，脉搏 62 次 / 分，呼吸 18 次 / 分，血压 112/65 mmHg。家属陈述：患者一年前出现记忆力下降，夜间呆坐，少言寡语，思维迟缓，可以进行简单的交流。近两周，记忆力下降明显：刚发生的事当时问他还记得，过一会再问已经完全不记得了，给予提醒也不能完全回忆，注意力不集中，找不到东西，不会计算，分不清时间、年月日，外出后不能自行回家，不知道自己住在什么地方。经测试：患者对于简短的语句可以复述，过长就会出现言语错乱，一分钟之内，只可以说出 8 组不同的动物或食物名称，数字只可以写出 0~5，只能画出简单的平面图形，不能对事情的发展进行推理，不能通过一个词举一反三，对于相似的物品不能归类，对于一些图片和文字的内容不能正确回答。

思考并操作：

（1）请思考：护士在对患者认知评估过程中，应重点评估哪些内容？

（2）请完成：按操作步骤对患者进行认知能力评估。

（3）请分析：患者的认知能力级别如何？

（4）请处理：若在巡视病房过程中，发现患者表情呆滞，自言自语，应如何处理？

【目的】

1. 利用蒙特利尔认知评估量表（MoCA）来评定患者的认知能力。

2. 明确患者的认知能力，找出现存和潜在的健康问题，制订护理计划。

3. 分析患者存在哪些认知障碍，给予相应的安全指导及康复锻炼。

【操作程序】

1. 操作前准备

（1）环境准备：环境安静、温度适宜、光线充足，保护患者隐私（必要时用屏风遮挡）。

（2）患者准备：舒适体位，自然放松；或者护士协助给予保护性体位。

（3）护士准备：仪表端庄，着装整洁（衣、帽、鞋），洗手，戴口罩。

（4）物品准备：蒙特利尔认知评估量表（MoCA）、笔、屏风（必要时）。

2. 操作步骤

（1）核对：正确核对患者床号、姓名。

（2）介绍：向患者及家属介绍自己的身份、姓名、接下来要做什么。

（3）解释：操作目的、意义和注意事项，征得患者同意。

（4）使用蒙特利尔认知评估量表（表 2–31–1）对患者进行视空间与执行功能、命名、记忆、注意、语言、抽象、延迟回忆、定向 8 个方面的评估。

1）护士站在患者的右侧，协助患者取半坐卧位，护士目光和患者平视，说话口齿清楚、声音响亮。

2）视空间与执行功能

①指导患者从 1—甲—2—乙—3—丙—4—丁—5—戊逐渐升高的顺序将数字和文字连城一条线，告知患者连线不可以交叉。观察患者：能否连接正确，如果连接错误，是

否能自行发现并立即改正。

②指导患者仔细观察表中的立方体，然后让患者在空白处画一个同样的图形，查看患者能否准确画出来，是否有缺陷。

③让患者在空白处画一个钟表，并在表盘上标出数字和指针，指示时间为 11 点 10 分。查看患者所画的钟表是否有缺陷，数字是否完整，有无区分指针、分针。

3）命名：指导患者观看评估表中的动物图片，询问患者三个图片中动物的名称，评估其回答是否正确。

4）记忆：护士以每秒钟 1 个词的速度连续说出 5 个词语，让患者复述这 5 个词，记录患者说出了哪些词。护士再重复上述操作一遍，让患者再次回答并记录，告诉患者一会儿还要让他回忆这些词。

5）注意

①护士说出 5 个数字，要求其复述这 5 个数字；然后，护士再说 3 个数字，嘱其倒着说出这 3 个数字，评估患者回答是否正确。

②护士朗读一组数字，告知患者只要听到"1"时就用手敲打一下桌子，观察患者能否敲对。

③计算题：嘱患者用 100 减去 7，得数再减 7，如此一直计算，直到护士喊停为止，记录患者一共答对的次数。

6）语言

①复述：护士对患者说一句话，待患者听清后，嘱其复述，患者回答完毕后，护士再说另一句话，再次让患者复述，评估其复述的完整性。

②流畅性：嘱患者任意说出不同的动物名称，记录其 1 分钟内说出动物名称数。

7）抽象：询问患者橘子和香蕉的共同点，不管患者回答对与错，都不要给出任何解释或说明，再分别说出两组词，让患者找共同点，记录患者说的答案。

8）延迟回忆：在未经提示的情况下，询问患者是否记得护士考察"记忆"时说过的 5 个词，记录患者的回答内容；给予患者分类提示或多选提示，询问患者能回忆起哪些词。

9）定向：询问患者今天是哪年、哪月、哪日、星期几，在哪个城市，现在在什么地方，评估患者是否回答正确。

（7）协助患者取舒适体位休息，整理床单位，感谢患者配合。

（8）告知患儿及家属评估结果及注意事项。

（9）分类处理用物，洗手，记录。

3. 操作后评价

（1）评估过程是否体现人文关怀，对患者耐心讲解。

（2）评估过程中操作语言通俗易懂，内容无重复、颠倒和遗漏。

（3）评估过程随时观察患者的病情变化。

【注意事项】

1. 对于视结构技能（立方体）评估时，只要是三维结构，所有线都存在，无多余的线，相对的边基本平行，长度基本一致（长方体或棱柱体）均算正确。

2. 评定过程中，语言要通俗易懂，避免因患者不理解指令导致失败。对于有认知或语言理解障碍的患者，动作示范或图示将有助于其理解所要做的动作。

3. 检查的环境及被试者的情绪及精神状态等均会对分值产生影响，尽量减小偏差。

4. 评估患者时，避免刻意引导患者，语速放慢，以免影响评估分值。

5. 评估时间不宜过长，以免引起患者情绪不满。

6. 操作过程中，随时观察患者的病情变化，如病情加重或劳累、不耐烦，立即停止评估。

7. 为保证评估的准确性，记忆和延迟记忆的中间步骤最好按照顺序进行。

【案例连接】

1. 蒙特利尔认知评估表

表 2-31-1　蒙特利尔认知评估量表（MoCA）

科别：　　床号：　　姓名：　　性别：　　年龄：　　病案号：

<table>
<tr><td></td><td colspan="2">连线</td><td colspan="2">复制立方体</td><td colspan="3">画钟表（11 时 10 分）</td><td>评分</td></tr>
<tr><td>视空间与执行能力</td><td colspan="2">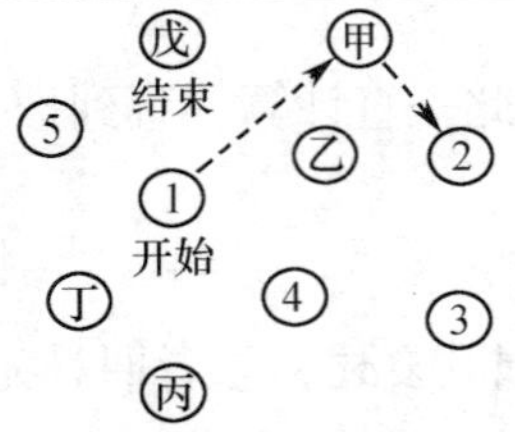
</td><td colspan="2">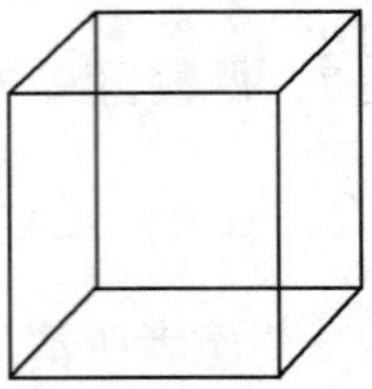</td><td>轮廓</td><td>数字</td><td>指针</td><td></td></tr>
<tr><td>命名</td><td colspan="7">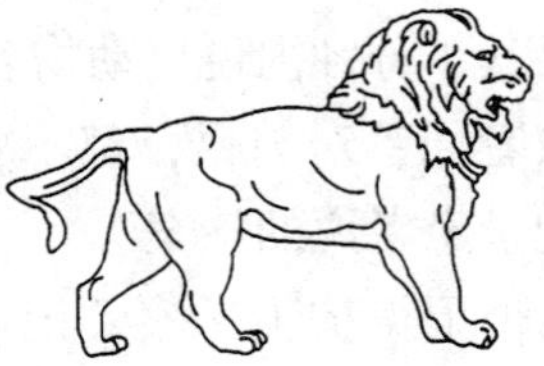 （　） 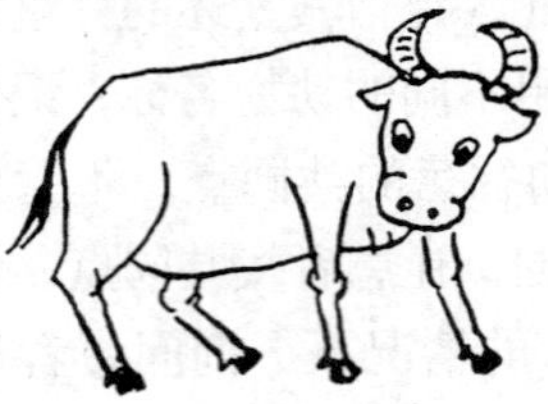 （　） 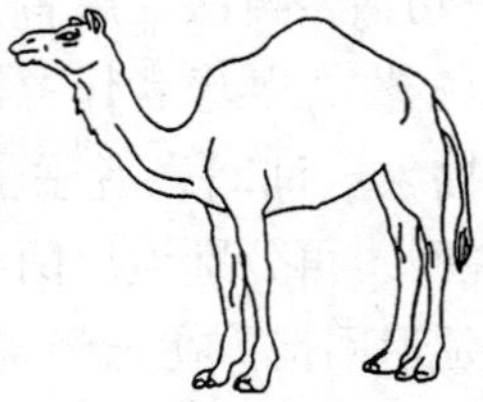 （　）</td><td></td></tr>
<tr><td rowspan="3">记忆</td><td rowspan="3" colspan="2">读出下列词语，患者复述 2 次，5 分钟后回忆</td><td>面孔</td><td>丝绸</td><td>宾馆</td><td>菊花</td><td>红色</td><td rowspan="3"></td></tr>
<tr><td></td><td></td><td></td><td></td><td></td></tr>
<tr><td></td><td></td><td></td><td></td><td></td></tr>
<tr><td rowspan="4">注意</td><td rowspan="2" colspan="2">读出下列数字，患者复述（每秒 1 个）</td><td>顺背</td><td colspan="4">21854</td><td></td></tr>
<tr><td>倒背</td><td colspan="4">742</td><td></td></tr>
<tr><td colspan="3">读出下列数字，读 1 时，患者敲打一下桌面，错误≥ 2 不给分</td><td colspan="4">52139411806215194511141905112</td><td></td></tr>
<tr><td colspan="3">100 连续减（4~5 正确 3 分；2~3 正确 2 分；1 个正确 1 分；全错 0 分）</td><td colspan="4">93（　）　86（　）　79（　）　72（　）　65（　）</td><td></td></tr>
<tr><td rowspan="3">语言</td><td rowspan="2">重复：</td><td colspan="6">他出去以后还没有回来</td><td rowspan="3"></td></tr>
<tr><td colspan="6">当他回到家的时候，发现屋子里坐满了朋友</td></tr>
<tr><td colspan="7">流畅性：在 1 分钟内尽可能多的说出动物的名字（＜ 70 岁：N ≥ 17；70~80 岁：N ≥ 14；＞ 80 岁：N ≥ 10）</td></tr>
<tr><td>抽象</td><td colspan="7">词语相似性：如香蕉 – 橘子 = 水果 火车 – 自行车 =（ ）手表 – 尺子 =（ ）</td><td></td></tr>
</table>

续表

延迟回忆	选项	面孔	丝绸	宾馆	菊花	红色	
	回忆时不提示						
	分类提示						
	多选提示						
定向	日期	月份	年代	星期	地点	城市	
受教育年限≤ 12 年加 1 分							

（1）分值：蒙特利尔认知评估量表（MoCA）包括 8 项认知领域的测试：视空间与执行能力（5 分）、命名（3 分）、注意力与计算力（6 分）、语言（3 分）、抽象能力（2 分）、记忆与延迟回忆（5 分）、定向力（6 分），总分 30 分，耗时 10 分钟。视空间与执行能力又包含连线（1 分）、复制立方体（1 分）、画钟（3 分），注意力与计算力包含数字广度（2 分）、数字注意（1 分）、100 连续减 7（3 分），语言包括复述（2 分）和流畅性（1 分），定向力包括时间定向（4 分）和地点定向（2 分）。由 12 道题组成，共 30 个单项，总分 30 分，每项回答正确者得 1 分，回答错误或答不知道评 0 分。

（2）评分标准：得分越高认知功能越好，其评定也参照文化程度，受教育年限≤ 12 年者，加 1 分，MoCA 得分≥ 26 分为认知功能正常。

2. 案例分析：

（1）患者认知能力判定：评估总分为 4 分，属于认知障碍。

（2）判定依据

1）视空间与执行功能：患者思维迟缓，不能对事情的发展进行推理，数字只可以写出 0~5，所以患者不能完成连线；不能精确画出立方体：钟表只可以画出轮廓，不能准确标出时间和所有数字，得 1 分。

2）命名：患者少言寡语，思维迟缓，对于一些图片和文字的内容不能正确回答，所以患者不能识别表中动物，得 0 分。

3）记忆：患者对于刚发生的事当时问他还记得，过一会再问已经完全不记得了，给予提醒也不能完全回忆，所以患者第一次可以复述，第二次不能复述，延迟回忆一项也不能回答，得 0 分。

4）注意：患者对于简短的语句可以复述，不能推理，计算能力障碍，思维迟缓，注意力不集中，刚发生的事当时问他还记得，过一会再问已经完全不记得了，所以患者能顺背数字，不能倒背，不能准确敲打桌面，不能准确计算得数，得 1 分。

5）语言：①复述：患者思维迟缓，简短的语句可以复述，过长就会出现言语错乱，患者只可以复述第一句话，第二句不能完整复述，得 1 分。②流畅性：患者一分钟之内，只可以说出 8 组不同的动物或食物名称，得 0 分。

6）抽象：思维迟缓，不能对事情的发展进行推理，不能通过一个词举一反三，对于相似的物品不能归类，得 0 分。

7）定向：分不清年月日，外出后不能步行回家，不知道自己的住址，得 0 分。

【知识链接】

简易精神状态量表

简易精神状态量表（Mini-Mentai State Examination，MMSE）由 Folstein 等于 1975 年编制，内容包括定向、记忆、计算和注意、回忆、命名、语言以及视觉空间功能 7 个分项，总分 30 分，测试用时 5~10 分钟。不同地区、不同研究中 MMSE 界分各异，通常根据受教育年限，以文盲≤ 19 分，小学≤ 22 分，中学及以上学历≤ 26 分被认为存在异常。它具有操作简便、耗时短、能于床边进行、适用于急性期患者等优点。

【操作考核评分标准】

蒙特利尔认知评估考核评分标准列于表 2-31-2。

表 2-31-2 蒙特利尔认知评估量表（MoCA）考核评分标准

年 / 班级： 学号： 姓名： 得分：

项目	内容	分值	评分等级				得分
			A ×1.0	B ×0.8	C ×0.6	D ×0.4	
操作前（20 分）	环境准备	5					
	患者准备	5					
	护士准备	5					
	物品准备	5					
操作中（65 分）	核对及解释	5					
	视空间及执行功能评估	5					
	命名评估	5					
	记忆评估	5					
	注意评估	5					
	语言评估	5					
	抽象评估	5					
	延迟评估	5					
	延迟回忆评估	5					
	定向评估	5					
	协助患者整理床单位	5					
	告知注意事项	5					
	整理用物、洗手、记录	5					
操作后（5 分）	操作熟练，动作轻柔	5					
人文关怀（10 分）	全程关爱患者，尊重患者隐私	5					
	全程与患者保持有效沟通，对患者有耐心	5					

（白金鑫　黄海玲）

三十二、营养状况评估技术

营养状况评估是指通过膳食调查、人体组成测定、人体测量、生化检查、临床检查、综合营养评定方法等手段，对患者的营养代谢和机体功能等进行全面检查和评估。目前，我国营养状况的评估量表主要包括营养风险筛查量表 2002（The Nutrition Risk Screening 2002，NRS-2002）、营养不良通用筛查工具（Malnutrition Undernutrition Screening Tool，MUST）、主观全面评估量表（Subjective Global Assessment，SGA）、微型营养评估（Mini Nutritional Assessment，MNA）和微型营养评估简表（Mini Nutritional Assessment Short Form，MNA-SF）。营养风险筛查量表 2002 是筛查成年住院患者营养风险的首选工具。因此，本次实训主要介绍利用营养风险筛查 2002 评分表对患者进行风险评估。

实训目标

通过本项营养风险评估技术的学习，学生能够：

1. 复述营养状况评估的方法及操作流程。
2. 解释营养状况评估的临床意义。
3. 运用营养状况评估量表 NRS-2002，正确对患者实施评估，并判定对应的营养状况等级，为改善患者的营养状况及促进患者的康复提供指导。
4. 在评估过程中能表现出良好的沟通交流技巧和对患者的责任心、爱心及同理心，注重患者隐私保护。

【临床情景】

患者，韩某，男，75 岁，因“胸闷、气短半年余伴反复发热 5 天”来院就诊，门诊以“胸闷、发热待查”收入院。入院查体：神志清醒，精神差，体温 39.5 ℃，脉搏 112 次 / 分，呼吸 24 次 / 分，血压 118/76 mmHg，身高 175 cm，体重 55 kg，既往有脑卒中病史，左侧肢体活动不利。患者自述 5 天前无明显诱因下出现发热，乏力，口服退烧药体温可下降，约 2 小时后体温还会上升，胸闷、气短加重，活动后出现喘息。护士进一步询问得知：患者近一个月余入睡困难，食欲缺乏，吞咽困难，以前可以吃一碗米饭，现在勉强吃半碗，体重较前下降超过 3 kg。

思考并操作：

1. 请思考：护士在对该患者进行营养状况评估的过程中，应重点评估哪些内容？
2. 请完成：按流程或步骤完成患者的营养状况评估。
3. 请分析：请思考该患者营养状况如何？是否存在营养风险？需不需要提供营养支持？
4. 请处理：如果该患者入院时即存在严重营养问题，该怎么处理？评估过程中，患者不配合该如何处理？

【目的】

1. 筛选出营养状况较差的高危险人群。

2. 及时正确地检查患者营养状况，评估膳食组成，了解和掌握患者现存的或潜在的营养问题。

3. 选择恰当的饮食治疗与护理方案、改善患者的营养状况。

4. 通过与患者及其家属的密切接触，使其了解营养知识，促进患者康复。

【操作程序】

1. 操作前准备

（1）环境准备：环境安静安全、温度适宜，注意保暖、光线明亮。

（2）患者准备：舒适体位，自然放松。

（3）护士准备：仪表端庄，着装整洁（衣、帽、鞋），洗手，戴口罩。

（4）物品准备：营养状况评估单、笔、手部消毒液、屏风（必要时）、体重秤。

2. 操作步骤

（1）核对：核对患者，向患者进行自我介绍，解释操作目的、意义及注意事项。

（2）评估：通过查阅病历资料、访谈、人体测量的方式，依据 NRS–2002（表 2–32–1）对患者进行疾病相关、营养状态、年龄 3 个方面的评估。

1）查阅患者病历资料，获得患者年龄、疾病史、实验室检查结果（血常规、白蛋白等生化指标数值）等信息。

2）护士站在患者的右侧，协助患者取坐位或半坐卧位，护士目光与患者平视。

3）访谈：询问患者得过哪些疾病，近期正在接受何种治疗，近 3 个月来的体重变化情况，近期（一周内）食欲和饭量等情况。

4）测量：根据实际情况，指导或协助患者下床测量身高、体重并准确读数，根据患者身高、体重计算体重指数。若因患者有严重胸水、腹水、水肿等得不到准确的体重指数时可用白蛋白来替代。

5）向家属核实情况，问其是否需要补充。

6）计算营养风险评估总分，告知患者及医生评估结果，交代注意事项。

（3）协助患者整理床单位、取舒适体位。

（4）感谢患者及家属的配合。

（5）整理用物，洗手，并做好记录。

3. 操作后评价

（1）评估过程中对患者有耐心，沟通恰当有效。

（2）评估过程操作熟练，动作轻柔，无内容重复、颠倒和遗漏。

（3）告知患者评估结果，对于存在营养不良的患者，指导患者和家属采取合理的饮食方案和用药治疗。

（4）做好患者的心理护理，消除紧张情绪。

【注意事项】

1. 评估开始前，礼貌接触，使用患者及家属喜欢的称呼，缩短距离感。
2. 开始评估前做好自我介绍，详细介绍即将进行的操作内容。
3. 评估要客观准确，注意时限性；测量身高、体重时方法要正确。
4. 评估过程中要注意观察患者的心情及表情，询问其感受。
5. 测量过程中要注意安全保护，谨防跌倒等不良事件。
6. 评估结束后应将评估结果告知患者及医生，以便于制订饮食与治疗方案。

【案例链接】

1. 营养风险筛查评估表

表 2-32-1　营养风险筛查评分简表（NRS-2002）

科别：　　床号：　　姓名：　　性别：　　年龄：　　病案号：

1. 疾病有关评分：　□0分　□1分　□2分　□3分	
评分1分	营养需要量轻度增加：髋骨折□　慢性疾病有并发症□　COPD□　血液透析□ 肝硬化□　一般恶性肿瘤患者□
评分2分	营养需要量中度增加：腹部大手术□　脑卒中□　重度肺炎□　血液恶性肿瘤□
评分3分	营养需要量重度增加：颅脑损伤□　骨髓移植□　大于APACHE10分的ICU患者□
2. 营养状态有关评分（下面3项取最高分）：　□0分　□1分　□2分　□3分	
人体测量：□0分　□1分　□2分　□3分 身　高：　（M，精确到0.5 cm）（免鞋） 实际体重：　（kg，精确到0.5 kg）（空腹，病房衣服，免鞋） BMI：　kg/M^2（≤18.5，3分） 注：因严重胸、腹水、水肿等得不到准确的BMI值时用白蛋白来替代（ESPEN2006）： 白蛋白　g/L（≤30 g/L，3分）	
近期（3~1个月）体重是否下降？（是□　否□）； 若是 体重下降　（kg） 体重下降≥5%，是在□3个月内（1分）□2个月内（2分）□1个月内（3分）	
一周内进食量是否减少？（是□　否□） 如果是，较之前减少□25%~50%（1分）□50%~75%（2分）□75%~100%（3分）	
3. 年龄评分：　□0分　□1分	
≥70岁为1分，否则为0分	

（1）评分标准：营养风险总评分＝疾病有关评分＋营养状态有关评分＋年龄评分。总分≥3分，提示患者存在营养风险，应立即开始营养支持；总分＜3分，应每周用此法复查。

（2）评估时机

①高风险人群入院24小时内、手术后患者即刻完成。

②≥15分者根据活动内容的改变及时评估，至少每三天一次。

③＜14分者每周评估一次。

2. **案例分析**

（1）本案例中，患者营养状况评估得分为6分，存在营养不良风险，需要营养支持。

（2）评分依据

1）疾病：患者既往有脑卒中病史，记2分。

2）营养状态：患者身高175 cm，体重55 kg，根据计算公式算出得到BMI=18；患者近一个月体重较前下降3 kg（超过5%）；以前可以吃一碗米饭，现在勉强吃半碗（进食量减少50%）。取3项中的最高分为3分。

3）年龄评分：患者年龄75岁，记1分。

【知识链接】

1. **其他营养评估工具**

（1）营养不良通用筛查工具（MUST）：其指标包括BMI、近3~6个月体质量降低程度、基础疾病，较高的MUST分值与住院患者的住院时间、病死率相关。

（2）主观全面评估量表（SGA）：该量表简单、方便，能够节省时间，可由任何医疗护理专业人员在床边使用，并可检测出高营养风险，这些优点使SGA在临床上得到了广泛的应用，由于存在主观指标，不同评估人员间存在一定的误差。

（3）微型营养评估（MNA）和微型营养评估简表（MNA-SF）：是目前最成熟的老年人营养筛查和评估工具，也是检测老年人营养不良的良好预后工具。

2. **营养状况评估的临床意义** 及时发现营养风险的存在，并通过早期干预影响患者的预后，就可以缩短患者康复时间和住院时间，对促进患者康复有重要的作用。

【操作考核评分标准】

营养状况评估考核评分标准列于表2-32-2。

表2-32-2 营养状况评估考核评分标准

年/班级：　　　　学号：　　　　姓名：　　　　得分：

项目	内容	分值	评分等级				得分
			A ×1.0	B ×0.8	C ×0.6	D ×0.4	
操作前（20分）	环境准备	5					
	患者准备	5					
	护士准备	5					
	物品准备	5					
操作中（55分）	核对及解释	5					
	疾病有关评估	10					
	营养状态有关评估	15					
	年龄评估	5					
	协助患者取舒适体位	5					
	整理床单位	5					

续表

项目	内容	分值	评分等级				得分
			A ×1.0	B ×0.8	C ×0.6	D ×0.4	
操作中（55分）	告知注意事项	5					
	整理用物，洗手，记录	5					
操作后评价（15分）	评估过程熟悉、流畅	5					
	评估过程语言恰当、动作轻柔	5					
	告知医生评估结果	5					
人文关怀（10分）	隐私保护	5					
	关注患者感受	5					

（白金鑫）

三十三、肌肉衰减评估技术

肌少症（sarcopenia）是一种进行性的以全身性肌肉力量、肌肉含量减少和机体功能减退为主要表现的老年综合征，也称之为肌肉减少症。早期症状不明显，病情进展后，往往会导致患者平衡、日常生活能力障碍，早期发现及干预极其重要。目前，国内外常用的评估工具有：简易五项评分问卷（Strength Assistance in walking Rise from a chair Climb stairs Falls，SARC-F）、简易体能状况量表（short physical performance battery，SPPB）、计时站立行走测试（timed up and go，TUG）等。本次主要介绍SARC-F量表评分法。

实训目标

通过本项肌肉衰减评估技术的学习，学生能够：

1. 掌握肌肉衰减的评估方法及操作流程。
2. 解释肌肉衰减评估的临床意义。
3. 运用SARC-F量表评分法，正确对肌少症患者实施评估并判断衰减程度，为临床诊断和措施干预提供科学依据。
4. 在评估过程中能表现出良好的沟通交流技巧和对患者的责任心、爱心及同理心，注重患者隐私保护。

【临床情景】

患者，高某，男，74岁，因“四肢无力半年加重1个月”入院，临床初步诊断“肌少症”。入院时：体温36.2 ℃，脉搏88次/分，呼吸22次/分，血压158/96 mmHg，体重指数（BMI）为17。既往高血压病史5年，近半年出现步履蹒跚，行走缓慢，上台阶困难；疲乏无力，无法提起5 kg以上重物；食欲缺乏，进食量下降，体重减轻。近一个月上述症状进行性加重，日常生活自理能力下降，提菜、水果等不能超过2.5 kg，出现卧位或坐位起立困难，下床时发生跌倒4次，平时自己感觉下肢无力，害怕摔倒，手杖辅助床旁活动，几乎不能上下楼梯，严重影响了患者的生活质量。

思考并操作：

1. 请思考：护士在对该患者评估过程中，应重点评估哪些重点内容？
2. 请完成：按流程或步骤完成对该患者进行肌肉衰减评估。
3. 请分析：该患者肌肉衰减程度如何？
4. 请思考：如果该患者入院前有跌倒史，评估过程中应做好哪些防护准备？

【目的】

1. 筛选出肌少症患者和（或）高危人群。
2. 判断肌肉衰减的程度，明确肌肉衰减的危险因素。
3. 进行健康教育，使患者及家属知晓危险因素，并能积极配合预防和治疗。

【操作程序】

1. 操作前准备

（1）环境准备：环境安静安全、温度适宜、光线充足。

（4）患者准备：衣着合身，鞋子大小合适，根据实际情况取舒适体位。

（3）护士准备：仪表端庄，着装整洁（衣、帽、鞋），洗手，戴口罩。

（2）物品准备：评估单、5 kg的沙袋、椅子，卷尺（测量用）、笔（标记）。

2. 操作步骤

（1）核对：核对患者，向患者进行自我介绍，解释操作目的、意义及注意事项。

（2）评估：通过访谈、观察的方法，依据SARC-F量表（表2-33-1）对患者进行肌肉力量、辅助行走、座椅起立、攀爬楼梯、跌倒次数的评估。

1）护士站在患者的右侧，协助患者取半坐卧位，目光和患者保持平视。

2）访谈：询问患者近期跌倒坠床的发生次数及原因，身体有无感到乏力，能否提起或举起重物及物体重量，起立/上下楼梯/行走是否有困难，是否需要使用辅助器或他人的协助才能完成。

3）观察

①护士指导患者下床坐到凳子上，观察其完成从床上逐渐下地到坐凳子的体位变换是否有起立困难、是否需要辅助工具或他人协助。

②护士站在患者的右侧，指导其举起或搬运5 kg沙袋，评估患者完成是否有困难、是否需要辅助工具或他人协助。

③嘱患者步行穿过房间，观察其面色、呼吸、步长、步速、是否气喘乏力，评估患者完成是否有困难、是否需要辅助工具或他人协助。

④护士站在患者身旁，指导患者上台阶，评估患者完成是否有困难、是否需要辅助工具或他人协助，计数台阶数。

（3）协助患者休息，感谢患者的配合。

（4）告知结果及注意事项。

（5）整理用物，洗手，记录。

3. **操作后评价**

（1）评估过程中对患者有耐心，患者无不适反应，沟通恰当有效。

（2）评估过程操作熟练，讲解内容清楚，语言通俗易懂，无内容重复。

（3）将结果告知患者和家属，向其讲解运动疗法、营养疗法相关知识及注意事项。

（4）做好心理护理，消除紧张情绪。

【注意事项】

1. 评估开始前，礼貌接触，使用患者及家属喜欢的称呼，缩短距离感。

2. 评估前为患者测量生命体征，查看患者身体状况是否能够完成评估。

3. 做好自我介绍，讲明自身职责。详细解释将要做什么、需要多长时间、需要患者怎样配合。

4. 整个评估过程中，护士应随时陪在患者身旁，注意观察患者的身体变化，询问其感受，如有心慌、气短、头晕等不适症状立即停止评估。

5. 评估结果要客观准确。

6. 将评估结果告知患者或家属和医生。

【案例链接】

1. **SARC-F 评估表**

表 2-33-1　肌肉衰减 SARC-F 评估表

科别：　　床号：　　姓名：　　性别：　　年龄：　　病案号：

评估项目	具体问题	相应得分		
		0 分	1 分	2 分
肌肉力量	举起或者搬运 5kg 沙袋是否有困难	没有难度	有一定难度	难度较大或无法完成
辅助行走	步行穿过一个房间是否有困难，是否需要帮助	没有难度	有一定难度	难度较大，需要使用辅助器具，需要他人帮助
座椅起立	从椅子或床起立是否存在困难，是否需要帮助	没有难度	有一定难度	难度较大，需要使用辅助器具，需要他人帮助
攀爬楼梯	爬 10 层台阶是否存在困难	没有难度	有一定难度	难度较大或无法完成
跌倒次数	过去一年中跌倒的次数	没有跌倒	跌倒 1~3 次	跌倒 4 次以上

总分≥ 4 分者被诊断为肌少症。

2. **案例分析**

（1）本案例中患者肌肉衰减 SARC-F 评估得分为 10 分，诊断为肌少症。

（2）依据如下：

1）肌肉力量评估：提菜、水果等不能超过 2.5 kg，记 2 分。

2）辅助行走评估：手杖辅助床旁活动，记 2 分。
3）座椅起立评估：近一个月出现卧位或坐位起立困难，记 2 分。
4）攀爬楼梯评估：几乎不能上下楼梯，记 2 分。
5）跌倒次数评估：近一个月下床时发生跌倒 4 次，记 2 分。

【知识链接】

肌少症诊断标准

1. 欧洲肌少症诊断标准 2010 年，欧洲老年肌少症工作组（European Working Group on Sarcopeniain Older People，EWGSOP）提出了肌少症的诊断标准并且首次提出肌少症的分级。其诊断标准为：当步速≤ 0.8 m/s，伴骨骼肌质量下降，即可诊断为肌少症；当步速＞ 0.8m/s，如果握力（男性 30 kg，女性 20 kg）及骨骼肌质量下降，则诊断为肌少症。该工作组同时将肌少症分为肌少症初期（仅肌量减少）、肌少症期（肌量减少、伴有肌力下降或功能减退）、重度肌少症期（同时存在肌量减少、肌力下降及功能减退）3 期。

2. 亚洲肌少症诊断标准 2014 年，亚洲肌少症工作组（Asian Working Group for Sarcopeni，AWGS）在欧洲老年肌少症工作组诊断标准的基础上，结合亚洲人体特点对肌少症制定诊断标准：双能 X 线吸收仪测定截点为男性 7.0 kg/m^2，女性 5.7 kg/m^2；握力肌力，以男性＜ 26 kg，女性＜ 18 kg 为肌力减弱的截点；测定 6 m 平均步速，若步速≤ 0.8 m/s，视为运动能力下降。

【操作考核评分标准】

肌肉衰减评估考核评分标准列于表 2-33-2。

表 2-33-2 肌肉衰减评估考核评分标准

年 / 班级： 学号： 姓名： 得分：

项目	内容	分值	评分等级				得分
			A ×1.0	B ×0.8	C ×0.6	D ×0.4	
操作前（20 分）	环境准备	5					
	患者准备	5					
	护士准备	5					
	物品准备	5					
操作中（55 分）	核对及解释	5					
	肌肉力量评估	10					
	辅助行走评估	5					
	座椅起立评估	5					
	攀爬楼梯评估	5					
	跌倒次数评估	5					
	协助患者取舒适体位	5					

续表

项目	内容	分值	评分等级				得分
			A ×1.0	B ×0.8	C ×0.6	D ×0.4	
操作中（55分）	整理床单位	5					
	告知结果及注意事项	5					
	整理用物、洗手、记录	5					
操作后评价（10分）	沟通恰当有效	5					
	告知医生评估结果	5					
人文关怀（15分）	隐私保护	5					
	关注患者感受	5					
	体贴患者	5					

（马志辉　黄海玲）

三十四、衰弱评估技术

衰弱（frail）是一种公认的老年临床综合征，包括无意识的体重减轻、自我报告的疲劳、虚弱和行走缓慢。它的存在，可能导致老年人感染疾病、增加跌倒与死亡风险以及组织器官和认知功能障碍。目前，其评估工具主要有衰弱指数（Frailty Index，FI）、Tilburg衰弱评估量表（Tilburg Frailty Indicator，TFI）以及衰弱筛查量表（The FRAIL Scale），本次实训主要介绍衰弱筛查量表的使用。

实训目标

通过本项风险评估技术的学习，学生能够：

1. 复述衰弱的评估方法。
2. 解释衰弱评估的临床意义。
3. 运用衰弱评估量表，正确对患者实施评估，并判定患者的衰弱程度，为临床措施干预提供科学依据。
4. 在评估过程中能表现出良好的沟通交流技巧和对患者的责任心、爱心及同理心。

【临床情景】

患者，张某，男，70岁，退休教师。因“体重明显下降伴周身乏力3个月”来院就诊。门诊以“周身乏力原因待查”收入院。入院查体：体温36.2 ℃，脉搏68次/分，呼吸20次/分，血压130/75 mmHg，身高1.75m，体重55 kg，无既往病史。患者自述：

近3个月来睡眠差，食欲缺乏，体重较前下降超过6 kg。住在2楼，无电梯，每天接送孙子上下学，途中需要经过不到2个十字路口，单程步行约1 000 m，无其他体力劳动，但感觉身体疲乏无力，不愿活动。实验室检查显示各项指标未见明显异常，排除肿瘤、心脏病、心理疾病及其他器质性疾病。

思考并操作：

1. 请思考：护士在对该患者进行衰弱评估的过程中，应重点评估哪些内容？
2. 请完成：按流程或步骤完成患者的衰弱评估。
3. 请分析：如果评估错误，会对患者造成怎样的不良影响？
4. 请处理：如果评估过程中，患者因体力问题无法继续配合，护士应该如何处理？

【目的】

1. 筛查出衰弱人群。
2. 判断衰弱发生的程度，评估其存在的危险因素。
3. 采取相应的预防措施，提高预防的有效性和护理质量。
4. 预防不良事件的发生。

【操作程序】

1. 操作前准备

（1）环境准备：环境安静安全、温度适宜、光线充足。

（2）患者准备：舒适体位，充分放松，便于接受评估。

（3）护士准备：仪表端庄，着装整洁（衣、帽、鞋），洗手，戴口罩，保持良好的态度。

（4）物品准备：衰弱评估单、手部消毒液、体重秤、笔。

2. 操作步骤

（1）核对：反向核对患者床号、姓名。

（2）介绍：向患者介绍自己的身份、姓名以及操作内容。

（3）解释：告知操作目的、意义和患者需要注意的事项，征得患者及家属同意。

（4）评估：使用衰弱筛查量表进行评估（表2-34-1），主要从疲劳、上楼梯、行走、疾病、体重变化5个方面进行评估。

1）护士站在患者的右侧，协助患者取半坐卧位，护士目光和患者平视。

2）访谈：询问患者上周感到疲劳的频次（没有、极少、偶尔还是经常）、每次外出散步的时长、在没有辅助的情况下中途不休息爬一层楼梯是否有困难？在没有辅助工具和他人帮助的情况下快速走完100 m有无困难？既往患有哪些疾病（心脏病、高血压、脑卒中、帕金森、糖尿病、慢性肺病、哮喘、关节炎、骨质疏松、消化性溃疡、白内障、骨折、肿瘤、其他），最近1年内体重下降的情况。

3）观察：指导患者爬楼梯和步行（需要根据患者实际情况进行安排），观察患者完成上述任务时的面部表情、步长、步速，是否存在气促、心慌、出冷汗、四肢无力等不适。计数其中途不休息能爬上的阶梯数、测量其6分钟的步行距离数。

4）体重测量：根据需要，指导或协助患者下床、测量体重，并正确读数。

5）向家属核实患者情况，询问有无补充。

（5）整理用物，协助患者取舒适体位，感谢患者的配合。

（6）告知评估结果，交代注意事项。

（7）洗手，做好记录。

3. **操作后评价**

（1）评估过程中注意沟通，对患者有耐心，使用恰当的方式和语气与患者交流。

（2）评估过程中注意观察患者病情变化。

（3）评估过程要对量表熟悉掌握，保证评估内容无重复、颠倒和遗漏。

【注意事项】

1. 评估开始前，礼貌接触，使用患者及家属喜欢的称呼，缩短距离感。

2. 做好自我介绍，讲明白自身职责。

3. 详细解释：将要做什么、需要多长时间、对患者有何影响、需要怎样配合。

4. 整个评估过程中，护士应根据患者实际情况谨慎安排爬楼梯、行走等运动评估，询问其感受，谨防发生跌倒等意外事件。

5. 体重测量时要指导患者站在合适的位置，保证数据准确。

【案例链接】

1. **衰弱筛查评估表**

表 2-34-1　衰弱筛查评估表（The FRAIL Scale）

评估内容	否	是	评估日期与分值				
1. 您上周多数时间感到疲劳吗？	0	1					
2. 您能上一层楼梯吗？	0	1					
3. 您能行走一个街区的距离吗？	0	1					
4. 您患有 5 种以上的疾病吗？	0	1					
5. 您最近 1 年内体重下降超过 5% 了吗？	0	1					
首次评估日期：　　年　月　日	评估总分：						
家属签字：	护士签字：						

评分标准：总分为 5 分，0 分为强壮；1~3 分为衰弱前期；3~5 分为衰弱。

2. **案例分析：**

（1）本案例中，该患者评分为 4 分，属于衰弱。

（2）评分依据

1）疲劳：每天接送孙子上下学，无其他体力劳动，但感觉身体疲乏无力，不愿活动，记 1 分。

2）上楼梯：家住 2 楼，无电梯，每天步行上下楼梯，记 1 分。

3）行走：途中需要经过不到 2 个十字路口，单程步行约 1 000 m，记 1 分。

4）疾病：患者无既往病史，入院后实验室检查显示各项指标未见明显异常，排除肿瘤、心脏病、心理疾病及其他器质性疾病，记 0 分。

5）体重评估：现有体重 55 kg，近 3 个月内体重较前下降超过 6 kg，记 1 分。

【知识链接】

1. 衰弱的常用评估工具

（1）Tilburg 衰弱评估量表：从生理、精神及社交健康衰弱三个方面来评估老年人的衰弱情况，内容包括：平衡、视力、听力、认知、抑郁、独居、社会支持等 15 个条目，结合受试者实际情况与每个评估条目进行对比，若符合计 1 分，不符合计 0 分。量表的计分 0~15 分，得分超过 5 分则表示虚弱，得分越高表示虚弱程度越高。TFI 使用简便快捷、操作性强，并且能有效预测患者预后，目前已经被推广到很多国家。

（2）衰弱指数：内容涵盖躯体功能、心理状态、指标异常等全部健康可能缺陷，根据实际状况依次对受试者的每个健康缺陷条目进行评估，最终用受试者存在健康缺陷的数目除以全部健康缺陷项目总数即得到衰弱指数。受试者累计的健康缺陷越多，个体越衰弱，不良结局的风险越高。FI $>$ 0.25 表示衰弱；0.08 $<$ FI $\leqslant$ 0.25 表示处于衰弱前期，FI $\leqslant$ 0.08 则为无衰弱。FI 是从整体的角度来评估老年人的衰弱状态，较为全面客观，目前在欧美国家得到了广泛的认可和应用。

2. 衰弱评估的意义 有助于识别和准确评估老年人的衰弱状况，并采取综合性的健康干预措施，延缓老年人的衰弱状态，尽量避免衰弱带来的不良结局，提高生存质量和幸福感。

【操作考核评分标准】

衰弱评估考核评分标准列于表 2-34-2。

表 2-34-2 衰弱评估考核评分标准

年 / 班级：　　　　学号：　　　　姓名：　　　　得分：

项目	内容	分值	评分等级				得分
			A ×1.0	B ×0.8	C ×0.6	D ×0.4	
操作前（20 分）	环境准备	5					
	患者准备	5					
	护士准备	5					
	物品准备	5					
操作中（55 分）	核对及解释	5					
	疲劳评估	5					
	上楼梯评估	5					
	行走评估	5					
	疾病评估	10					

续表

项目	内容	分值	评分等级				得分
			A ×1.0	B ×0.8	C ×0.6	D ×0.4	
操作中（55分）	体重测量	5					
	协助患者取舒适体位	5					
	整理床单位	5					
	告知注意事项	5					
	整理用物、洗手、记录	5					
操作后评价（15分）	操作熟练，沟通良好	10					
	告知医生评估结果	5					
人文关怀（10分）	隐私患者保护	5					
	关注患者感受	4					

（白金鑫 马志辉）

三十五、老年综合评估技术

老年综合评估（comprehensive geriatric assessment，CGA）是一种多学科、多维度的评估，不仅包括一般的医学评估，还包括对老年人躯体功能、生活环境、精神心理、社会经济等方面的评估，是老年医学的核心技术之一，同时也是筛查老年综合征的有效手段。老年综合评估以维护与促进老年患者的功能状态、最大限度地提高老年人的生活质量为目的。从国内外的应用情况看来，主要包括医院评估、社区评估和家庭评估等主要形式，应用时往往需要医疗、护理、营养、心理等多学科紧密合作。本次实训主要介绍医院评估。

实训目标

通过本项技术操作规程的学习，学生能够：

1. 复述评估流程。
2. 解释老年综合评估的临床意义。
3. 完成老年综合评估。
4. 遵循以人为本的服务理念，合理利用资源提高老年人生命质量。

【临床情景】

患者，李某，女，68岁，退休工人。因“确诊乳腺癌2周”入院，查体：体温36.3 ℃，脉搏74次/分，呼吸20次/分，血压138/83 mmHg。神志清醒，浅表淋巴结未触及肿大。目前，患者在全麻下行右乳腺全切术后第一天，患者痛苦面容，情绪烦躁，欲打骂家属，造成手术切口处引流装置滑脱。医护人员立即奔赴病房进行应急处理。经了解，患者自诉伤口处疼痛难忍，无法入睡，欲遵医嘱采取镇痛治疗，家属认为患者手术费用巨大，使用止痛泵会产生非医保额外费用，拒绝为患者使用镇痛治疗，双方发生肢体冲突。护士向患者和家属解释镇痛治疗的分级，安慰患者情绪，并引导患者做疼痛评估，自认为符合 8 分。

思考并操作：

1. 请思考：为什么要对老年住院患者进行综合评估？对老年脆弱人群主要评估哪些方面？

2. 请完成：对该患者进行综合评估。

3. 请分析：选择哪种工具对患者进行疼痛评估最合适？

4. 请思考：护士查房时，发现患者和家属之间存在矛盾冲突，护士成功化解。这一过程，体现了护士的什么精神？

【目的】

1. 全面收集老年患者躯体、心理、认知、家庭、环境、社会需求等信息，筛选脆弱人群。

2. 采取针对性措施，促进康复，减少疾病并发症，提高老年患者生活质量。

【操作程序】

1. 操作前准备

（1）环境准备：环境安静、温度适宜、光线充足，无干扰，注意保护患者隐私。

（2）患者准备：自然放松，自主体位。

（3）护士准备：仪表端庄，着装整洁（衣、帽、鞋），洗手，戴口罩。

（4）物品准备：评估单、笔、纸、手部消毒液、屏风（必要时）。

2. 操作步骤

（1）核对与解释：解释操作目的和要求，取得患者同意。

（2）评估：护士站在患者右侧，通过会谈和观察，对患者进行评估。医生和护士对于评估内容的具体分工，由医院根据相关文件划分，从临床目前的实际情况来看，护士一般需要负责一般护理评估和躯体功能评估，辅助医生完成社会评估、精神评估等。

1）一般护理评估：指全面护理评估，主要包括以疾病为中心的护理评估。

①跌倒 / 坠床风险、压力性损伤风险、静脉血栓风险、营养风险评估（见第二篇跌倒 / 坠床风险评估技术、压力性损伤风险评估技术、营养状况评估技术等）。

②疼痛评估：选用数字评分量表（numerical rating scale，NRS）对患者进行评估。首先询问患者身体上有无疼痛、疼痛的部位、开始时间、疼痛的强度、对睡眠的影响程度、目前有无缓解（让患者估计缓解的大概程度）、有无使用镇痛药物、有无进行镇痛治疗。其次，护士向患者解释数字评分表的含义，并指导患者在评估表上圈出能代表自己疼痛程度的数字（24 小时内）。

2）躯体功能评估：评估老年患者的日常生活活动能力和工具辅助性日常生活能力

两个方面。

①日常生活活动能力评估（见第二篇日常生活活动能力评估技术）。

②工具辅助性日常生活能力评估：选用IADL量表评估患者上街购物、食物烹调、外出活动、洗衣、家务维持、使用电话、处理财务、用药管理等几个方面的能力。询问患者平时是否上街购物，多久去一次；是否自己做饭，一天做几次；每天出去活动几次，活动项目是什么，每次多长时间；是否分担家务，具体负责的项目名称；平时是否自己去医院开药，对药物使用注意事项是否知晓等。

3）心理评估：见第二篇心理评估技术。

4）认知能力评估：见第二篇认知能力评估技术。

5）社会评估：采用社会支持评定量表，通过访谈的方式主要对社会适应能力、支持、交际网络、经济状况、社会需求等方面进行评估。询问患者：有哪些稳定的社会关系；和同事/家人/朋友/邻居之间关系可以用什么词语来形容；日常居住方式；曾经得到过的经济支持和解决实际问题的帮助/关心和安慰的主要来源有哪些；遇到烦恼时的倾诉方式、求助方式以及参与哪些社会团体活动。

6）环境评估：询问患者生活环境、社会环境、经济状况、教育水平、生活方式等方面的基本情况：

①住所和工作环境是否整洁、明亮，空气是否流通、新鲜，住所和工作环境周围是否有影响健康的工厂或单位。

②有哪些经济来源、工资福利情况及收入是否满足需求、医疗费的报销方式；家庭成员经济来源；家庭成员中有没有失业、待业人员；身体功能障碍需要照护人员。

③文化程度，是否能具备健康照护所需知识与技能。

④饮食习惯，平时是否饮酒、抽烟和对应的日常量，睡眠情况，大小便情况。

（3）询问患者有什么需求，解答患者疑惑。

（4）感谢患者的配合。

（5）对于患者陈述的情况向家属或陪同人员进行核实。

（6）整理用物，洗手记录。

3. 操作后评价

（1）评估过程中态度温和、言语得当，对患者有耐心。

（2）沟通恰当有效，尊重患者。

（3）内容无重复和遗漏。

（4）告知患者简单可行的应对方式。

【注意事项】

1. 提供适宜的环境：安静、无干扰，能保护患者隐私。
2. 注意应用人际交往技巧，注意倾听、目光交流等沟通技巧，建立信任。
3. 安排充足的时间。
4. 选择合适的方法，并取得患者配合，考虑患者的个体差异。

【案例链接】

考虑到跌倒/坠床、营养等其他内容在本书的其他章节中均已有介绍，本部分仅介绍疼痛评估分析。

1. 住院患者疼痛评估及护理措施表

表 2-35-1 住院患者疼痛评估（NRS）及护理措施表

科别：　　床号：　　姓名：　　性别：　　年龄：　　病案号：

疼痛等级	分值		评估日期与分值			
无痛	0					
轻度疼痛	1~3					
中度疼痛	4~6					
重度疼痛	7~10					
首次评估日期：　　年　月　日	疼痛评分					
护士签字：						

护理措施						
内容		日期				
解除引起疼痛的原因	减少或消除引起疼痛的原因，避免引起疼痛的诱因					
	外伤所致的疼痛，给予止血、包扎、固定、处理伤口等措施					
	胸腹部手术后，因咳嗽或呼吸引起伤口疼痛，术前行健康教育；指导术后深呼吸和有效咳嗽的方法，术后协助按压伤口后进行深呼吸或咳痰					
合理运用缓解或解除疼痛的方法	药物止痛					
	物理止痛，如冰袋、冷湿敷、热湿敷、温水浴、热水袋					
	针灸止痛					
	经皮神经电刺疗法					
提供社会心理支持	告知患者和家属对疼痛有情绪反应是正常的，将作为疼痛评估和治疗的一部分					
	对患者和家属提供情感支持，让他们认识到疼痛是一个需要讲出来的问题					
	告知患者及家属总会有可行的方法来充分的控制疼痛和其他令人烦恼的症状					
	必要时帮助患者获得治疗并提供相关信息，教会患者应对技巧以缓解疼痛，增强个人控制能力					

续表

护理措施					
内容		日期			
恰当运用心理护理方法及疼痛心理疗法	减轻心理压力				
	转移注意力和放松练习，参加活动、音乐疗法、有节律的按摩、深呼吸、指导想象				
	疼痛的心理疗法，安慰剂治疗、暗示疗法、催眠疗法、松弛疗法、生物反馈疗法、认知疗法、行为疗法等				
积极采取促进患者舒适的措施	鼓励患者阐述自我感受，提供舒适整洁的床单位、适宜的温湿度、良好的采光的通风设备、保持最佳舒适状态.				
健康教育	指导患者准确描述				
	指导患者客观叙述				
	指导患者正确用药				
	指导患者正确评价				
护士签字:					

（1）数字评分量表（NRS）适用于认知和语言交流能力均良好的患者，将疼痛程度用数字 0~10 依次表示，0 表示无疼痛，10 表示最剧烈的疼痛。按照疼痛对应的数字将疼痛程度分为：轻度疼痛（1~3），中度疼痛（4~6），重度疼痛（7~10）。

（2）患者入院初次评估后，应记录在新入院患者入院评估单中；术后 0、1、4 天及病情变化时随时进行评估。

（3）根据患者实际情况采取适当护理措施，疼痛分级在中度以上时采用疼痛评估表及护理措施表，需使用护理记录单患者同时填在护理记录单中。

2. 案例分析

本部分仅介绍疼痛评估分析。

（1）本案例当中，患者疼痛评估判定：总分为 8 分，属于重度疼痛。

（2）判定依据：患者自诉伤口处疼痛难忍，情绪烦躁，无法入睡。

【知识链接】

1. 缓和医疗　近年，世界卫生组织提出了缓和医疗（palliative care，PC）的概念，指出缓和医疗是一种为危及生命疾病的患者和家庭提供的特殊的集医疗、护理、营养、心理等多学科综合性服务，以提高患者和家庭成员的生活质量及面对危机能力为目的的系统方法。PC 主要治疗对象为不能治愈的晚期慢病或严重疾病患者。原则上以患者为中心、尊重患者和家庭成员的意愿，重视患者的生理、精神情感、灵性及社会需求，提供预防和减轻患者不适症状、改善其生活质量的照护方法。主张个体化的全人、连续医疗照护延伸，到居家支持。缓和医疗改变了医疗服务的模式，化被动为主动，提倡采取老年综合评估，通过筛查－评估－干预模式，突出以患者为中心、个体化、连续性、多学科团队合作。

2. **成功老化与衰弱** 成功老化（successful aging，SA）是指生理功能、认知功能正常，无抑郁，并具有良好的社会支持状态；不一定是指没有躯体的疾病，而是对于患有老年疾病的患者可以通过多种途径、多方面的干预与帮助达到成功老化。而衰弱，是老年患者的常见特点，主要表现为躯体衰弱：肌肉力量、耐力、生理功能减退、失能等，对依赖或死亡易感性增加。中国医学科学院北京协和医院等建立了新型老年综合评估干预平台，通过多学科的合作为衰弱患者制定个性化治疗方案，包括运动指导、营养指导、精简用药、心理会诊等，促进患者逐步增加体重、步速、握力、活动量等，改善疲劳症状、营养状况等。该平台可以实现多学科协作，动态、持续地的综合性策略，有利于实现全院信息共享化、提供延续性护理。

【操作考核评分标准】

老年综合评估考核评分标准列于表 2-35-2。

表 2-35-2　老年综合评估操作考核评分标准

年 / 班级：　　　　　　学号：　　　　　　姓名：　　　　　　得分：

项目	内容	分值	评分等级				得分
			A ×1.0	B ×0.8	C ×0.6	D ×0.4	
操作前（20 分）	环境准备	5					
	患者准备	5					
	护士准备	5					
	物品准备	5					
操作中（55 分）	核对及解释	5					
	一般护理评估	5					
	躯体功能评估	5					
	心理评估	5					
	认知能力评估	5					
	社会评估	5					
	环境评估	5					
	协助患者取舒适卧位	5					
	整理床单位	5					
	告知注意事项与预防措施	5					
	整理用物、洗手、记录	5					
操作后（15 分）	评估过程熟悉、流畅	5					
	评估过程语言恰当、动作轻柔	5					
	告知医生评估结果	5					

续表

项目	内容	分值	评分等级				得分
			A ×1.0	B ×0.8	C ×0.6	D ×0.4	
人文关怀（10分）	尊重患者，尊重家属	5					
	全程与患者保持有效沟通，建立信任	5					

（黄海玲）

三十六、心理评估技术

心理评估包括认知过程、情感与应激、健康行为，以及自我概念和价值观等多个方面内容的评估，常用的方法包括会谈法、观察法、作品分析法、心理测量学法以及医学检测法。目前，在非专科医院的临床科室，往往侧重于通过自由式会谈和观察方法进行初步的筛查。若初筛发现患者存在焦虑、抑郁等较严重的心理问题，则需要根据实际情况应用适当的评估工具或仪器设备进一步评估。本次实训以评估患者情绪和情感状态为例，通过会谈法、观察法、基本生命体征测量以及量表法完成本次实训。

实训目标

通过本项技术操作规程的学习，学生能够：

1. 复述情绪和情感评估技术及流程。
2. 解释情绪情感评估的临床意义。
3. 运用评估量表，正确对患者实施评估，并判定对应的风险等级，为临床措施干预提供科学依据。
4. 操作过程中能表现出良好的沟通交流技巧，尊重患者隐私，关注患者心理健康。

【临床情景】

患者，李某，女，55岁。因“宫颈癌术后复发，阴道反复流血加重10天”入院，临床诊断“宫颈癌复发，全身多处转移”。入院时体温36.2 ℃，脉搏80次/分，呼吸16次/分，血压120/76 mmHg。辅助检查：血常规WBC 10.0×10^9/L，N 75%，RBC 4.5×10^{12}/L，Hb 110 g/L，自述最近一直比较紧张、害怕、全身疼痛、胃胀、消化不良、食欲缺乏、睡眠障碍、心悸，有时头晕伴呼吸困难、全身乏力并颤抖，总想解小便、爱做噩梦，心情糟糕。护士在同患者交谈过程中发现，患者有时情绪激动，难以控制。

思考并操作：

1. 请思考：在情绪和情感状态评估过程中，应该重点评估哪些内容？
2. 请完成：运用会谈法、观察法、生命体征测量和评估工具完成患者的情绪和情感状态评估。

3. 请分析：该患者情绪和情感状态处在何种状态？常见原因包括哪些？

4. 请处理：如果护士通过评估发现患者焦虑或抑郁较为严重，该采用或选择何种心理护理方案或方法疏导患者？评估和护理过程护士应该从哪些方面表达对患者的关爱？

【目的】

1. 筛选出高危险人群。

2. 判断患者焦虑抑郁的危险程度，明确存在的危险因素。

3. 进行健康教育，使患者及家属知晓危险因素，并能积极配合预防和治疗。

【操作程序】

1. 操作前准备

（1）环境准备：环境安静、温度适宜、光线充足，屏风/隔帘（必要时在专用心理评估室或谈话室完成相关心理评估）。

（2）患者准备：坐位或自主体位，必要时到谈话室。

（3）护士准备：仪表端庄，着装整洁（衣、帽、鞋），洗手，戴口罩。

（4）物品准备：笔、纸、手部消毒液、屏风、血压计、体温计、体重秤等。

2. 操作步骤

（1）核对及解释：核对患者，向患者进行自我介绍，解释操作目的、意义及注意事项。

（2）评估：通过会谈法、观察法、情绪和情感评估工具完成。

1）会谈：

①根据需要安排会谈室，护士和患者面对面，坐位。

②询问患者最近的心情、睡眠状况、食欲、体重变化（焦虑、抑郁时可能出现食欲减退、睡眠障碍、体重下降等情况），引导患者陈述导致上述各因素变化的事件。可以参照如下形式进行提问：你近来心情怎么样？最担心什么事情？什么事情让你感到沮丧或灰心？这样的情绪大概是从什么时候开始的？

③询问家属或陪护人员：患者近期是否存在行为的突然改变，例如，将自己特别珍视的物品赠与他人、回避社交、异常安静、拒绝和他人接触或出现突然不能控制的暴力行为等。

2）观察：与患者交谈过程中，护士仔细观察患者情绪和情感的外部表现。

①面部表情：依次观察患者的眼神、口唇部肌肉、整个面部肌肉的协调度。

②皮肤颜色：观察患者是否存在紧张伴随的皮肤苍白，焦虑和恐惧伴随的大汗等。

③肢体语言：观察患者的身体姿势和微动作，是否出现坐立不安－紧张、捶胸顿足－悔恨、摇头晃脑－得意等。

④言语表情：观察患者是否存在音调、语速、节奏等的改变。例如：音调高亢－兴奋、语速快－喜悦、音调低沉－失落、语速慢－悲哀等。

3）生命体征测量：包括体温、脉搏、呼吸、血压。

4）量表测评法：使用焦虑风险评估量表（表2-36-1）进行评估。

①双方取坐位，护士目光平视患者。

②向患者逐条解释问题的内涵。

③患者单独填写表格并现场提交。

（3）协助患者整理衣裤、取舒适体位，整理床单位，感谢患者的配合。

（4）对于患者陈述的情况向家属或陪同人员进行核实。

（5）整理用物，洗手，记录。

3. 操作后评价

（1）评估过程中态度温和、言语得当，对患者有耐心，患者无不适反应。

（2）沟通恰当有效，尊重患者。

（3）内容无重复和遗漏。

（4）告知患者必要的心理减压方式。

（5）对患者的评估向家属或陪同人员进行确认。

【注意事项】

1. 使用量表评定时，需要强调时间范围是“现在或过去的一周内”。

2. 在患者填写表格之前，需要对表格内容进行逐条解释，确保其搞清楚每个问题的内涵。

3. 注意应用人际交往技巧，注意倾听、目光交流等沟通技巧，建立信任。

4. 心理评估和生理评估同时进行。

5. 注意主观资料和客观资料的比较，综合判断，避免护士态度、观念、偏见等因素对结果判定的影响。

【案例链接】

1. 焦虑风险评估表

表 2-36-1 焦虑风险评估表

请您仔细阅读以下内容，根据您最近一周的实际感觉，在相应的数字前点击表示。目前主要的情绪和躯体症状的自评请根据自觉症状的程度选择。所有题目均共用答案，请在 A、B、C、D 下划“√”，每题限选一个答案。

科别： 床号： 姓名： 性别： 年龄： 病案号：

评估内容	选项				评估日期与分值		
	A= 没有或很少有时间有	B= 小部分时间有	C= 相当多时间有	D= 绝大部分时间 / 全部时间有			
1. 我觉得比平常容易紧张和着急	A	B	C	D			
2. 我无缘无故地感到害怕	A	B	C	D			
3. 我容易心里烦乱或觉得惊恐	A	B	C	D			
4. 我觉得我可能将要发疯	A	B	C	D			
5. 我觉得一切都很好	A	B	C	D			

续表

评估内容	选项				评估日期与分值		
	A= 没有或很少有时间有	B= 小部分时间有	C= 相当多时间有	D= 绝大部分时间 / 全部时间有			
6. 我手脚发抖打战	A	B	C	D			
7. 我因为头痛、头颈痛和背痛而苦恼	A	B	C	D			
8. 我感觉容易衰弱和疲乏	A	B	C	D			
9. 我觉得心平气和，并且容易安静坐着	A	B	C	D			
10. 我觉得心跳得很快	A	B	C	D			
11. 我因为一阵阵头晕而苦恼	A	B	C	D			
12. 我有晕倒发作或觉得要晕倒似的	A	B	C	D			
13. 我吸气呼气都感到很容易	A	B	C	D			
14. 我手脚麻木和刺痛	A	B	C	D			
15. 我因为胃痛和消化不良而苦恼	A	B	C	D			
16. 我常常要小便	A	B	C	D			
17. 我的手常常是潮湿的	A	B	C	D			
18. 我脸红发热	A	B	C	D			
19. 我容易入睡并且一夜睡得很好	A	B	C	D			
20. 我作噩梦	A	B	C	D			
首次评估日期： 年 月 日		评估总得分：					
家属签字： 护士签字：							

（1）计分：正向计分题 A、B、C、D 按 1、2、3、4 分计；反向计分题 A、B、C、D 按 4、3、2、1 计分，反向计分题号：5、9、13、17、19。20 个项目的分数相加得出总分，再乘以 1.25 取整数，即得标准分。低于 50 分者为正常；50~60 分者为轻度焦虑；61~70 分者为中度焦虑，70 分以上为重度焦虑，中度以上焦虑建议精神专科咨询就诊，排除焦虑症。

（2）评估时机：首次评估在患者入院、转入时，中间可根据需要随时评估。

2. 案例分析

（1）本案例当中，患者焦虑评估判定：总分 =81 分，属于重度焦虑。

（2）判定依据：患者最近一直比较紧张（D，4 分）、害怕（D，4 分）、全身疼痛（D，4 分）、胃胀、消化不良、食欲缺乏（D，4 分）、睡眠障碍（D，4 分）、心悸（B，2 分），有时头晕（B，2 分）、全身乏力（C，3 分）并颤抖（C，3 分）、总想解小便（C，3

分)、爱做噩梦（C，3 分)。有时情绪激动，难以控制（B，3 分)，心情糟糕（C，3 分)。

另外，反向条目中，感觉一切都很好（A，4 分)、心平气和（A，4 分)、呼吸很容易（B，3 分)、手潮湿（A，4 分)、入睡快、睡眠好（A，4 分)。

没有提到的条目：感到脸发热（A，1 分)、手脚麻木和刺痛（A，1 分)、头晕发作晕倒（A，1 分)、因头晕而苦恼（A，1 分)。

条目得分相加为 65 分，再乘以 1.25 取整数得 81 分。

【知识链接】

抑郁症与神经递质的表达

抑郁症是指各种原因引起的以抑郁为主要症状的一组心境障碍或情感障碍性疾病，临床上以心境低落、思维迟缓、认知功能损害、意志活动减退及躯体症状为主要表现，约 15% 的患者有自杀倾向。

研究表明，脑源性神经营养因子（brain-derived neurotrophic factor，BDNF）参与了精神异常的病理生理过程。BDNF 在成年哺乳动物脑内广泛表达，对神经系统发育和功能维持具有至关重要的作用。机体的应激反应可致使 BDNF 表达水平下降，低水平的 BDNF 也能影响 5- 羟色胺（5-hydroxy tryptamine，5-HT）的表达，从而参与抑郁症的形成。*BDNF* 基因 *SNP* 位点（*Val66Met*）与抑郁、焦虑等精神疾病有关。神经营养学说认为，正常水平的血清 BDNF 能够有效促进机体内神经网络的稳定，其水平与焦虑抑郁患者病情呈负相关。

此外，文献显示，中枢神经递质去甲肾上腺素、白细胞介素 -6、P 物质等表达水平与抑郁的发生发展有着密切关联，因此监测患者治疗前后上述因子表达水平的变化情况，对于判定疾病改善效果有着重要意义。

【操作考核评分标准】

情绪和情感状态评估考核评分标准列于表 2-36-2。

表 2-36-2　情绪和情感状态评估操作考核评分标准

年 / 班级：　　　　学号：　　　　姓名：　　　　得分：

项目	内容	分值	评分等级				得分
			A ×1.0	B ×0.8	C ×0.6	D ×0.4	
操作前（20 分）	患者 / 家属准备	5					
	护士准备	5					
	环境准备	5					
	用物准备	5					
操作中（60 分）	核对及解释	5					
	会谈	5					
	面部表情观察	5					
	皮肤颜色观察	5					

续表

项目	内容	分值	评分等级				得分
			A ×1.0	B ×0.8	C ×0.6	D ×0.4	
	肢体语言观察	5					
	言语表情观察	5					
	生命体征测量	5					
	量表测评	5					
	协助患者取舒适卧位	5					
	整理床单位	5					
	告知注意事项与预防措施	5					
	整理用物，洗手，记录	5					
操作后（10分）	操作熟练，动作轻柔	5					
	患者了解减压的方法	5					
人文关怀（10分）	尊重患者，尊重家属	5					
	全程与患者保持有效沟通，建立信任	5					

（黄海玲）

三十七、家庭评估技术

家庭（family）是个体最重要的关系网络和生活环境，主要包括生物、经济、文化、教育、心理5个方面的功能。家庭功能健全与否，与个体的身心健康水平密切相关，也是家庭评估中最重要的部分。评定家庭功能和家庭关系的量表众多，主要包括：家庭环境量表（Family Environment Scale，FES）、家庭亲密度与适应性量表（Family Adaptability and Cohesion Scale，Second Edition，FACES Ⅱ）、家庭功能评定量表（Family Assessment Device，FAD）等。临床上常用对患者的家庭功能状况以及从家庭中可以获得的支持情况进行测评，以了解来源于家庭的患者身心健康的影响因素。本次实训主要介绍通过会谈、观察和 Procidano 与 Heller 的家庭支持量表、Smilkstein 的家庭功能量表对患者进行家庭评估。

实训目标

通过本项技术操作规程的学习，学生能够：

1. 复述家庭的评估技术及流程。
2. 解释家庭评估的临床意义。
3. 运用评估量表，正确对患者实施评估，并判定对应的风险等级，为临床措施干预提供科学依据。
4. 操作过程中能表现出良好的沟通交流技巧，尊重患者隐私，关注患者身心健康。

【临床情景】

患者，张某，男，35岁，快递员。因“转移性右下腹疼痛腹痛24小时伴发热4小时”急诊平车入院，临床诊断“急性阑尾炎穿孔”。患者无明确诱因下出现转移性右下腹疼痛24小时，伴高热4小时，入院时体温39.0 ℃，脉搏100次/分，呼吸21次/分，血压118/75 mmHg，需要急诊手术。护士为患者做入院宣教，发现患者痛苦面容，但拒绝配合治疗，耐心询问后得知：患者是家中独子，离异，目前靠送快递维持生计，无其他经济来源。父母均在农村，无固定经济来源，平时几乎不来市里，对患者目前情况并不知晓。患者自幼跟随姥姥、姥爷长大，和父母不亲近，彼此之间很少沟通，除回家过年外平时很少联系。

思考并操作：

1. 请思考：在评估过程中，需要重点评估哪些内容？
2. 请完成：为患者进行家庭评估。
3. 请分析：患者的家庭功能是否健全？为什么？
4. 请处理：在评估过程中，如果患者拒绝回答关于家庭功能的问题，护士应该如何处理？

【目的】

1. 了解家庭支持度，判断家庭功能障碍的发生危险程度，明确危险因素。
2. 进行健康教育，使患者及家属知晓危险因素，并能积极配合预防和治疗。

【操作程序】

1. 操作前准备

（1）环境准备：环境安静、无干扰，注意保护患者隐私。
（2）患者准备：半坐卧位。
（3）护士准备：仪表端庄，着装整洁（衣、帽、鞋），洗手，戴口罩。
（4）物品准备：笔、纸、手部消毒液、屏风（必要时单间）。

2. 操作步骤

（1）核对与解释：解释操作目的和要求，取得患者同意。
（2）评估：护士站在患者的右侧，协助患者取半坐卧位，目光平视患者。必要时安排患者到谈话室，护士和患者面对面坐位。

1）会谈

①家庭类型：询问患者家里人口、婚姻、孩子等情况以及感受。

②生活周期：询问患者与配偶的关系是否融洽、孩子的教育成长或就业情况、家庭照护压力的大小、家庭角色分担、患者的工作情况、配偶的身体情况等以及患者的感受。

③家庭结构：重点询问是谁做决策、分别担任什么样的角色、目前的分工状况是否满意、家庭是否和睦，了解家庭成员的主要行为方式、生活方式等。

2）观察

①家庭沟通：重点观察家庭成员之间沟通过程、成员的反应及情绪以了解家庭的内部关系，例如，是否有攻击性语言、回答问题时其他人的反应、是否有意见交流等。

②父母角色：观察父母的情绪状态、父母与子女间的沟通方式以及子女的表现，以了解父母是否胜任其角色、是否具有良好的抚养孩子的能力。

③有无家庭虐待：观察家庭成员有无受虐待的体征，了解有无皮肤淤血、软组织损伤、骨折等情况。

3）量表评定

采用 Procidano 与 Heller 的家庭支持量表（表 2–37–1）、Smilkstein 的家庭功能量表（表 2–37–2）进行测评。①协助患者取取舒适卧位，护士目光平视患者。②向患者逐条解释问题的内涵。③患者单独填写表格并现场提交。

（3）协助患者整理衣裤、取舒适体位，整理床单位，感谢患者的配合。

（4）整理用物，洗手，记录。

3. 操作后评价

（1）评估过程中沟通恰当有效，注意保护患者隐私。

（2）评估过程操作熟练，动作轻柔，无内容重复、颠倒和遗漏。

（3）告知患者评估结果，对于家庭功能障碍者，指导患者和（或）家属采取合理、简单、有效的解决措施。

（4）做好心理护理，消除紧张情绪。

【注意事项】

1. 评估过程中需要照顾患者的感受，语言得体。

2. 在患者填写表格之前，需要对表格内容进行逐条解释，确保其搞清楚每个问题的内涵。

3. 注意应用人际交往技巧，注意倾听、目光交流等沟通技巧，建立信任。

4. 注意主观资料和客观资料的比较，综合判断，避免护士态度、观念、偏见等因素对结果判定的影响。

【案例链接】

1. Procidano 与 Heller 的家庭支持量表

表 2-37-1 Procidano 与 Heller 的家庭支持量表

序号	条目	是	否
1	我的家人给我所需要的精神支持		
2	遇到棘手的事情时，我的家人帮我出主意		
3	我的家人愿意倾听我的想法		
4	我的家人给予我感情支持		
5	我与我的家人能开诚布公地交谈		
6	我的家人分享我的爱好与兴趣		
7	我的家人能时时观察到我的需求		
8	我的家人善于帮助我解决问题		
9	我与家人感情深厚		

评分方法：是 =1 分，否 =0 分，对个条目得分进行汇总，得分越高，家庭支持度越高。

2. Smilkstein 的家庭功能量表

表 2-37-2 Smilkstein 的家庭功能量表

序号	条目	经常	有时	很少
1	当我遇到困难时，可从家人获得满意帮助			
2	我很满意家人与我讨论与分担问题的方式			
3	当我从事新的活动或希望发展时，家人能接受并给予我支持			
4	我很满意家人对我表达感情的方式及我对感情的反应（例如：愤怒、悲伤、爱）			
5	我很满意家人与我共度时光的方式			

（1）评分方法：经常 =3 分，有时 =2 分，很少 =1 分。

（2）评价标准：总分在 7~10 分表示家庭功能良好；4~6 分表示家庭功能中度障碍；0~3 分表示家庭功能严重障碍。

3. 案例分析

（1）本案例当中，患者家庭支持度得 2 分，患者能够获得的家庭支持极其有限。家庭功能得 6 分，为家庭功能中度障碍。

（2）判定依据

1）患者自幼跟随姥姥姥爷长大，对父母感情并不深厚（0 分）、彼此很少联系、沟通（1 分）、不能开诚布公地交谈（0 分）、难以分享爱好与兴趣（0 分）。患者的家人不能给他所需要的精神（0 分）与感情支持（1 分）、不能帮助解决问题（0 分）；彼此之间不亲近，遇到棘手的事情，家人不能帮忙出主意（0 分）、不能时时观察到彼此的需求（0 分）。

2）患者家人难以提供满意帮助（1 分）、平时很少讨论与分担问题（1 分）；能够给予的支持有限（2 分）；彼此表达感情淡漠（1 分）；除过年外，很少共度时光（1 分）。

【知识链接】

1. **系统性临床效果及常规评估量表**（Systemic Clinical Outcome and Routine Evaluation，SCORE） 是一种用于家庭功能评价的自评量表，是英国心理学家 Stratton 等于 2010 年在 Clinical Outcome in Routine Evaluation（CORE）的基础上开发的系统性临床效果及常规评估量表。最初开发的 SCORE 有 5 个维度、40 个条目，称为 SCORE40，应用于年龄在 12 岁及以上的家庭成员的自我评价。随后人们在应用 SCORE40 的过程中对其不断改良，逐渐发展出 SCORE15、SCORE28、SCORE 儿童版等版本。目前 SCORE 在英国、爱尔兰、荷兰、葡萄牙等国家广泛应用。

2. **其他估量表** 除了 SCORE 之外，还有许多临床效果评价工具。如 Session Rating Scale（SRS）、Outcome Rating Scale（ORS）、Clinical Outcome in Routine Evaluation（CORE）、the Systemic Therapy Inventory of Change（STIC）等。

（1）SRS：是一个极简短的效果评价工具，主要评价治疗过程中"关系质量""患者和医生对治疗目的和治疗目标的观点一致程度"和"患者和医生对治疗方法的观点一致程度"3 方面的内容。

（2）ORS：也是一个极简短的效果评价工具，主要用于评价治疗进程中"患者个体功能""人际功能"和"社会功能"的变化。

（3）CORE：是一个测量患者自身内在心理压力的自评量表，其关注的对象是"个体治疗前后的变化"，因此对系统性家庭治疗所引起的变化不敏感。

（4）STIC：关注在整个心理治疗过程中对个人、伴侣以及家庭进行评估和追踪，由于完成此量表大约需要 1 小时，因此不适用于临床常规运用。

【操作考核评分标准】

家庭评估技术操作考核评分标准列于表 2-37-3。

表 2-37-3 家庭评估技术操作考核评分标准

年 / 班级： 学号： 姓名： 得分：

项目	内容	分值	评分等级				得分
			A ×1.0	B ×0.8	C ×0.6	D ×0.4	
操作前（20 分）	患者 / 家属准备	5					
	护士准备	5					
	环境准备	5					
	用物准备	5					

续表

项目	内容	分值	评分等级				得分
			A ×1.0	B ×0.8	C ×0.6	D ×0.4	
操作中（60分）	核对及解释	5					
	家庭类型会谈	5					
	生活周期会谈	5					
	家庭结构会谈	5					
	家庭沟通观察	5					
	父母角色观察	5					
	有无家庭虐待观察	5					
	量表评定	5					
	协助患者取舒适卧位	5					
	整理床单位	5					
	告知注意事项	5					
	整理用物，洗手，记录	5					
操作后（10分）	操作熟练，动作轻柔	5					
	帮助患者适应角色变化	5					
人文关怀（10分）	尊重患者，尊重家属	5					
	全程与患者保持有效沟通，建立信任	5					

（黄海玲）

第三篇

综合实训案例

综合实训案例 1- 肺炎患者综合实训

【临床案例】

患者，李某，男，59 岁。患者主因“发热伴咳嗽、咳痰 3 天，加重伴喘息 1 天”入院，门诊胸部 X 线检查提示左肺片状影，血常规提示 WBC 18×10^9/L，CRP 9.1 mg/L。临床诊断“肺感染”。患者自述着凉后发热，体温最高 39.6 ℃，畏寒、寒战，周身不适，阵发性咳嗽、咳黄色粘痰，不易咳出。家中自服布洛芬胶囊后体温可下降，后体温再次升高。入院查体：体温 39.5 ℃，脉搏 116 次 / 分，呼吸 34 次 / 分，血压 106/52 mmHg。患者神志清楚，精神尚可，肺部触诊左下肺语音震颤增强，左下肺叩诊浊音，双肺听诊呼吸音粗，左下肺可闻及湿啰音，心脏评估未见异常。医嘱给予赖氨匹林 0.9 g 静脉注射，头孢他啶 2 g 加入 0.9% 氯化钠注射液静脉输液，采集痰培养标本送检。治疗护理 3 天后，患者症状好转，复查血常规 WBC 14×10^9/L。护士巡视病房，给予患者健康教育。

思考与操作：

（1）结合护理评估列出至少 3 个护理诊断，并给出诊断依据。

（2）根据病例内容要点，完成胸肺部听诊、胸肺部叩诊、痰液标本采集、静脉注射、密闭式静脉输液等操作。

（3）患者静脉注射赖氨匹林后，护士应注意观察哪些内容？

（4）为患者采集痰标本培养的临床意义是什么？

【操作程序】

1. 操作前准备

（1）环境准备：环境安静、温度适宜、光线充足、便于操作。

（2）患者准备：舒适的卧位。

（3）护士准备：仪表端庄，着装整洁（衣、帽、鞋），洗手，戴口罩。

（4）物品准备：听诊器、静脉注射技术用物、静脉输液相关用物、痰标本采集技术用物等。

2. **操作步骤**

（1）胸肺部听诊技术（见第二篇健康评估操作技术八）。

（2）胸肺部叩诊技术（见第二篇健康评估操作技术七）。

（3）静脉注射技术（见第一篇基础护理操作技术二十）。

（4）密闭式静脉输液技术（见第一篇基础护理操作技术二十一）。

（5）痰培养标本采集技术（见第一篇基础护理操作技术三十五）。

3. **操作后评价**

（1）知晓各项操作的注意事项、掌握操作的关键点。

（2）操作过程中沟通恰当、有效，尊重患者知情权和隐私权。

（3）各项操作熟练，动作轻柔，小组成员间各项操作配合自然。

【注意事项】

1. 各项操作过程均执行“三查七对”制度，防止发生差错。
2. 肺部评估时应注意对称部位的鉴别。
3. 痰标本采集前用清水漱口，注意无菌技术操作原则。
4. 静脉注射赖氨匹林时应注意注射的速度，选择血管的部位。
5. 加强与患者沟通，注意患者情绪变化，及时给予心理疏导。

【综合考核案例评分标准】

肺炎患者综合实训案例考核评分标准列于表 3-1-1。

表 3-1-1　肺炎患者综合实训案例考核评分标准

年 / 班级：　　　　学号：　　　　姓名：　　　　得分：

评价项目	评价内容	标准分	标准				得分
			A ×1.0	B ×0.8	C ×0.6	D ×0.4	
护理诊断（15 分）	护理问题：①体温过高；②清理呼吸道无效；③舒适的改变。	9					
	护理诊断依据：①体温 39.5 ℃；②痰黏，不易咳出；③发热、周身不适等	6					
胸肺部听诊技术（15 分）	核对→环境评估→物品准备→护士准备→患者评估	3					
	解释→摆体位→确定听诊位置→依次听诊→左右对比	9					
	整理用物→洗手→记录	3					
胸肺部叩诊技术（15 分）	核对→环境评估→物品准备→护士准备→患者评估	3					
	体位→确定叩诊部位→依次进行叩诊	9					
	整理用物→洗手→记录	3					

续表

评价项目	评价内容	标准分	标准				得分
			A ×1.0	B ×0.8	C ×0.6	D ×0.4	
静脉注射技术（15分）	核对→环境评估→物品准备→护士准备→患者评估	3					
	解释→摆体位→消毒→静脉穿刺→药物推注→拔针	9					
	告知注意事项→整理用物→洗手→记录	3					
静脉输液技术（15分）	核对→环境评估→物品准备→护士准备→患者评估	3					
	核对→配置药物→排气→皮肤消毒→静脉穿刺→固定→调节滴速→再次核对患者	9					
	告知注意事项→健康教育→整理用物→洗手→记录	3					
痰标本采集技术（15分）	核对→环境评估→物品准备→护士准备→患者评估	3					
	解释→贴条形码→协助患者漱口→采样→送检	9					
	整理用物→洗手→记录	3					
终末质量（10分）	问题解决能力：遇事反应冷静，处理应急情况思路敏捷，能独立分析、判断问题	3					
	人文关怀：在言语及行为上能够表现出对患者的尊重、理解和关爱；在整个操作过程中使用语言及非语言的沟通技巧	3					
	团队合作：能够明确小组成员的角色及分工，与小组成员有效沟通，共同制定决策	4					

【知识链接】

社区获得性肺炎临床诊断标准

依据《中国成人社区获得性肺炎诊断和治疗指南（2018年版）》，社区获得性肺炎临床诊断标准如下：

1. 社区获得。

2. 肺炎相关临床表现

（1）新近出现的咳嗽、咳痰或原有呼吸道疾病症状加重，伴或不伴脓痰、胸痛、呼吸困难及咯血。

（2）发热。

（3）肺实变体征和（或）闻及湿啰音。

（4）外周血白细胞＞ 10×10^9/L 或＜ 4×10^9/L 伴或不伴细胞核左移。

3. 胸部影像学检查显示新出现的斑片状浸润影、叶或段实变影、磨玻璃影或间质性改变，伴或不伴胸腔积液。

符合 1、3 及 2 中任何 1 项，并除外肺结核、肺部肿瘤、非感染性肺间质疾病、肺水肿、肺不张、肺栓塞、肺嗜酸性粒细胞浸润症及肺血管炎后，可建立临床诊断。

（葛洁明　郑光磊）

综合实训案例 2– 支气管哮喘患者综合实训

【临床案例】

患者，李某，男，59 岁。患者主因“咳嗽、咳痰 5 天，加重伴喘息 3 天”入院，临床诊断“支气管哮喘”。患者自述于 20 余年前无明显诱因出现发作性喘憋，以呼气性呼吸困难为主，可自行缓解或服药后缓解，未系统诊治。近 5 年来喘憋发作频繁，闻刺激性气味，如花粉、油烟味、冷空气后可诱发，4 年前曾就诊于当地县医院，诊断为“支气管哮喘”。10 天前患者闻油烟味后喘憋发作，伴咳嗽，夜间加重、有少量黏性白痰且不易咳出。入院查体：体温 36.5 ℃，脉搏 106 次 / 分，呼吸 23 次 / 分，血压 106/52 mmHg。患者神志清楚，精神差，喘息貌，口唇轻度发绀、桶状胸。头颈部评估未见异常，肺部触诊胸廓扩张度减弱，语音震颤减弱，肺部听诊双肺可闻及广泛响亮的哮鸣音。急采动脉血，检验血气，其结果：pH 7.32，PCO_2 59 mmHg、PO_2 88 mmHg。医嘱给予持续低流量氧气吸入，布地奈德 2 ml 雾化吸入。护士查房时发现患者情绪低落，进一步应用焦虑量表进行评测，评分 55 分，给予心理疏导。

思考与操作：

（1）结合护理评估列出至少 3 个护理诊断，并给出诊断依据。

（2）根据病例内容要点，完成胸肺部触诊、胸肺部听诊、氧气吸入、雾化吸入、心理评估等操作。

（3）思考为该患者进行雾化吸入时应注意哪些？

（4）依据动脉血气结果分析患者出现了什么情况？

（5）分析患者焦虑的程度、焦虑的原因，作为责任护士，请针对性进行健康教育。

【操作程序】

1. 操作前准备

（1）环境准备：环境安静、温度适宜、光线充足、便于操作。

（2）患者准备：舒适的坐位。

（3）护士准备：仪表端庄，着装整洁（衣、帽、鞋），洗手，戴口罩。

（4）物品准备：听诊器、氧气吸入技术用物、雾化吸入技术用物。

2. 操作步骤

（1）胸肺部触诊技术（见第二篇健康评估操作技术六）。

（2）胸肺部听诊技术（见第二篇健康评估操作技术八）。

（3）氧气吸入技术（见第一篇基础护理操作技术十三）。

（4）雾化吸入技术（见第一篇基础护理操作技术二十六）。

（5）心理评估技术（见第二篇健康评估操作技术三十六）。

3. 操作后评价

（1）知晓各项操作的注意事项、掌握操作的关键点。

（2）操作过程中沟通恰当有效，尊重、关心患者。

（3）各项操作熟练，动作轻柔，小组成员间各项操作配合自然。

【注意事项】

1. 各项操作过程均执行“三查七对”制度，防止发生差错，并向患者自我介绍，取得患者信任与配合。

2. 肺部检查时注意减少暴露，保护患者隐私。

3. 氧气吸入注意先调节氧流量。

4. 雾化吸入后注意漱口，避免引起口腔细菌感染。

5. 加强与患者沟通，注意患者情绪变化，适当给予患者心理疏导。

【综合考核案例评分标准】

支气管哮喘患者综合实训案例考核评分标准列于表 3-2-1。

表 3-2-1 支气管哮喘患者综合实训案例考核评分标准

年 / 班级： 学号： 姓名： 得分：

评价项目	评价内容	标准分	标准				得分
			A ×1.0	B ×0.8	C ×0.6	D ×0.4	
护理诊断（15 分）	护理问题：①低效型呼吸形态；②清理呼吸道无效；③焦虑	9					
	护理诊断依据：①喘息貌；②痰液不易咳出；③情绪低落，焦虑量表评分 55 分	6					
胸肺部触诊技术（15 分）	核对→环境评估→物品准备→护士准备→患者评估	3					
	体位→依次触诊→胸部扩张度→语音震颤	9					
	整理用物→洗手→记录	3					

续表

评价项目	评价内容	标准分	标准				得分
			A ×1.0	B ×0.8	C ×0.6	D ×0.4	
胸肺部听诊技术（15分）	核对→环境评估→物品准备→护士准备→患者评估	3					
	体位→解释→确定听诊位置→依次听诊→左右对比	9					
	整理用物→洗手→记录	3					
氧气治疗技术（15分）	核对→环境评估→物品准备→护士准备→患者评估	3					
	连接用氧装置→清洁鼻腔→调节氧流量→检查并润滑鼻导管→戴鼻导管	9					
	健康教育→整理用物→洗手→记录	3					
雾化吸入技术（15分）	核对→环境评估→物品准备→护士准备→患者评估	3					
	解释→配置药物连接雾化吸入器→协助患者雾化吸入	9					
	整理用物→洗手→记录	3					
心理评估技术（15分）	核对→环境评估→物品准备→护士准备→患者评估	3					
	解释→会谈→观察→焦虑量表评测	9					
	告知结果→心理疏导→整理用物→洗手→记录	3					
终末质量（10分）	问题解决能力：遇事反应冷静，处理应急情况思路敏捷，能独立分析、判断问题	3					
	人文关怀：在言语及行为上能够表现出对患者的尊重、理解和关爱；在整个操作过程中使用语言及非语言的沟通技巧	3					
	团队合作：能够明确小组成员的角色及分工；与小组成员有效沟通，共同制定决策	4					

【知识链接】

支气管哮喘诊断标准

依据《支气管防治指南（2020版）》，支气管哮喘诊断标准如下：

1. 反复发作喘息、气急、胸闷或咳嗽，多与接触变应原、冷空气、物理、化学性刺激、病毒性上呼吸道感染、运动等有关。

2. 发作时在双肺可闻及散在或弥漫性，以呼气相为主的哮鸣音，呼气相延长。

3. 上述症状可经治疗缓解或自行缓解。

4. 除外其他疾病所引起的喘息、气急、胸闷和咳嗽。

5. 临床表现不典型者（如无明显喘息或体征）应至少具备以下一项：

（1）支气管激发试验或运动试验阳性；

（2）支气管舒张试验阳性［一秒钟用力呼气容积（FEV_1）≥ 12% 以上，且 FEV_1 增加绝对值≥ 200 ml］；呼气峰流速（PEF）日内变异率或昼夜波动率≥ 20%。

符合 1~4 条或 4+5 条者，可以诊断为支气管哮喘。

（葛杰明　郑光磊）

综合实训案例 3- 消化性溃疡患者综合实训

【临床案例】

患者，李某，男，54 岁。主因“2 小时前饱餐后突发腹痛”入院，腹部立位平片示膈下游离气体，临床诊断“消化道穿孔”。患者自述上腹持续性刀割样绞痛，无放射痛，伴恶心、呕吐，呕吐物为胃内容物。患者既往有类风湿性关节炎病史 5 年，长期口服“硫酸氧基葡萄糖钾胶囊，阿法骨化醇、塞来昔布”镇痛治疗。入院查体：体温 36.2 ℃，脉搏 90 次 / 分，呼吸 20 次 / 分，血压 130/90 mmHg，神志清楚，痛苦面容，心肺评估未见异常，腹部膨隆，未见胃肠型及蠕动波及腹壁静脉曲张，听诊肠鸣音弱，约 2 次 / 分。腹部叩诊全腹鼓音，移动性浊音阴性，触诊板状腹，全腹压痛，上腹为著，反跳痛，腹肌紧张，肝脾未触及。完善术前准备，遵医嘱给予留置胃管，进行胃肠减压。术毕安全返回病房，明确诊断“胃溃疡穿孔”。向患者及家属讲解术后相关注意事项。术后第一日，患者精神可，诉切口疼痛，口腔异味，不舒适。给予特殊口腔护理一日两次。

思考与操作：

（1）结合护理评估列出至少 3 个护理诊断，并给出诊断依据。

（2）根据病例内容要点，完成腹部听诊、腹壁紧张度触诊、胃管置入、特殊口腔护理等操作。

（3）分析入院时患者板状腹的临床意义。

【操作程序】

1. 操作前准备

（1）环境准备：环境安静、温度适宜、光线充足、便于操作。

（2）患者准备：根据操作的不同采取不同的体位。

（3）护士准备：仪表端庄，着装整洁（衣、帽、鞋），洗手，戴口罩。

（4）物品准备：听诊器、胃管置入操作用物、特殊口腔护理技术用物。

2. 操作步骤

（1）腹部听诊技术（见第二篇健康评估操作技术十三）。

（2）腹壁紧张度触诊技术（见第二篇健康评估操作技术十九）。

（3）鼻饲技术（参考第一篇基础护理学操作技术二十七）。

（4）特殊口腔护理技术（见第一篇基础护理学操作技术十一）。

3. 操作后评价

（1）知晓各项操作的注意事项、掌握操作的关键点。

（2）操作过程中沟通恰当有效，尊重患者隐私权。

（3）各项操作熟练，动作轻柔，小组成员间各项操作配合自然。

【注意事项】

1. 各项操作前注意沟通，得到患者的理解和配合。

2. 留置胃管前检查患者是否有义齿，有义齿者需先取下；胃管置入时如误入气管，拔出休息片刻后再插入；置管过程中嘱患者深呼吸，缓解恶心；置管完毕后一定要确定胃管在胃内。

3. 执行特殊口腔护理时评估要全面，棉球不可过湿，不能重复使用，一个棉球只能擦洗一个部位。擦洗完毕后，保证棉球的数量，勿将棉球遗留在口腔内。

4. 腹壁紧张度触诊时注意让患者取屈膝仰卧位，听诊肠鸣音时保持环境安静。

【综合考核案例评分标准】

消化性溃疡患者综合实训案例考核评分标准列于表 3-3-1。

表 3-3-1　消化性溃疡患者综合实训案例考核评分标准

年 / 班级：　　　　学号：　　　　姓名：　　　　得分：

评价项目	评价内容	标准分	标准				得分
			A ×1.0	B ×0.8	C ×0.6	D ×0.4	
护理诊断（15 分）	护理问题：①急性疼痛；②有体液不足的危险；③营养失调：低于机体需要量	9					
	护理诊断依据：①溃疡穿孔后消化液对腹膜的强烈刺激以及手术创伤；②手术前后禁食、禁饮；③摄入不足、禁食和手术创伤	6					
腹部听诊技术（15 分）	核对→环境评估→物品准备→护士准备→患者评估	3					
	体位→保护隐私→腹部听诊检查→听诊肠鸣音	9					
	告知（家属）结果→适当解释评估结果意义→整理用物→洗手→记录	3					

续表

评价项目	评价内容	标准分	标准				得分
			A ×1.0	B ×0.8	C ×0.6	D ×0.4	
腹壁紧张度触诊技术（20分）	核对→环境评估→物品准备→护士准备→患者评估	5					
	体位→保护隐私→进行触诊→检查腹壁紧张度	10					
	适当解释评估结果意义→整理用物→洗手→记录	5					
鼻饲技术（20分）	核对→环境评估→物品准备→护士准备→患者评估	5					
	体位→测量胃管置入长度→置入胃管→确定胃管在胃内→妥善固定	10					
	告知注意事项→健康教育→整理用物→洗手→记录	5					
特殊口腔护理技术（20分）	核对→环境评估→物品准备→护士准备→患者评估	5					
	口腔评估→体位→按顺序擦拭→再次评估	10					
	协助舒适卧位→整理用物→洗手→记录	5					
终末质量（10分）	问题解决能力：遇事反应冷静，处理应急情况思路敏捷，能独立分析、判断问题	3					
	人文关怀：在言语及行为上能够表现出对患者的尊重、理解和关爱；在整个操作过程中使用语言及非语言的沟通技巧	4					
	团队合作：能够明确小组成员的角色及分工；与小组成员有效沟通，共同制定决策	3					

【知识链接】

消化性溃疡的病因及抗生素组合、剂量和用法

消化性溃疡（peptic ulcer）主要是指发生于胃和十二指肠的慢性溃疡，是胃十二指肠的局限性圆形或椭圆形的全层黏膜缺损。依据《第五次全国幽门螺杆菌感染处理共识报告》，消化性溃疡的病因及消化性溃疡推荐抗生素组合、剂量和用法如下：

消化性溃疡病因较复杂，主要原因是幽门螺杆菌（helicobacter pylori，Hp）感染、胃酸分泌异常和黏膜防御机制的破坏。我国胃、十二指肠溃疡患者 Hp 检出率分别为

70% 和 90%。消化性溃疡是被强烈推荐的根除幽门螺旋杆菌的指征。根除治疗主要推荐四联疗法，同时口服四种药物，疗程 10~14 天，根治率可达 90% 左右。四联疗法：质子泵抑制剂（proton pump inhibitor，PPI）+ 抗生素 1+ 抗生素 2+ 铋剂。标准剂量 PPI 为艾司奥美拉唑 20 mg、雷贝拉唑 10 mg（或 20 mg）、奥美拉唑 20 mg、兰索拉唑 30 mg、艾普拉唑 5 mg，以上选一，餐前半小时服用。推荐的抗生素组合、剂量和用法见表 3-3-2。

表 3-3-2 消化性溃疡推荐的抗生素组合、剂量和用法

方案	抗生素 1	抗生素 2
1	阿莫西林 1 000 mg，2 次 / 天	克拉霉素 500 mg，2 次 / 天
2	阿莫西林 1 000 mg，2 次 / 天	左氧氟沙星 500 mg，1 次 / 天或 200 mg，2 次 / 天
3	阿莫西林 1 000 mg，2 次 / 天	呋喃唑酮 100 mg，2 次 / 天
4	四环素 500 mg，3 次 / 天或 4 次 / 天	甲硝唑 400 mg，3 次 / 天或 4 次 / 天
5	四环素 500 mg，3 次 / 天或 4 次 / 天	呋喃唑酮 100 mg，2 次 / 天
6	阿莫西林 1 000 mg，2 次 / 天	甲硝唑 400 mg，3 次 / 天或 4 次 / 天
7	阿莫西林 1 000 mg，2 次 / 天	四环素 400 mg，3 次 / 天或 4 次 / 天

注：抗生素组合餐后服用

（李雪梅）

综合实训案例 4- 肝硬化患者综合实训

【临床案例】

患者，赵某，男，62 岁。主因“间断腹胀 1 个月加重 1 天”入院，CT 结果回报：肝硬化，肝体积缩小，肝表面僵硬、肝裂略增宽，腹腔积液，临床诊断“肝硬化、腹水”。患者自述 1 个月前无明显诱因出现腹胀，以下腹部为著，1 天前加重，双足间断水肿，无皮肤瘙痒，无恶心、呕吐等，腹泻，5~6 次 / 天，尿量少，每日 400 ml 左右，为求进一步治疗而入院。否认糖尿病史、脑血管病史等。既往乙肝病史 10 年。入院查体：体温 38.0 ℃，脉搏 90 次 / 分，呼吸 20 次 / 分，血压 143/73 mmHg。神志清楚，肝病面容，皮肤黏膜无黄染，无肝掌及蜘蛛痣。心肺评估无明显异常，腹部稍膨隆，未见胃肠型、蠕动波及腹壁静脉曲张，肠鸣音 7 次 / 分，移动性浊音阳性，肝浊音界缩小，肝脾未触及。入院第 1 日化验结果回报，白细胞 11×10^9/L，总蛋白 57.0 g/L，甲胎蛋白结果正常。遵医嘱给予头孢他啶药敏试验。药敏试验结果阴性，遵医嘱给予头孢他啶 2 g 加入 0.9% 氯化钠注射液静脉输液治疗，呋塞米 20 mg 肌内注射每日 1 次。经治疗护理，患者症状好转出院。

思考与操作：

1. 结合护理评估列出至少 3 个护理诊断，并给出诊断依据。
2. 根据病例内容要点，完成肝叩诊、肝触诊、无菌技术、药物过敏试验等操作。
3. 分析入院时患者总蛋白化验结果的临床意义。

【操作程序】

1. 操作前准备

（1）环境准备：环境安静、温度适宜、光线充足、便于操作。

（2）患者准备：根据操作选择合适体位。

（3）护士准备：仪表端庄，着装整洁（衣、帽、鞋），洗手，戴口罩。

（4）物品准备：无菌技术用物、药物过敏试验技术用物。

2. 操作步骤

（1）肝叩诊技术（见第二篇健康评估操作技术十四）。

（2）肝触诊技术（见第二篇健康评估操作技术十八）。

（3）无菌技术（见第一篇基础护理操作技术一）。

（4）药物过敏试验技术（见第一篇基础护理学操作技术十七）。

3. 操作后评价

（1）知晓各项操作的注意事项、掌握操作的关键点。

（2）操作过程中沟通恰当有效，尊重患者知情权。

（3）各项操作熟练，动作轻柔，小组成员间各项操作配合自然。

【注意事项】

1. 各项操作过程均执行“三查七对”制度，防止发生差错，并向患者自我介绍，取得患者信任与配合。

2. 肝叩诊时注意保持环境安静，应用正确的叩诊方法；肝触诊时注意和患者呼吸配合，保持四个手指与肋缘平行。叩诊和触诊时均需保持腹肌松弛状态。

3. 准备无菌盘时注意勿跨越无菌区，强化无菌观念。

4. 药物过敏试验前详细询问过敏史，注意不能用含碘消毒剂；初次用药或停药 3 天以上均需要重新进行过敏试验；药物必须现配现用；首次注射 30 分钟内严密观察患者反应，做好急救准备；试验结果阳性者药物不可用，并将结果通知医生；如对试验结果不确定，可在对侧相同的位置用生理盐水 0.1 ml 皮内注射进行对照。

【综合考核案例评分标准】

肝硬化患者综合实训案例考核评分标准见表 3-4-1。

表 3-4-1　肝硬化患者综合实训案例考核评分标准

年 / 班级：　　　　学号：　　　　姓名：　　　　得分：

评价项目	评价内容	标准分	标准				得分
			A ×1.0	B ×0.8	C ×0.6	D ×0.4	
护理诊断（15 分）	护理问题：①体液过多；②体温过高；③有电解质失衡的危险	9					
	护理诊断依据：①双足间断水肿、腹水；②体温 38 ℃；③应用呋塞米	6					

续表

评价项目	评价内容	标准分	标准				得分
			A ×1.0	B ×0.8	C ×0.6	D ×0.4	
肝叩诊技术（20分）	核对→环境评估→物品准备→护士准备→患者评估	5					
	体位→依次叩诊→肝上界叩诊→肝下界叩诊	10					
	适当解释评估结果意义→整理用物→洗手→记录	5					
肝触诊技术（15分）	核对→环境评估→物品准备→护士准备→患者评估	3					
	体位→保护隐私→配合呼吸→肝脏触诊	9					
	适当解释评估结果意义→整理用物→洗手→记录	3					
无菌技术（20分）	核对→环境评估→物品准备→护士准备	5					
	取无菌治疗巾→铺盘→放无菌物品→覆盖	10					
	整理用物→洗手→记录	5					
药物过敏试验技术（20分）	核对→环境评估→物品准备→护士准备→患者评估	5					
	核对药物→配置药液→核对患者→皮内注射	10					
	观察结果→告知结果→整理用物→洗手→记录	5					
终末质量（10分）	问题解决能力：遇事反应冷静，处理应急情况思路敏捷，能独立分析、判断问题	3					
	人文关怀：在言语及行为上能够表现出对患者的尊重、理解和关爱；在整个操作过程中使用语言及非语言的沟通技巧	3					
	团队合作：能够明确小组成员的角色及分工；与小组成员有效沟通，共同制定决策	4					

【知识链接】

肝硬化临床分期诊断依据

肝硬化（hepatic cirrhosis）临床可分为代偿期、失代偿期、再代偿期及肝硬化逆转。依据《肝硬化诊治指南（2020）版》，肝硬化临床分期诊断依据如下：

1. 代偿期肝硬化的诊断依据（下列四条之一）

（1）组织学符合肝硬化诊断。

（2）内镜显示食管胃静脉曲张或消化道异位静脉曲张，除外非肝硬化性门脉高压。

（3）B 超、肝硬度测定（LSM）或 CT 等影像学检查提示肝硬化或门脉高压特征：如脾大、门静脉≥ 1.3 cm，LSM 测定符合不同病因的肝硬化诊断界值。

（4）无组织学、内镜或影像学检查者，以下检查指标异常提示存在肝硬化（需符合 4 条中 2 条）：①血小板（PLT）＜ 100×10^9/L，且无其他原因可以解释；②血清白蛋白（ALB）＜ 35 g/ L，排除营养不良或肾脏疾病等其他原因；③国际标准化比值（INR）＞ 1.3 或凝血酶原时间（PT）延长（停用溶栓或抗凝药 7d 以上）；④谷草转氨酶（AST）/PLT 比率指数（APRI）：成人 APRI 评分＞ 2。需注意降酶药物因素对 APRI 的影响。

2. 失代偿期肝硬化的诊断依据　在肝硬化基础上，出现门脉高压并发症和（或）肝功能减退。①具备肝硬化的诊断依据；②出现门脉高压相关并发症，如腹水、食管胃静脉曲张破裂出血、脓毒症、肝性脑病、肝肾综合征等。

3. 肝硬化再代偿和（或）逆转　临床研究证明，失代偿期乙肝病毒（HBV）、丙肝病毒（HCV）相关肝硬化患者，经过有效抗病毒治疗可显著改善肝功能，包括改善肝代偿功能，减少门脉高压相关并发症，最终避免肝移植，类似“代偿期肝硬化”。HBV 相关肝硬化患者在抗病毒治疗期间的肝功能再代偿比 HCV 相关肝硬化的患者更常见。目前，对失代偿肝硬化再代偿（re-compensation）的定义存在争论。总之，肝硬化患者出现失代偿后，由于病因有效控制、并发症有效治疗或预防等，可在较长时间内（至少 1 年）不再出现肝硬化失代偿事件（腹水、消化道出血、肝性脑病等），但仍可存在代偿期肝硬化的临床与实验室检查特点，被认为“再代偿”。

众多临床数据提供了肝硬化可逆转的证据，乙肝肝硬化无论是代偿期和失代偿期，经过有效的抗病毒治疗，有相当一部分患者能够肝硬化逆转，可显著改善食管静脉曲张，甚至门脉高压逆转。纤维化肝硬化逆转的标准为：① Ishak 评分纤维化分期降低≥ 1 期，或②通过治疗后 P-I-R（predominantly progressive，indeterminate，predominantly regressive）分类下降。

（李雪梅）

综合实训案例 5- 急性肾小球肾炎患者综合实训

【临床案例】

患者，李某，男，65 岁。主因“血尿、颜面水肿 2 周”入院，临床诊断“急性肾小球肾炎”。入院查体：体温 37.8 ℃，脉搏 100 次 / 分，呼吸 23 次 / 分，血压 166/95 mmHg。患者自诉入院前一个月上呼吸道感染，未经正规治疗，一周前自觉颜面水肿，少尿，24 小时尿量约 350 ml，可见肉眼血尿，尿中泡沫增多且长久不消失，自觉头晕，测量血压 161/92 mmHg。5 天前门诊化验检查：尿蛋白 3+，红细胞 5 个 /HP，血肌酐 133umol/L，自行口服头孢他啶片 0.5 g/ 日，否认家族史、过敏史。患者入院第一天夜间突然出现头痛、呼吸困难、不能平卧，咳嗽，咳痰，咳出白色浆液性泡沫状痰，血压 178/110 mmHg，听诊肺底部湿啰音，遵医嘱给予氧气吸入，流量 4 L/min，给予西地兰 0.2 mg 静脉注射，呋塞米注射液 10 mg 肌内注射，依那普利片 10 mg 口服，半小时后患者头痛、呼吸困难等症状缓解。次日晨起，给予患者抽取静脉血标本检查血生化指标情况，协助患者留取常规尿标本进行复检。经治疗护理 7 天后，患者病情平稳，护士与患者交谈中发现患者情绪低落，焦虑量表评分 55 分，给予心理护理。

思考与操作：

（1）结合护理评估列出至少 3 个护理诊断，并给出诊断依据。

（2）根据病例内容要点，完成生命体征的测量、胸肺部听诊、静脉血液标本采集、常规尿液标本采集、心理评估等操作。

（3）分析患者入院第一天夜间发生了什么情况。

（4）请回答正常成人尿量的正常范围是多少，尿量异常包括什么及具体数值是多少。

（5）分析患者焦虑的程度、焦虑的原因，如果你是责任护士，请针对性进行健康教育。

【操作程序】

1. 操作前准备

（1）环境准备：环境安静、温度适宜、光线充足、便于操作。

（2）患者准备：舒适的坐位。

（3）护士准备：仪表端庄，着装整洁（衣、帽、鞋），洗手，戴口罩。

（4）用物准备：生命体征测量技术用物、听诊器、静脉血液标本采集技术用物、尿液标本采集技术用物、心理评估技术用物。

2. 操作步骤

（1）生命体征测量技术（见第一篇基础护理学操作技术十二）。

（2）胸肺部听诊技术（见第二篇健康评估操作技术八）。

（3）静脉血液标本采集技术（见第一篇基础护理操作技术三十二）。

（4）尿液标本采集技术（见第一篇基础护理学操作技术三十三）。

（5）心理评估技术（见第二篇健康评估操作技术三十六）。

3. **操作后评价**

（1）知晓各项操作的注意事项、掌握操作的关键点。

（2）操作过程中沟通恰当有效，尊重患者知情权和隐私权。

（3）各项操作熟练，动作轻柔，无内容重复，小组成员间各项操作配合自然。

【注意事项】

1. 各项操作过程中均严格执行查对制度，防止发生差错。
2. 血、尿标本采集过程中要严格遵守无菌技术操作原则。
3. 血、尿标本采集后应及时送检，以免影响检验结果。
4. 加强与患者沟通，注意患者情绪变化，适当给予患者心理疏导。
5. 肺部听诊时注意区别外来杂音的干扰，如衣服、听诊器与皮肤的摩擦音，寒冷引起的肌肉震颤声，胃肠蠕动音等。

【综合考核案例评分标准】

急性肾小球肾炎患者综合实训案例考核评分标准见表 3-5-1。

表 3-5-1 急性肾小球肾炎患者综合实训案例考核评分标准

年 / 班级： 学号： 姓名： 得分：

评价项目	评价内容	标准分	标准				得分
			A ×1.0	B ×0.8	C ×0.6	D ×0.4	
护理诊断（15 分）	护理问题：①体液过多；②有皮肤完整性受损的危险；③焦虑	9					
	护理诊断依据：①水肿；②皮肤水肿、营养不良；③情绪低落，焦虑量表评分 55 分	6					
生命体征的测量技术（15 分）	核对→环境评估→物品准备→护士准备→患者评估	3					
	体温测量→脉搏测量→呼吸测量→血压测量	9					
	告知（家属）结果→适当解释测量结果意义→整理用物→洗手→记录	3					
胸肺部听诊技术（15 分）	核对→环境评估→物品准备→护士准备→患者评估	3					
	体位→解释→确定听诊位置→依次听诊→左右对比	9					
	整理用物→洗手→记录	3					

续表

评价项目	评价内容	标准分	标准				得分
			A ×1.0	B ×0.8	C ×0.6	D ×0.4	
静脉血液标本采集技术（15分）	核对→环境评估→物品准备→护士准备→患者评估	3					
	解释核对→选择静脉→消毒皮肤→穿刺→采血→拔针→再次核对	9					
	标本送检→整理用物→洗手→记录	3					
尿液标本采集技术（15分）	核对→环境评估→物品准备→护士准备→患者评估	3					
	解释→粘贴条形码→协助留取常规尿液标本→送检	9					
	整理用物→洗手→记录	3					
心理评估（15分）	核对→环境评估→物品准备→护士准备→患者评估	3					
	解释→会谈→观察→焦虑量表评测	9					
	告知结果→心理疏导→整理用物→洗手→记录	3					
终末质量（10分）	问题解决能力：遇事要反应冷静，处理应急情况要思路敏捷，能够独立分析、判断、解决问题	3					
	人文关怀：在言语及行为上表现出对患者的尊重、理解和关爱；在整个操作过程中使用语言及非语言的沟通技巧	5					
	团队合作：能够明确小组成员的角色及分工；与小组成员有效沟通，共同制定决策	2					

【知识链接】

连续性肾替代治疗

连续性肾替代治疗（continuous renal replacement therapy，CRRT）又称为连续性血液净化，是一种每天连续 24 小时或接近 24 小时进行溶质、水分的缓慢、连续清除的治疗方法，以替代受损的肾脏功能。由于该疗法具有血流动力学稳定、溶质清除率高、补充液体和胃肠外营养不受限制以及清除炎症介质和细胞因子等特点，应用范围已扩展至各种常见危重疾病的救治中。

CRRT 的适应证：

1. 急性肾损伤少尿期，或急性肾损伤伴多器官功能障碍综合征。

2. 慢性肾衰竭伴尿毒症脑病、心力衰竭、血流动力学不稳定。
3. 严重体液潴留，容量负荷的心力衰竭和急性肺水肿，心脏手术后。
4. 严重电解质紊乱、酸碱平衡失调。
5. 全身炎症反应综合征、多器官功能障碍综合征、脓毒血症或败血症性休克等。
CRRT 无绝对禁忌证，但严重低血压、凝血功能障碍或严重活动性出血应慎用。

（张晓松）

综合实训案例 6- 慢性肾衰竭患者综合实训

【临床案例】

患者，陈某，男，36 岁。主因“血肌酐升高 7 年，胸闷、憋气 3 天”入院，临床诊断“慢性肾衰竭”。患者自诉 7 年前治疗“隐睾”发现尿蛋白阳性，当时查“血肌酐”100+μmol/L，无尿频、尿急、尿痛，无肉眼可见血尿，无腰痛，无双下肢水肿，未正规治疗。一个半月前复查血肌酐 817.6 μ mol/L，仍未重视，3 天前出现胸闷、憋气，多于夜间平卧后出现，腹胀、周身乏力，双下肢水肿，每日尿量约 1 000 ml。入院查体：体温 37 ℃，呼吸 26 次 / 分，脉搏 88 次 / 分，血压 156/90 mmHg，神志清，精神欠佳。腹部膨隆，叩诊为移动性浊音，肝脾未触及。入院当日遵医嘱给予留置尿管，记录 24 小时出入量，氧气吸入。入院第三天患者精神差，自诉症状无减轻，入睡困难加重，情绪低落，不思饮食，营养状况评估，评分 6 分。

思考与操作：

（1）结合护理评估列出至少 3 个护理诊断，并给出诊断依据。

（2）根据病例内容要点，完成移动性浊音叩诊、导尿（男）、氧气吸入、营养状况评估等操作。

（3）分析患者移动性浊音产生的原因？

（4）分析患者血肌酐测定的临床意义是什么？

【操作程序】

1. 操作前准备

（1）环境准备：环境安静、温度适宜、光线充足、便于操作。

（2）患者准备：舒适的卧位。

（3）护士准备：仪表端庄，着装整洁（衣、帽、鞋），洗手，戴口罩。

（4）物品准备：氧气吸入技术用物、导尿技术用物、营养状况评估技术用物。

2. 操作步骤

（1）移动性浊音叩诊技术（见第二篇健康评估操作技术十五）。

（2）导尿技术（男）（见第一篇基础护理操作技术二十八）。

（3）氧气吸入技术（见第一篇基础护理操作技术十三）。

（4）营养状况评估技术（见第二篇健康评估操作技术三十二）。

3. **操作后评价**

（1）知晓各项操作的注意事项、掌握操作的关键点。

（2）操作过程中沟通恰当有效，尊重患者隐私权。

（3）各项操作熟练，动作轻柔，无内容重复，小组成员间各项操作配合自然。

【注意事项】

1. 各项操作过程均执行“三查七对”制度，防止发生差错。
2. 肝叩诊时注意体位变化。
3. 导尿时注意保护患者隐私，注意无菌技术操作原则。
4. 氧气吸入时告知患者吸氧的注意事项。

【综合考核案例评分标准】

慢性肾衰竭患者综合实训案例考核评分标准见表3-8-1。

表3-8-1 慢性肾衰竭患者综合实训案例考核评分标准

年/班级： 学号： 姓名： 得分：

评价项目	评价内容	标准分	标准				得分
			A ×1.0	B ×0.8	C ×0.6	D ×0.4	
护理诊断（15分）	护理问题：①营养失调：低于机体需要量；②睡眠形态紊乱；③活动无耐力	9					
	护理诊断依据：①食欲减退；②不能平卧，入睡困难；③周身乏力	6					
移动性浊音叩诊（20分）	核对→环境评估→物品准备→护士准备→患者评估	5					
	体位→自脐中心开始向左右两侧叩诊→变换体位叩诊	10					
	适当解释评估结果意义→整理用物→洗手→记录	5					
导尿技术（男）（20分）	核对→环境评估→物品准备→护士准备→患者评估	5					
	核对患者→消毒→插入导尿管→导尿	15					
	告知注意事项→整理用物→洗手→记录	5					
氧气治疗技术（20分）	核对→环境评估→物品准备→护士准备→患者评估	5					
	连接用氧装置→清洁鼻腔→调节氧流量→检查并润滑鼻导管→戴鼻导管	10					
	健康教育→整理用物→洗手→记录	5					

续表

评价项目	评价内容	标准分	标准				得分
			A ×1.0	B ×0.8	C ×0.6	D ×0.4	
营养状态评估（15分）	核对→环境评估→物品准备→护士准备→患者评估	3					
	解释→体重指数→皮褶厚度→肌肉厚度测量	9					
	告知结果→整理用物→洗手→记录	3					
终末质量（10分）	问题解决能力：遇事反应冷静，处理应急情况思路敏捷，能独立分析、判断问题	2					
	人文关怀：在言语及行为上能够表现出对患者的尊重、理解和关爱；在整个操作过程中使用语言及非语言的沟通技巧	4					
	团队合作：能够明确小组成员的角色及分工；与小组成员有效沟通，共同制定决策	4					

【知识链接】

慢性肾脏病诊断标准

依据《慢性肾脏病诊疗指南（2017版）》，慢性肾脏病诊断标准见表3-8-2。

表3-8-2　慢性肾脏病诊断标准

肾损伤标志	GRF下降
白蛋白尿　AER ≥ 30 mg/24 h；ACR ≥ 30 mg/g	GFR < 60 ml/（min.1.73m^2）
尿沉渣异常	
肾小管相关病变	
组织学异常	
影像学所见结构异常	
肾移植病史	

注：出现表中任何一项指标，持续时间超过3个月，即为慢性肾脏病。尿蛋白排泄率（aldosterone excretion rate，AER）；尿白蛋白肌酐比值（albumin creatinine ratio，ACR）；肾小球滤过率（glomerular filtration rate，GFR）。

（赵雅宁　丁淑平）

综合实训案例 7- 甲状腺功能亢进患者综合实训

【临床案例】

患者，李某，男，34 岁。主因“怕热多汗，体重下降，心慌气短 5 月余，加重 3 天”入院。甲状腺 B 超检查结果提示双侧甲状腺弥漫性增大，回声欠均匀，腺体内可探及丰富的血流信号，临床诊断“甲状腺功能亢进”。患者自述 2 月来体重下降 4 kg，偶有心悸大汗，情绪烦躁。既往无高血压、糖尿病病史。入院查体：体温 36.3 ℃，脉搏 98 次 / 分，呼吸 20 次 / 分，血压 100/60 mmHg，消瘦、营养风险评估 6 分。眼球运动正常，触诊甲状腺弥漫性肿大，Ⅱ度，质软，听诊未闻及血管杂音，心肺评估未见异常，腹部评估未见异常。遵医嘱采集静脉血检测血清甲状腺激素，其结果：FT_3 20.7 pmol/L，FT_4 73.7 pmol/L，TSH 0.023 mIU/L。入院第二天查房发现患者缺乏对疾病的正确认识，担心其病情影响自身形象和疾病预后，为患者普及疾病知识和预防措施。

思考与操作：

（1）结合护理评估列出至少 3 个护理诊断，并给出诊断依据。

（2）根据病例内容要点，完成营养状况评估、甲状腺评估、静脉血液标本采集等操作。

（3）分析患者还应做哪些检查用以辅助诊断及治疗？

（4）分析患者消瘦的原因？如果你是责任护士，请针对性进行健康教育。

【操作程序】

1. 操作前准备

（1）环境准备：环境安静、温度适宜、光线充足、便于操作。

（2）患者准备：舒适的坐位。

（3）护士准备：仪表端庄，着装整洁（衣、帽、鞋），洗手，戴口罩。

（4）物品准备：营养状况评估技术用物、甲状腺评估技术用物、静脉血液标本采集技术用物。

2. 操作步骤

（1）营养状况评估技术（见第二篇健康评估操作技术三十二）。

（2）甲状腺评估技术（见第二篇健康评估操作技术五）。

（3）静脉血液标本采集技术（见第一篇基础护理学操作技术三十二）。

3. 操作后评价

（1）知晓各项操作的注意事项、掌握操作的关键点。

（2）操作过程中沟通恰当有效，尊重患者知情权。

（3）各项操作熟练，动作轻柔，无内容重复，小组成员间各项操作配合自然。

【注意事项】

1. 各项操作过程均执行“三查七对”制度，防止发生差错。

2. 甲状腺评估过程，注意嘱患者配合吞咽动作。
3. 血标本采集过程中严格执行无菌技术原则，采集结束后及时送检。
4. 加强与患者沟通，注意患者病情变化，指导患者合理饮食。

【综合考核案例评分标准】

甲状腺功能亢进患者综合实训案例考核评分标准见表 3-7-1。

表 3-7-1　甲状腺功能亢进患者综合实训案例考核评分标准

年 / 班级：　　　　　学号：　　　　　姓名：　　　　　得分：

评价项目	评价内容	标准分	标准				得分
			A ×1.0	B ×0.8	C ×0.6	D ×0.4	
护理诊断（15 分）	护理问题：①营养失调；②应对无效；③知识缺乏	9					
	护理诊断依据：①体重下降；②情绪烦躁；③担心病情影响自身形象和疾病预后	6					
营养状况评估技术（25 分）	核对→环境评估→物品准备→护士准备→患者评估	8					
	解释→体重指数→皮褶厚度→肌肉厚度测量	9					
	告知结果→整理用物→洗手→记录	8					
甲状腺评估技术（25 分）	核对→环境评估→物品准备→护士准备→患者评估	8					
	体位→触诊检查双侧甲状腺大小、性质→听诊有无血管杂音	9					
	解释评估结果意义→整理用物→洗手→记录	8					
血液标本采集技术（25 分）	核对→环境评估→物品准备→护士准备→患者评估	8					
	解释核对→选择静脉→消毒皮肤→穿刺→采血→拔针→再次核对	9					
	标本送检→整理用物→洗手→记录	8					
终末质量（10 分）	问题解决能力：处理应急情况思路敏捷，能独立分析、判断问题	3					
	人文关怀：在言语及行为上能够表现出对患者的尊重、理解和关爱；在整个操作过程中使用语言及非语言的沟通技巧	3					
	团队合作：能够明确小组成员的角色及分工；与小组成员有效沟通，共同制定决策	4					

【知识链接】

甲状腺功能亢进症诊断标准

根据甲状腺的功能状态，甲状腺毒症可分为甲状腺功能亢进型和非甲状腺功能亢进型。甲状腺功能亢进症简称甲亢，是甲状腺本身产生过多甲状腺激素（thyroid hormones，TH）所致的甲状腺毒症。非甲状腺功能亢进症是指服用外源性 TH 或炎症破坏甲状腺滤泡致滤泡内储存的 TH 过量进入血液循环而引起的甲状腺毒症。各种病因所致的甲亢中，以格雷夫斯病（Graves deases，GD）最多见。《甲状腺功能亢进症基层诊疗指南（实践版 2019 版）》中甲状腺功能亢进症诊断标准如下：

1. 高代谢症状和体征。
2. 甲状腺肿大。
3. 血清 TSH 水平降低，甲状腺激素水平升高。

具备以上 3 项时诊断即可成立。注意：部分不典型甲亢患者可以单一系统表现为首发症状，如心房颤动、腹泻、低钾性周期性麻痹等。淡漠型甲亢患者高代谢症状不明显。少数患者可以无甲状腺肿大。

（赵雅宁　顾小颖）

综合实训案例 8- 糖尿病患者综合实训

【临床案例】

患者，李某，男，26 岁。主因“发现血糖升高 3 个月，突发昏迷 2 小时”入院，临床诊断“2 型糖尿病、糖尿病酮症酸中毒”。入院查体：体温 36.5 ℃，脉搏 136 次 / 分，呼吸 34 次 / 分，血压 94/52 mmHg。意识不清，呼之不应，查双侧瞳孔正大等圆，对光反射灵敏，直径约 2.5 mm，神经浅反射正常。经治疗护理，患者 1 小时后神志转清。患者自述 3 个月前体检时发现血糖升高，空腹血糖 8.5 mmol/L，无明显口干、多饮、多尿、多食、体重下降等症状，未予重视及治疗。一周前自觉口干、多饮、多尿，每日饮水量约 3 000 ml，24 尿量约 4 000 ml；5 天前门诊化验检查：空腹血糖 15.66 mmol/L，糖化血红蛋白 11.3%，尿常规：尿糖 4+，酮体 4+，自行口服二甲双胍 0.5 克 / 日，否认家族史、过敏史。入院第三天夜间出现心悸、大汗，末梢血糖 3.33 mmol/L，提示低血糖反应，遵医嘱给予 50% 葡萄糖注射液静脉注射后症状缓解。次日晨起，协助患者留取尿标本，并及时送检。经治疗护理 7 天后，患者病情平稳，护士与患者交谈中发现患者情绪低落，担心其预后，遂行焦虑量表评估，评分 55 分，给予心理疏导。

思考与操作：

（1）结合护理评估列出至少 3 个护理诊断，并给出诊断依据。

（2）根据病例内容要点，完成瞳孔检查、神经反射评估、静脉注射、常规尿液标本采集、心理评估。

（3）分析入院时患者昏迷程度、昏迷的原因。

（4）分析患者5天前门诊化验检查结果的临床意义是什么。

（5）分析患者焦虑的程度、焦虑的原因，如果你是责任护士，请针对性进行健康教育。

【操作程序】

1. 操作前准备

（1）环境准备：环境安静、温度适宜、光线充足、便于操作。

（2）患者准备：舒适的坐位。

（3）护士准备：仪表端庄，着装整洁（衣、帽、鞋），洗手，戴口罩。

（4）物品准备：瞳孔笔、叩诊锤、静脉注射技术用物、尿液标本采集技术用物、心理评估技术用物。

2. 操作步骤

（1）瞳孔检查技术（见第二篇健康评估操作技术二）。

（2）神经反射检查技术（见第二篇健康评估操作技术二十一）。

（3）静脉注射技术（见第一篇基础护理学操作技术二十）。

（4）尿液标本采集技术（见第一篇基础护理学操作技术三十三）。

（5）心理评估技术（见第二篇健康评估操作技术三十六）。

3. 操作后评价

（1）知晓各项操作的注意事项、掌握操作的关键点。

（2）操作过程中沟通恰当有效，尊重患者知情权和隐私权。

（3）各项操作熟练，动作轻柔，无内容重复，小组成员间各项操作配合自然。

【注意事项】

1. 各项操作过程均执行“三查七对”制度，防止发生差错，并向患者自我介绍，取得患者信任与配合。

2. 检查瞳孔对光反射时，注意观察双侧瞳孔的直径大小、形状。

3. 静脉注射过程，注意推注的速度、观察患者反应。

4. 尿标本采集后及时送检。

5. 加强与患者沟通，注意患者情绪变化，适当给与患者心理疏导。

【综合考核案例评分标准】

糖尿病患者综合实训案例考核评分标准见表3-8-1。

表 3-8-1 糖尿病患者综合实训案例考核评分标准

年 / 班级： 学号： 姓名： 得分：

评价项目	评价内容	标准分	标准				得分
			A ×1.0	B ×0.8	C ×0.6	D ×0.4	
护理诊断（15 分）	护理问题：①急性意识障碍；②知识缺乏；③潜在并发症：低血糖	9					
	护理诊断依据：①意识不清，呼之不应；②担心预后；③未规律治疗	6					
瞳孔检查技术（15 分）	核对→环境评估→物品准备→护士准备→患者评估	3					
	评估意识→检查瞳孔反射→检查双侧瞳孔大小、形状	9					
	适当解释评估结果意义→整理用物→洗手→记录	3					
神经反射评估技术（15 分）	核对→环境评估→物品准备→护士准备→患者评估	3					
	体位→评估意识→检查角膜反射→检查腹壁浅反射等	9					
	适当解释评估结果意义→整理用物→洗手→记录	3					
静脉注射技术（15 分）	核对→环境评估→物品准备→护士准备→患者评估	3					
	解释→摆体位→消毒→静脉穿刺→药物推注→拔针	9					
	告知注意事项→整理用物→洗手→记录	3					
尿液标本采集技术（15 分）	核对→环境评估→物品准备→护士准备→患者评估	3					
	解释→粘贴条形码→协助留取常规尿液标本→送检	9					
	解释尿液标本检验意义→整理用物→洗手→记录	3					
心理评估（15 分）	核对→环境评估→物品准备→护士准备→患者评估	3					
	解释→会谈→观察→焦虑量表评测	9					
	告知结果→心理疏导→整理用物→洗手→记录	3					

续表

评价项目	评价内容	标准分	标准				得分
			A ×1.0	B ×0.8	C ×0.6	D ×0.4	
终末质量（10 分）	问题解决能力：遇事反应冷静，处理应急情况思路敏捷，能独立分析、判断问题	3					
	人文关怀：在言语及行为上能够表现出对患者的尊重、理解和关爱；在整个操作过程中使用语言及非语言的沟通技巧	3					
	团队合作：能够明确小组成员的角色及分工；与小组成员有效沟通，共同制定决策	4					

【知识链接】

糖尿病诊断标准及低血糖分级

糖尿病是一组由多病因引起的以慢性高血糖为特征的代谢性疾病，是由于胰岛素分泌和（或）利用缺陷所引起。长期糖类、脂肪、蛋白质代谢紊乱，可引起多系统损害，导致眼、肾、神经、心脏、血管等组织器官出现慢性进行性病变、功能减退及衰竭。病情严重或应激时，可发生急性严重代谢紊乱，如糖尿病酮症酸中毒、高渗高血糖综合征。依据《中国 2 型糖尿病防治指南（2020 版）》，糖尿病诊断标准及低血糖分级见表 3–8–2、表 3–8–3。

表 3–8–2　糖尿病的诊断标准

诊断标准	静脉血葡萄糖（mmol/L）/ 糖化血红蛋白（%）
典型糖尿病症状（烦渴多饮、多尿、多食不明原因体重下降）加上随机血糖或加上	≥ 11.1 mmol/L
空腹血糖或加上	≥ 7.0 mmol/L
葡萄糖负荷后 2 h 血糖或加上	≥ 11.1 mmol/L
糖化血红蛋白	≥ 6.5%

表 3–8–3　低血糖的分级

Ⅰ级低血糖	血糖＜ 3.9 mmol/L 且＞ 3.0 mmol/L
Ⅱ级低血糖	血糖＜ 3.0 mmol/L
Ⅲ级低血糖	没有特定血糖界限，伴有意识和 / 或躯体改变的严重事件，需要他人帮助的低血糖事件。

（赵雅宁　顾小影）

综合实训案例 9- 脑卒中患者综合实训

【临床案例】

患者，男，72 岁，主因“突发口角歪斜、言语不利、右侧肢体活动不利 5 小时”收入院，颅脑 CT：脑萎缩。颅脑核磁 DWI：左侧基底节区脑梗死。急诊以“脑卒中”收入病房。家属代述：患者有高血压病史 30 余年，最高达 180/110 mmHg，平时规律药物治疗，硝苯地平控释片 30 mg 口服 1/ 日，糖尿病史 20 余年，空腹血糖最高达 17.0 mmol/L，平时规律药物治疗，二甲双胍片 0.25 g 口服 3 次 / 日，平时空腹血糖控制在 6~7 mmol/L，有高脂血症病史 20 余年，未进行规律药物治疗，否认药物过敏史。入院后查体：体温 36.3 ℃，脉搏 80 次 / 分，呼吸 12 次 / 分，血压 178/96 mmHg，意识清楚，言语欠流利，双侧瞳孔正大等圆，直径约 3.0 mm，对光反射灵敏，患者颈软无抵抗，左侧肢体肌力 5 级，肌张力正常，右侧上肢肌力 3 级，肌张力亢进，右侧下肢肌力 4 级，肌张力正常，病理反射查体发现：左侧巴宾斯基征阴性、右侧巴宾斯基征阳性，左侧查多克征阴性，右侧查多克征阳性，左侧戈登征阴性、右侧戈登征阳性，左侧奥本海姆征阴性，右侧奥本海姆征阳性。入院当日给予患者留置静脉留置针，甘露醇 250 ml 静脉输入，改善循环等治疗。入院第五日：精神可，患者右侧下肢肌力较前略恢复，4+ 级，指导患者进行相关功能恢复锻炼，协助患者变换卧位。入院第十日：精神可，右侧肢体肌力达 5– 级，右侧上肢肌力有所恢复，患者跌倒 / 坠床高风险，指导患者防坠床，指导患者功能锻炼。

思考与操作：

（1）结合护理评估列出至少 3 个护理诊断，并给出诊断依据。

（2）根据病例内容要点，完成病理反射检查、静脉留置针输液、变换卧位、跌倒 / 坠床风险评估等操作。

（3）分析脑卒中患者跌倒 / 坠床高风险的因素包括哪些?

（4）作为责任护士，请指导患者在急性期和恢复期的体位或卧位。

【操作程序】

1. 操作前准备

（1）环境准备：环境安静、温度适宜、光线充足、便于操作。

（2）患者准备：患者功能体位。

（3）护士准备：仪表端庄，着装整洁（衣、帽、鞋），洗手，戴口罩。

（4）物品准备：叩诊锤、静脉留置针输液技术用物、变换卧位技术相关用物、跌倒 / 坠床风险评估技术用物。

2. 操作步骤

（1）病理反射检查技术（见第二篇健康评估操作技术二十二）。

（2）静脉留置针输液技术（见第一篇基础护理学操作技术二十二）。

（3）变换卧位技术（见第一篇基础护理学操作技术五）。

（4）跌倒 / 坠床风险评估技术（见第二篇健康评估操作技术二十七）。

3. **操作后评价**

（1）知晓各项操作的注意事项、掌握操作的关键点。

（2）操作过程中沟通恰当，健康指导有效，尊重和关爱患者。

（3）各项操作熟练，动作轻柔，体现人文关怀；小组成员间各项操作配合自然。

【注意事项】

1. 各项操作过程均执行“三查七对”制度，防止发生差错，与患者建立友好关系，取得患者信任与配合。

2. 病理反射检查时患者处于放松状态下，避免因紧张影响检查结果。

3. 静脉留置针保留时间一般为72~96小时，每次输液前后应当检查患者穿刺部位及静脉走向有无红肿，发现异常及时拔除导管，给予对症处理。

4. 变换卧位时应注意保护各类导管，预防非计划性拔管的发生，并注意观察患者的皮肤情况。

5. 加强与患者沟通，注意患者情绪变化，适当给予患者心理疏导。

【综合考核案例评分标准】

脑卒中患者综合考核实训案例考核评分标准见表3-9-1。

表3-9-1　脑卒中患者综合实训案例考核评分标准

年/班级：　　　　学号：　　　　姓名：　　　　得分：

评价项目	评价内容	标准分	标准				得分
			A ×1.0	B ×0.8	C ×0.6	D ×0.4	
护理诊断（15分）	护理问题：①言语沟通障碍；②躯体功能障碍；③脑血容量灌注不足	9					
	护理诊断依据：①脑梗死损伤语言功能区；②右侧上肢肌力3级，肌张力亢进，右侧下肢肌力4级；③左侧基底节区梗死灶	6					
病理反射检查技术（20分）	核对→环境评估→物品准备→护士准备→患者评估	5					
	体位→评估意识→依次检查病理反射	10					
	适当解释评估结果意义→整理用物→洗手→记录	5					
静脉留置针输液技术（20分）	核对→环境评估→物品准备→护士准备→患者评估	5					
	解释→配置药液→排气→消毒皮肤→留置针穿刺→调节滴速→再次反向核对→贴膜、固定→封管	10					
	健康教育→整理用物→洗手→记录	5					

续表

评价项目	评价内容	标准分	标准				得分
			A ×1.0	B ×0.8	C ×0.6	D ×0.4	
变换卧位技术（20分）	核对→环境评估→物品准备→护士准备→患者评估	5					
	解释→保护各类导管→变换卧位→观察皮肤→保暖	10					
	健康教育→整理用物→洗手→记录	5					
跌倒/坠床风险评估技术（15分）	核对→环境评估→物品准备→护士准备→患者评估	3					
	询问→评估→跌倒史→携带导管→活动能力→认知等→协助患者取舒适卧位	9					
	整理用物→洗手→记录	3					
终末质量（10分）	问题解决能力：遇事反应冷静，处理应急情况思路敏捷，能独立分析、判断问题	3					
	人文关怀：在言语及行为上能够表现出对患者的尊重、理解和关爱；在整个操作过程中使用语言及非语言的沟通技巧	3					
	团队合作：能够明确小组成员的角色及分工；与小组成员有效沟通，共同制定决策	4					

【知识链接】

脑卒中的诊断和预防

“脑卒中”（cerebral stroke）又称“脑血管意外”（cerebralvascular accident，CVA）。是一种急性脑血管疾病，是由于脑部血管突然破裂或因血管阻塞导致血液不能流入大脑而引起脑组织损伤的一组疾病，包括缺血性脑卒中和出血性脑卒中。

缺血性脑卒中一般常见于中、老年患者，有动脉粥样硬化及高血压等脑卒中的危险因素，在安静状态下或活动中起病，病前可有反复的短暂性脑缺血发作，症状常在数小时或数天内达到高峰，出现局灶性的神经功能缺损，梗死的范围与某一动脉的供应区域相一致，一般意识清楚。头颅 CT 在早期多正常，24~48 h 内出现低密度病灶。DWI、PWI、SPECT 和 PET 有助于早期诊断，血管影像学检查可发现狭窄或闭塞的动脉。缺血性脑卒中的预防主要是针对高血压、高血脂、冠心病、吸烟饮酒、脑血管病家族史等危险因素进行预防，因为该病较容易复发，由于有较高的后遗症，所以防大于治。平时要调整好血压，稳定血脂、血糖，戒除烟酒，服用抗血小板药物，如阿司匹林长期预防，适当服用降脂药物，如阿托伐他汀等。还要定期复查血脂等、脑血管病的治疗除了服药输液外，平时要多康复练习，才能较早恢复。

（王艳东）

综合实训案例 10- 脑疝患者综合实训

【临床案例】

患者，王某，男，69 岁，主因“突发意识障碍 1 小时”，头颅 CT 提示：右侧基底节区出血破入脑室系统，为求进一步治疗，急诊以“右侧基底节区脑出血破入脑室”收入神经外科重症监护室。家属代述：患者在来院过程中呕吐 1 次，呕吐物为胃内容物，量大，呈喷射状。患者有高血压病史 20 余年，最高达 210/110 mmHg，平时规律药物治疗，硝苯地平控释片 30 mg 口服 1/ 晚，平时血压控制在 140~160/80~90 mmHg，近几日血压不稳，最高达 180/100 mmHg，否认糖尿病、冠心病病史，无药物过敏史。入院后查体：体温 36.3 ℃、脉搏 80 次 / 分、呼吸 8 次 / 分、血压 178/106 mmHg，神志不清，对刺痛无反应，格拉斯哥评分为 3 分，双侧瞳孔不等大，左侧瞳孔直径约 4.0 mm，对光反射消失，右侧瞳孔直径约 5.0 mm，对光反射消失，颈软无抵抗，四肢肌力 0 级，肌张力低，双侧巴宾斯基征阳性。患者入院后立即给予心电血氧饱和度监测，氧气吸入，建立静脉输液通路，给予乌拉地尔针剂微量泵泵入，清除患者口腔及气道内呕吐物，给予吸痰，保证气道通畅，进行术前准备。入院当日急诊在全麻下行脑出血血肿清除 + 去骨瓣减压术，术毕安全返回重症监护室，给予患者心电监护、呼吸机辅助呼吸，妥善放置引流管。患者压力性损伤风险评估评分为 10 分，为高风险，实施护理，预防压疮的发生。

思考与操作：

（1）结合护理评估列出至少 3 个护理诊断，并给出诊断依据。

（2）根据病例内容要点，完成瞳孔检查、微量注射泵使用、吸痰、压疮风险评估等操作。

（3）分析脑疝患者的生命体征变化的原因?

（4）分析入院时患者昏迷程度及昏迷的原因?

【操作程序】

1. 操作前准备

（1）环境准备：环境安静、温度适宜、光线充足、便于操作。

（2）患者准备：功能体位。

（3）护士准备：仪表端庄，着装整洁（衣、帽、鞋），洗手，戴口罩。

（4）物品准备：瞳孔笔、瞳孔测量尺、叩诊锤、微量注射泵使用技术用物、吸痰技术用物、压疮风险风险评估技术用物。

2. **操作步骤**

（1）瞳孔检查技术（见第二篇健康评估操作技术二）。

（2）吸痰技术（见第一篇基础护理学操作技术十四）。

（3）压力性损伤风险评估技术（见第二篇健康评估操作技术二十八）。

（4）微量注射泵使用技术（见第一篇基础护理学操作技术二十四）。

3. **操作后评价**

（1）知晓各项操作的注意事项、掌握操作的关键点。

（2）操作过程中尊重患者隐私，密切观察患者病情变化。

（3）各项操作熟练，动作轻柔，小组成员间各项操作配合自然。

【注意事项】

1. 各项操作过程均执行“三查七对”制度，防止发生差错。

2. 吸痰过程中严格无菌操作，插管动作轻柔、敏捷。吸痰时间不超过15秒，动作轻、稳、准、快。

3. 微量输液泵使用过程中，护士应加强巡视，注意观察微量泵的泵入速度和量是否准确，如微量输液泵出现报警，应查找可能的原因，如有气泡、输液管堵塞或注射结束等给予及时的处理。

4. 压疮风险评估过程中，护士应注意观察患者的反应，询问其感受。

5. 加强与患者家属沟通，注意患者家属情绪变化，适当给予患者家属心理疏导。

【综合考核案例评分标准】

脑疝患者综合实训案例考核评分标准见表3-10-1。

表3-10-1　脑疝患者综合实训案例考核评分标准

年/班级：　　　　学号：　　　　姓名：　　　　得分：

评价项目	评价内容	标准分	标准				得分
			A ×1.0	B ×0.8	C ×0.6	D ×0.4	
护理诊断（15分）	护理问题：①意识障碍；②潜在并发症出血；③有窒息的危险	9					
	护理诊断依据：①神志不清；②血压持续升高；③喷射性呕吐大量胃内容物	6					
瞳孔检查技术（20分）	核对→环境评估→物品准备→护士准备→患者评估	5					
	评估意识→检查瞳孔反射→检查双侧瞳孔大小、形状	10					
	适当解释评估结果意义→整理用物→洗手→记录	5					

续表

评价项目	评价内容	标准分	标准				得分
			A ×1.0	B ×0.8	C ×0.6	D ×0.4	
吸痰技术（20分）	核对→环境评估→物品准备→护士准备→患者评估	5					
	体位→安装吸引器→连接吸痰管→调节负压→插管→旋转→吸痰→关闭负压→听诊	10					
	告知注意事项→整理用物→洗手→记录	5					
压疮风险评估技术（15分）	核对→环境评估→物品准备→护士准备→患者评估	3					
	体位→解释→感觉能力评估→潮湿评估→活动能力评估→移动能力评估→营养评估→剪切力/摩擦力的评估→终末处理	9					
	适当解释评估结果意义→整理用物→洗手→记录	3					
微量注射泵使用技术（20分）	核对→环境评估→物品准备→护士准备→患者评估	5					
	解释→查对配置药液→固定微量泵→启动排气→再次反向核对→连接→启动设置速度→核对→观察	10					
	注意事项→整理用物→洗手→记录	5					
终末质量（10分）	问题解决能力：遇事反应冷静，处理应急情况思路敏捷，能独立分析、判断问题	3					
	人文关怀：在言语及行为上能够表现出对患者的尊重、理解和关爱；在整个操作过程中使用语言及非语言的沟通技巧	3					
	团队合作：能够明确小组成员的角色及分工；与小组成员有效沟通，共同制定决策	4					

【知识链接】

脑疝的形成

正常情况下，颅腔被大脑镰和小脑幕分割成压力均匀、彼此相通的各分腔。当某种原因引起某一分腔的压力增高时，脑组织即可从高压力区通过解剖间隙或孔道向低压力区移位，从而产生脑疝。目前临床上最常见的脑疝有枕骨大孔疝以及小脑幕切迹疝两种。脑疝的死亡率高，早期诊断、早期治疗非常关键。根据患者头颅 CT 的情况选择是否需要进行外科手术治疗。如果手术指征明确，应该积极地完善术前检查，急诊行外科手术治疗。

（王艳东）

综合实训案例 11- 高血压心脏病患者综合实训

【临床案例】

患者，李某，男，81 岁，主因“发现血压升高三年，间断头晕加重伴心悸 1 天”入院。行心脏超声显示左心室肥厚，临床诊断“高血压性心脏病”。患者自述三年前体检时发现血压升高，最高为 170/110 mmHg，自行口服硝苯地平缓释片，一年前自觉体力日渐下降，休息时无自觉症状，日常活动后即感乏力、呼吸困难，休息后可缓解，1 天前因排便用力导致头晕加重伴心悸而入院。否认糖尿病病史、外伤史、手术史等。入院查体：体温 36.5 ℃，脉搏 120 次 / 分，呼吸 25 次 / 分，血压 150/96 mmHg，神志清楚，精神差，肺部评估未见异常，心脏叩诊心尖向左下移位，心浊音界似靴形，心脏听诊主动脉瓣第二心音亢进，其他听诊区未见异常。经治疗护理后，6 小时后症状缓解。入院第二天夜间，患者突然剧烈头痛、呕吐、心悸，测血压 200/130 mmHg，诊断为“高血压危象”，遵医嘱给予硝普钠 10 mg 加入 0.9% 盐水缓慢静脉滴注降压，3 日后患者病情平稳。患者自述近期记忆力减退，经常忘记服药，导致血压突然升高，随即进行简易智力状态检查量表评测，得分为 19 分，有轻度认知功能障碍，给予认知处方制定和干预，预防认知功能障碍进一步发展。

思考与操作：

（1）结合护理评估列出至少 3 个护理诊断，并给出诊断依据。

（2）根据病例内容要点，完成心脏听诊、心脏叩诊、静脉输液、认知能力评估等操作。

（3）患者目前心功能为几级？

（4）请分析患者认知功能障碍的原因，查阅资料，制订详细的干预方案。

【操作程序】

1. 操作前准备

（1）环境准备：环境安静、温度适宜、光线充足、便于操作。

（2）患者准备：舒适的半坐位。

（3）护士准备：仪表端庄，着装整洁（衣、帽、鞋），洗手，戴口罩。

（4）物品准备：听诊器、心脏叩诊技术用物、密闭式静脉输液技术用物、认知能力评估技术用物。

2. 操作步骤

（1）心脏听诊技术（见第二篇健康评估操作技术十一）。

（2）心脏叩诊技术（见第二篇健康评估操作技术十）。
（3）密闭式静脉输液技术（见第一篇基础护理学操作技术二十一）。
（4）认知能力评估技术（见第二篇健康评估操作技术三十一）。

3. 操作后评价

（1）知晓各项操作的注意事项、掌握操作的关键点。
（2）护患沟通有效，能主动配合，彼此需要得到满足。
（3）各项操作熟练，动作轻柔，体现人文关怀，小组成员间各项操作配合自然。

【注意事项】

1. 各项操作过程均执行“三查七对”制度，防止发生差错，并向患者自我介绍，取得患者信任与配合。
2. 心脏叩诊过程，注意仔细确定心浊音界变化。
3. 心脏听诊过程，注意与主动脉瓣关闭不全相鉴别。
4. 静脉输液过程，注意依据患者年龄及药物性质调节输液的速度、观察患者反应。
5. 认知功能评估，注意环境安静、舒适，避免环境对结果的干扰。

【综合考核案例评分标准】

高血压心脏病患者综合实训案例考核评分标准见表 3-11-1。

表 3-11-1　高血压心脏病患者综合实训案例考核评分标准

年 / 班级：　　　　学号：　　　　姓名：　　　　得分：

评价项目	评价内容	标准分	标准				得分
			A ×1.0	B ×0.8	C ×0.6	D ×0.4	
护理诊断（15 分）	护理问题：①急性疼痛；②活动无耐力；③记忆功能障碍	9					
	护理诊断依据：①突然剧烈头痛；②稍微活动即感气短、胸闷；③经常忘记服药认知能力评分 19 分	6					
心脏听诊技术（20 分）	核对→环境评估→物品准备→护士准备→患者评估	5					
	体位→确定心瓣膜听诊区→依次听诊	10					
	适当解释评估结果意义→整理用物→洗手→记录	5					
心脏叩诊技术（20 分）	核对→环境评估→物品准备→护士准备→患者评估	5					
	体位→叩诊→测量→标记→判断	10					
	适当解释评估结果意义→整理用物→洗手→记录	5					

续表

评价项目	评价内容	标准分	标准				得分
			A ×1.0	B ×0.8	C ×0.6	D ×0.4	
静脉输液技术（20 分）	核对→环境评估→物品准备→护士准备→患者评估	5					
	核对→配置药物→排气→皮肤消毒→静脉穿刺→固定→调节滴速→再次核对患者	10					
	告知注意事项→健康教育→整理用物→洗手→记录	5					
认知能力评估技术（15 分）	核对→环境评估→物品准备→护士准备→患者评估	3					
	解释→会谈→观察→认知功能评测	9					
	告知结果→整理用物→洗手→记录	3					
终末质量（10 分）	遇事反应冷静，处理应急情况思路敏捷，能独立分析、判断问题	3					
	人文关怀：在言语及行为上能够表现出对患者的尊重、理解和关爱；在整个操作过程中使用语言及非语言的沟通技巧	3					
	团队合作：能够明确小组成员的角色及分工；与小组成员有效沟通，共同制定决策	4					

【知识链接】

高血压最新诊断标准和分级标准

原发性高血压是以血压升高为主要临床表现伴或不伴有多种心血管危险因素的综合征，通常简称为高血压。高血压是多种心、脑血管疾病的重要病因和危险因素，影响重要脏器，如心、脑、肾的结构与功能，最终导致这些器官的功能衰竭，迄今仍是心血管疾病死亡的主要原因之一。根据《中国高血压防治指南（2020 版）》，高血压最新诊断和分级标准见表 3-11-2。

表 3-11-2　高血压的诊断及分级标准

分类	SBP（mmHg）	DBP（mmHg）
正常血压	＜ 120 和	＜ 80
正常高值	120~139 和（或）	80~89
高血压	≥ 140 和（或）	≥ 90
1 级高血压（轻度）	140~159 和（或）	90~99

续表

分类	SBP（mmHg）	DBP（mmHg）
2 级高血压（中度）	160~179 和（或）	100~109
3 级高血压（重度）	≥ 180 和（或）	≥ 110
单纯收缩期高血压	≥ 140 和	＜ 90

注：当 SBP 和 DBP 分属于不同级别时，以较高的分级为准。

（张　馨）

综合实训案例 12- 风湿性心脏病患者综合实训

【临床案例】

患者，石某，女，40 岁。主因“劳累后气促、乏力，咳嗽、咳痰、伴夜间呼吸困难、大关节游走性疼痛 1 周”收入心脏内科病房，临床诊断为“风湿性心脏病”。入院查体：体温 37.4 ℃，血压 105/70 mmHg，脉搏 90 次 / 分，呼吸 24 次 / 分。患者自述 3 年前无明显诱因出现活动后气促、乏力，行走时加重，休息稍可缓解，病情易反复发作。口唇发绀，端坐呼吸，颈静脉怒张，肺部触诊胸部扩张度减弱，语言震颤减弱，叩诊清音，听诊可闻及双肺底湿啰音。双下肢水肿，夜间阵发性呼吸困难，高枕卧位，无咯血及咳粉红色泡沫痰。胸部正位可见梨形心影，听诊心尖部可闻及舒张中晚期隆隆样杂音。遵医嘱给予氧气吸入，护士与患者交谈中发现患者情绪焦虑，进一步采用焦虑量表评测，其评分 55 分，给予患者心理疏导。

思考并操作：

（1）结合护理评估列出至少 3 个护理诊断，并给出诊断依据。

（2）根据病例内容要点，完成胸肺部听诊、心脏叩诊、心脏听诊、氧气吸入、心理评估等操作。

（3）分析叩诊过程中最可能出现的心脏浊音界会发生变化的原因。

（4）分析患者焦虑的程度、焦虑的原因。如果你是责任护士，请针对性进行健康教育。

【操作程序】

1. 操作前准备

（1）环境准备：环境安静、温度适宜、光线充足。

（2）患者准备：半卧位。

（3）护士准备：仪表端庄，着装整洁（衣、帽、鞋），洗手，戴口罩。

（4）物品准备：听诊器、氧气吸入物品。

2. 操作步骤

（1）胸肺部听诊技术（见第二篇健康评估操作技术八）。

（2）心脏叩诊技术（见第二篇健康评估操作技术十）。

（3）心脏听诊技术（见第二篇健康评估操作技术十一）。

（4）氧气吸入技术（见第一篇基础护理学操作技术十三）。

（5）心理评估技术（见第二篇健康评估操作技术三十六）。

3. **操作后评价**

（1）知晓各项操作的注意事项、掌握操作的关键点。

（2）操作过程中沟通恰当，尊重患者隐私权。

（3）检查过程操作熟练，动作轻柔，无内容重复、颠倒和遗漏；小组成员间各项操作配合自然。

【注意事项】

1. 各项操作过程均执行查对制度，防止发生差错。
2. 血液标本采集过后应及时送检。
3. 对患者胸肺部评估、心脏评估过程中，检查部位、顺序应当正确、规范，注意对比。
4. 加强与患者沟通，注意患者情绪变化，适当给予患者心理疏导。

【操作考核评分标准】

风湿性心脏病患者综合实训案例考核评分标准见表 3-12-1。

表 3-12-1　风湿性心脏病患者综合实训案例考核评分标准

年 / 班级：　　　　学号：　　　　姓名：　　　　得分：

评价项目	评价内容	标准分	标准				得分
			A ×1.0	B ×0.8	C ×0.6	D ×0.4	
护理诊断（15 分）	护理问题：①气体交换受损；②活动无耐力；③焦虑	9					
	护理诊断依据：①咳嗽咳痰，口唇轻度发绀；②劳累后气促、乏力；③情绪焦虑，焦虑量表评分 55 分	6					
心脏叩诊技术（15 分）	核对→环境评估→物品准备→护士准备→患者评估	3					
	体位→确定听诊位置→依次听诊→左右对比	9					
	整理用物→洗手→记录	3					
胸肺部听诊技术（15 分）	核对→环境评估→物品准备→护士准备→患者评估	3					
	体位→叩诊→测量→标记→判断	9					
	适当解释评估结果意义→整理用物→洗手→记录	3					

续表

评价项目	评价内容	标准分	标准				得分
			A ×1.0	B ×0.8	C ×0.6	D ×0.4	
心脏听诊技术（15分）	核对→环境评估→物品准备→护士准备→患者评估	3					
	摆体位→确定心瓣膜听诊区→依次听诊	9					
	解释听诊结果及意义→整理用物→洗手→记录	3					
氧气吸入技术（15分）	核对→环境评估→物品准备→护士准备→患者评估	3					
	连接用氧装置→清洁鼻腔→调节氧流量→检查并润滑鼻导管→戴鼻导管	9					
	健康教育→整理用物→洗手→记录	3					
心理评估技术（15分）	核对→环境评估→物品准备→护士准备→患者评估	3					
	解释→会谈→观察→焦虑量表评测	9					
	告知结果→心理疏导→整理用物→洗手→记录	3					
终末质量（10分）	问题解决能力：遇事反应冷静，处理应急情况思路敏捷，能独立分析、判断问题	3					
	人文关怀：在言语及行为上能够表现出对患者的尊重、理解和关爱；在整个操作过程中使用语言及非语言的沟通技巧	3					
	团队合作：能够明确小组成员的角色及分工；与小组成员有效沟通，共同制定决策	4					

【知识链接】

心脏瓣膜病的分期

心脏瓣膜病（valvular heart disease，VHD）是由于炎症、黏液样变性、退行性改变、先天畸形、缺血性坏死、创伤等原因引起的单个或多个瓣膜结构（包括瓣叶、瓣环、腱索或乳头肌）的功能或结构异常，导致瓣膜口狭窄及（或）关闭不全的一类心脏病。其中以二尖瓣受累最为常见，其次主要是主动脉瓣。2020 年 12 月美国心脏病学会（American College of Cardiology，ACC）和美国心脏协会（American Heart Association，

AHA）发布了新版瓣膜性心脏病患者管理指南强调：共同决策；采用侵入性较小的治疗方案，减少有创操作。瓣膜性心脏病的疾病分期见表 3-12-2。

表 3-12-2　瓣膜性心脏病的疾病分期

分级	定义	描述
A	有风险	进行性 VHD 患者（轻中度、无症状）
B	进行性	进展性 VHD 患者（轻至中度，无症状）
C	无症状且严重	符合严重 VHD 标准的无症状患者
C1		无症状且 LV 或 RV 仍有代偿的严重 VHD 患者
C2		无症状并伴有 LV 或 RV 失代偿严重的 VHD 患者
D	有症状且严重	已经有严重 VHD 症状的患者

备注：LV（left ventricular）：左心室，RV（right ventricle）：右心室，VHD（Valvular heart disease）：瓣膜性心脏病。

（赵雅宁　刘云肖）

综合实训案例 13- 心肌梗死患者综合实训

【临床案例】

患者，田某，男，55 岁。主因“突发胸骨后压榨性疼痛，伴恶心、呕吐 4 小时”入院，心电图示：窦性心律，Ⅱ、Ⅲ、AVF ST 段弓背向上抬高，心肌酶化验结果：肌酸激酶同工酶 28.04 ng/ml、肌红蛋白 186.4 ng/ml。临床诊断“急性心肌梗死”。患者自述 4 年前搬重物时突感胸闷、心悸，在当地诊断为“冠状动脉粥样硬化性心脏病”，之后间断服用硝酸甘油。今晨与儿子争吵时突发胸骨后疼痛，有濒死感，含服硝酸甘油后不缓解而入院。入院查体：体温 36.8 ℃，脉搏 100 次 / 分，呼吸 20 次 / 分，血压 100/60 mmHg。意识清楚，急性痛苦病容，肺评估未见异常，心脏评估未见明显异常，腹部评估正常。嘱患者绝对卧床休息，遵医嘱哌替啶 50 mg 肌内注射止痛治疗、尿激酶 150 万 U 加入 0.9% 盐水 250 ml 静脉输入，1 小时后疼痛减轻。入院第三天夜间，突然出现憋醒、呼吸困难、端坐呼吸、面色口唇发绀，呈惊恐面容，肺部听诊两肺底部布满湿啰音，心脏听诊二尖瓣区可闻及舒张期奔马律，肺动脉瓣第二心音亢进，其他听诊区未见异常，给予鼻导管吸氧 5 L/min，单硝酸异山梨酯针 20 mg 加入 0.9% 盐水 100 ml 微量输液泵泵入扩张血管。

思考与操作：

（1）结合护理评估列出至少 3 个护理诊断，并给出诊断依据。

（2）根据病例内容要点，完成心脏听诊技术、氧气吸入技术、肌内注射技术、微量输液泵使用技术。

（3）根据患者入院时的心电图检查，分析心肌梗死的部位。

（4）分析患者入院第三天出现了什么情况，病理机制如何。

【操作程序】

1. 操作前准备

（1）环境准备：环境安静、温度适宜、光线充足、便于操作。

（2）患者准备：舒适体位。

（3）护士准备：仪表端庄，着装整洁（衣、帽、鞋），洗手，戴口罩。

（4）物品准备：听诊器、心脏听诊技术用物、氧气吸入技术用物、肌内注射技术用物、微量输液泵使用技术用物。

2. 操作步骤

（1）心脏听诊技术（见第二篇健康评估操作技术十一）。

（2）氧气吸入技术（见第一篇基础护理学操作技术十三）。

（3）肌内注射技术（见第一篇基础护理学操作技术十九）。

（4）微量输液泵使用技术（见第一篇基础护理学操作技术二十五）。

3. 操作后评价

（1）操作熟练，程序规范，严格执行查对和无菌制度。

（2）操作过程中沟通有效，患者能积极配合治疗。

（3）注意观察患者情绪变化，及时疏导，体现人文关怀，小组成员间各项操作配合自然。

【注意事项】

1. 各项操作过程均执行“三查七对”制度，防止发生差错。
2. 心脏听诊时，注意听诊瓣膜区的顺序、位置、时相，有无杂音以及杂音传导的方向等。
3. 吸氧操作前，注意用氧环境的安全，吸氧时应先调节氧流量再应用，注意观察患者反应。
4. 肌内注射时选择合适的注射部位，掌握无痛注射。
5. 加强与患者沟通，适时给予患者心理疏导。

【综合考核案例评分标准】

心肌梗死患者综合实训案例考核评分标准见表 3-12-1。

表 3-12-1　心肌梗死患者综合实训案例考核评分标准

年 / 班级：　　　　　　学号：　　　　　　姓名：　　　　　　得分：

评价项目	评价内容	标准分	标准				得分
			A ×1.0	B ×0.8	C ×0.6	D ×0.4	
护理诊断（15 分）	护理问题：①急性疼痛；②恐惧；③气体交换受损	9					
	护理诊断依据：①突发胸骨后压榨性疼痛；②呈惊恐面容；③呼吸困难、面色口唇发绀	6					

续表

评价项目	评价内容	标准分	标准				得分
			A ×1.0	B ×0.8	C ×0.6	D ×0.4	
心脏听诊技术（20分）	核对→环境评估→物品准备→护士准备→患者评估	5					
	体位→确定心瓣膜听诊区→依次听诊	10					
	适当解释检查结果意义→整理用物→洗手→记录	5					
氧气吸入技术（15分）	核对→环境评估→物品准备→护士准备→患者评估	3					
	连接用氧装置→清洁鼻腔→调节氧流量→检查并润滑鼻导管→戴鼻导管	9					
	健康教育→整理用物→洗手→记录	3					
肌内注射技术（20分）	核对→环境评估→物品准备→护士准备→患者评估	5					
	核对药物→配置药液→核对患者→选择部位→肌内穿刺→抽回血→注射→拔针→按压	10					
	告知注意事项→整理用物→洗手→记录	5					
微量输液泵使用技术（20分）	核对→环境评估→物品准备→护士准备→患者评估	5					
	解释→查对配置药液→固定微量泵→启动排气→再次反向核对→连接→启动设置速度→核对→观察	10					
	注意事项→整理用物→洗手→记录	5					
终末质量（10分）	问题解决能力：遇事反应冷静，处理应急情况思路敏捷，能独立分析、判断问题	3					
	人文关怀：在言语及行为上能够表现出对患者的尊重、理解和关爱；在整个操作过程中使用语言及非语言的沟通技巧	3					
	团队合作：能够明确小组成员的角色及分工；与小组成员有效沟通，共同制定决策	4					

【知识链接】

急性心肌梗死的分型

依据《ST 段抬高型心肌梗死基层诊疗指南（2019 版）》，急性心肌梗死分型见表 3-12-2。

表 3-12-2　心肌梗死的分型

1 型	由冠状动脉粥样硬化斑块急性破裂或侵蚀，血小板激活，继发冠状动脉血栓性阻塞，引起心肌缺血、损伤或坏死。须具备心肌损伤和至少一项心肌缺血的临床证据
2 型	为心肌供氧和需氧之间失平衡所致心肌梗死，与冠状动脉粥样硬化斑块急性破裂或侵蚀、血栓形成无关
3 型	指心脏性死亡伴心肌缺血症状和新发生的缺血性心电图改变或心室颤动，但死亡发生于心脏生物标志物的血样本采集之前或发生于心脏生物标志物明确升高之前，尸检证实为心肌梗死
4 型	包括经皮冠状动脉介入治疗（percutaneous coronary intervention，PCI）相关心肌梗死（4a 型）、冠状动脉内支架或支撑物血栓形成相关心肌梗死（4b 型）及再狭窄相关心肌梗死（4c 型）
5 型	为冠状动脉旁路移植术（coronary artery bypass grafting，CABG）相关心肌梗死

注：为便于确定即刻治疗策略（如再灌注治疗），在临床实践中通常根据有缺血症状时心电图是否存在相邻至少 2 个导联 ST 段抬高，将心肌梗死分为 ST 段抬高型心肌梗死（ST-segment elevation myocardial infarction，STEMI）和非 ST 段抬高型心肌梗死（non-ST-segment elevation myocardial infarction，NSTEMI）。大多数 STEMI 属于 1 型心肌梗死。

（张　馨）

综合实训案例 14- 颈椎病患者综合实训

【临床案例】

患者，女，52 岁，主因“颈肩部及右上肢疼痛 2 年余，加重伴右上肢麻木、右手精细活动不利 5 天”收入院，颈椎 CT 提示：颈 3/4、4/5、5/6 椎间盘突出；颈椎 MR 提示：颈 3/4、4/5、5/6 椎间盘向右侧突出，神经根受压。门诊以“神经根型颈椎病”收入病房。患者自述 5 天前长时间伏案工作后出现颈肩部、右上肢疼痛明显加重，呈持续性烧灼样疼痛，伴有右手电击样串麻感，并出现持筷、扣纽扣等精细动作不利，右手握力减退等，否认高血压、糖尿病、冠心病，无药物过敏史。入院后查体：体温 36.3 ℃，脉搏 80 次 / 分，呼吸 18 次 / 分，血压 128/72 mmHg，神志清楚，脊柱评估检查发现患者颈椎生理曲度异常，颈椎活动度受限，胸椎及腰椎生理曲度无异常，活动无受限。患者右上肢肌力 4 级，肌张力高，左上肢及双下肢肌力 5 级。入院第二日在全麻下行颈前入路颈 4/5 椎间盘切除 + 内固定术，术毕安全返回病房，测量生命体征正常，给予痘苗病毒致炎兔皮提取物注射液 7.2 IU 加入 0.9% 氯化钠注射液静脉输入。术后第一日：精神可，颈肩部及右上肢疼痛较术前明显缓解，右上肢麻木、右手精细活动不利较术前略缓解。术后第二日：指导患者佩戴颈托、进行右手精细活动训练。术后第五日查房交谈中发现患者情绪低落，担心影响日常生活，焦虑评分 55 分，给予心理安慰。

思考与操作：

（1）结合护理评估列出至少 3 个护理诊断，并给出诊断依据。

（2）根据病例内容要点，完成脊柱评估、徒手肌力评估、生命体征的测量、密闭式静脉输液。

（3）分析颈椎病患者为什么会出现上肢肌力下降及疼痛等症状。

【操作程序】

1. 操作前准备

（1）环境准备：环境安静、温度适宜、光线充足、便于操作。

（2）患者准备：根据检查需要，患者取卧位或坐位。

（3）护士准备：仪表端庄，着装整洁（衣、帽、鞋），洗手，戴口罩。

（4）物品准备：脊柱评估用物、生命体征的测量技术用物、密闭式静脉输液技术用物。

2. 操作步骤

（1）脊柱评估技术（见第二篇健康评估操作技术二十四）。

（2）徒手肌力评估技术（见第二篇健康评估操作技术二十）。

（3）生命体征的测量技术（见第一篇基础护理学操作技术十二）。

（4）密闭式静脉输液技术（见第一篇基础护理学操作技术二十一）。

3. 操作后评价

（1）知晓各项操作的注意事项、掌握操作的关键点。

（2）操作过程中沟通恰当有效，尊重患者知情权和隐私权。

（3）各项操作熟练，动作轻柔，小组成员间各项操作配合自然。

【注意事项】

1. 各项操作过程均执行“三查七对”制度，防止发生差错，并向患者自我介绍，取得患者信任与配合。

2. 脊柱评估和徒手肌力评估时根据检查需要采取适当的体位，避免因检查诱发患者疼痛，同时给予指导，避免因紧张影响检查结果。

3. 生命体征测量过程中，注意如发现体温和病情不符时，应当复测体温；测量血压时测量者视线与血压计刻度平行。

4. 密闭式静脉输液过程中防止空气进入血管形成气栓，及时更换液体，输液完毕后及时拔针，患者不可自行调节滴速。

【综合考核案例评分标准】

颈椎病患者综合实训案例考核评分标准见表 3-14-1。

表 3-14-1 颈椎病患者综合案例实训考核评分标准

年 / 班级： 学号： 姓名： 得分：

评价项目	评价内容	标准分	标准				得分
			A ×1.0	B ×0.8	C ×0.6	D ×0.4	
护理诊断（15 分）	护理问题：①疼痛；②活动无耐力；③焦虑	9					
	护理诊断依据：①椎间盘突出，神经根压迫；②右上肢疼痛，肌张力高，握力差；③情绪低落，焦虑量表评分 55 分	6					
脊柱评估技术（20 分）	核对→环境评估→物品准备→护士准备→患者评估	5					
	体位→脊柱→脊柱弯曲度检查→脊柱活动度检查→脊柱触诊检查→脊柱叩诊检查→协助患者取舒适卧位	10					
	适当解释评估结果意义→整理用物→洗手→记录	5					
徒手肌力评估技术（20 分）	核对→环境评估→物品准备→护士准备→患者评估	5					
	体位→评估意识→肌力对比检查→协助患者取舒适卧位	10					
	适当解释评估结果意义→整理用物→洗手→记录	5					
生命体征的测量技术（15 分）	核对→环境评估→物品准备→护士准备→患者评估	3					
	介绍解释→测量体温→测量脉搏→测量呼吸→测量血压→协助患者取舒适卧位	9					
	告知注意事项→健康教育→整理用物→洗手→记录	3					
静脉输液技术（20 分）	核对→环境评估→物品准备→护士准备→患者评估	5					
	核对、配置药物→排气→皮肤消毒→静脉穿刺→固定→调节滴速→再次核对患者	10					
	交代注意事项→整理用物→洗手→记录	5					

续表

评价项目	评价内容	标准分	标准				得分
			A ×1.0	B ×0.8	C ×0.6	D ×0.4	
终末质量（10分）	问题解决能力：遇事反应冷静，处理应急情况思路敏捷，能独立分析、判断问题	3					
	人文关怀：在言语及行为上能够表现出对患者的尊重、理解和关爱；在整个操作过程中使用语言及非语言的沟通技巧	3					
	团队合作：能够明确小组成员的角色及分工；与小组成员有效沟通，共同制定决策	4					

【知识链接】

颈椎病的形成

颈椎病又称颈椎综合征，是颈椎骨关节炎、增生性颈椎炎、颈神经根综合征、颈椎间盘脱出症的总称。主要由于颈椎长期劳损、骨质增生，或椎间盘脱出、韧带增厚，致使颈椎脊髓、神经根或椎动脉受压，出现一系列功能障碍的临床综合征。表现为椎节失稳、松动；髓核突出或脱出；骨刺形成；韧带肥厚和继发的椎管狭窄等，刺激或压迫了邻近的神经根、脊髓、椎动脉及颈部交感神经等组织，引起一系列症状和体征。颈椎病可分为：颈型颈椎病、神经根型颈椎病、脊髓型颈椎病、椎动脉型颈椎病、交感神经型颈椎病、食管压迫型颈椎病。

（王艳东）

综合实训案例 15- 骨折患者综合实训

【临床案例】

患者，李某，女，79岁。主因“摔伤至右腿疼痛2小时”入院，正侧位X线片显示右股骨颈骨折，骨折线清晰，折断部位明显移位，临床诊断“股骨颈骨折”。患者自述下台阶时摔伤，伤后感腿部疼痛不敢活动，下肢活动受限，不能站立和行走，无头疼、头晕、恶心、呕吐等，否认高血压、糖尿病、冠心病等病史，否认药物过敏史。入院查体：体温36.3 ℃，脉搏80次/分，呼吸18次/分，血压145/70 mmHg，神志清楚，精神尚可，心肺评估未见异常、腹部评估未见异常。入院第二日在全麻下行人工股骨头置换术，术毕安全返回病房，术后常规氧气吸入、抬高患肢并制动。术后2小时后者诉排尿困难，给予患者留置尿管。术后第 1 日患者体温 39.6 ℃，精神欠佳，给予乙醇擦浴降温；术后第 2 日，患者肌力评估 2 级，跌倒 / 坠床风险评估 70 分，血栓风险评估评分 10 分，指导患者防跌倒方案，指导患者功能锻炼。

思考与操作：

（1）结合护理评估列出至少 3 个护理诊断，并列出诊断依据。

（2）根据病例内容要点，完成导尿（女）、徒手肌力评估、酒精擦浴降温、跌倒 / 坠床风险评估、静脉血栓风险评估等操作。

（3）分析患者术后给予抬高患肢的原因。

（4）患者血栓风险程度较高的原因包括哪些？作为责任护士，请针对性进行健康教育。

【操作程序】

1. 操作前准备

（1）环境准备：环境安静、温度适宜、光线充足、便于操作。

（2）患者准备：适当卧位、或护士协助取保护性体位。

（2）护士准备：仪表端庄，着装整洁（衣、帽、鞋），洗手，戴口罩。

（4）物品准备：导尿技术（女）用物、乙醇擦浴技术（物理降温）用物、跌倒 / 坠床风险评估技术用物、静脉血栓风险评估技术用物。

2. 操作步骤

（1）导尿技术（女）（见第一篇基础护理学操作技术二十八）。

（2）徒手肌力评估技术（见第二篇健康评估操作技术二十）。

（3）乙醇擦浴技术（物理降温）（见第一篇基础护理学操作技术十五）。

（4）跌倒 / 坠床风险评估技术（见第二篇健康评估操作技术二十七）。

（5）静脉血栓风险评估技术（见第二篇健康评估操作技术二十六）。

3. 操作后评价

（1）知晓各项操作的注意事项、掌握操作的关键点。

（2）操作过程中沟通恰当有效，尊重患者隐私权。

（3）各项操作熟练，动作轻柔，体现人文关怀，小组成员间各项操作配合自然。

【注意事项】

1. 操作过程中注意核对患者身份信息，执行“三查七对”制度，防止发生差错。
2. 导尿过程，注意保护患者的隐私，严格无菌操作，注意观察患者的反应。
3. 乙醇擦浴过程中，注意观察患者局部皮肤情况，询问患者是否有不适感觉。
4. 静脉血栓风险、跌倒 / 坠床风险评估后，告知患者及家属相应的预防措施。

【操作考核评价标准】

骨折患者综合实训案例考核评分标准见表 3–15–1。

表 3-15-1　骨折患者综合实训案例考核评分标准

年 / 班级：　　　　　学号：　　　　　姓名：　　　　　得分：

评价项目	评价内容	标准分	标准				得分
			A ×1.0	B ×0.8	C ×0.6	D ×0.4	
护理诊断（15 分）	护理问题：①体温过高；②有跌倒的危险；③潜在并发症：深静脉血栓	9					
	护理诊断依据：①体温 38.2 ℃；②跌倒 / 坠床风险评分 70 分；③血栓评分 10 分	6					
导尿技术（女）（15 分）	核对→环境评估→物品准备→护士准备→患者评估	3					
	核对患者→消毒→插入导尿管→导尿	9					
	告知注意事项→整理用物→洗手→记录	3					
徒手肌力评估技术（15 分）	核对→环境评估→物品准备→护士准备→患者评估	3					
	体位→评估意识→肌力对比检查协助患者取舒适卧位	9					
	告知注意事项→整理用物→洗手→记录	3					
酒精擦浴技术（物理降温）（15 分）	核对→环境评估→物品准备→护士准备→患者评估	3					
	解释→遮挡屏风→擦浴→协助患者穿衣保暖→安置舒适体位	9					
	告知注意事项→整理用物→洗手→记录	3					
跌倒 / 坠床风险评估技术（15 分）	核对→环境评估→物品准备→护士准备→患者评估	3					
	询问→评估→跌倒史→携带导管→活动能力→认知等→协助患者取舒适卧位	9					
	整理用物→洗手→记录	3					
静脉血栓风险评估技术（15 分）	核对→环境评估→物品准备→护士准备→患者评估	3					
	解释→体位→跌倒风险评测	9					
	解释评估结果意义→整理用物→洗手→记录	3					

续表

评价项目	评价内容	标准分	标准				得分
			A ×1.0	B ×0.8	C ×0.6	D ×0.4	
终末质量（10分）	问题解决能力：遇事反应冷静，处理应急情况思路敏捷，能独立分析、判断问题	3					
	人文关怀：在言语及行为上能够表现出对患者的尊重、理解和关爱；在整个操作过程中使用语言及非语言的沟通技巧	3					
	全程稳、准、轻、快，符合操作原则	4					

【知识链接】

1. 股骨颈骨折分类　Garden 分型是常用分型之一，其根据骨折近端正位 X 线平片上骨折移位程度分为 4 型。Ⅰ型：不完全骨折，骨的完整性部分中断；Ⅱ型：完全骨折但不移位或嵌插移位，占股骨颈骨折的 21.8%；Ⅲ型：完全骨折，部分移位且股骨头与股骨颈有接触；Ⅳ型：完全移位的骨折。Ⅲ型与Ⅳ型占股骨颈骨折的 78.2%。近年来研究证实，X 线平片诊断为 Garden Ⅰ型的骨折经 CT 检验均为完全骨折。因此成人 Garden Ⅰ型骨折实际上不存在。

2. 静脉血栓栓塞症诊断流程　围手术期的静脉血栓栓塞性疾病主要是指下肢深静脉血栓（deep vein thrombosis，DVT）和肺动脉栓塞（pulmonary artery embolism，PE），DVT 和 PE 合称为静脉血栓栓塞症（venous thromboembolism，VTE）。VTE 发病率高、危险性大。2019 欧洲心脏病学会指南：临床疑诊 VTE 患者采用 Wells 量表（表 3–15–2，表 3–15–3）进行评估，进入诊断流程。

表 3–15–2　用于 DVT 诊断的 Wells 评分

项目	评分（分）
活动性肿瘤（近 6 个月内接受肿瘤治疗或目前正采取姑息疗法）	1
下肢麻痹、瘫痪或下肢石膏固定	1
4 周内卧床≥ 3 天，或 4 周内大手术史	1
沿深静脉系统走行的局部压痛	1
下肢肿胀	1
胫骨结节下方 10 cm 处小腿腿围较对侧增加≥ 3 cm	1
患肢可凹陷性水肿	1
浅静脉侧支循环（非静脉曲张）	1
其他比 DVT 更符合的诊断	–2

注：总分≤ 1 分，可基本除外 DVT；总分≥ 2 分，进入 DVT 诊断流程。

表 3-15-3　用于 P E 诊断的 Wells 评分

项目	评分（分）
既往有 DVT 或 PE 史	1
心率 75~94 次 / 分钟	1
心率≥ 95 次 / 分钟	2
近 4 周内有手术史或骨折制动史	1
咯血	1
活动性恶性肿瘤（正在治疗或 6 个月内治疗过或姑息治疗）	1
单侧下肢疼痛	1
DVT 的临床症状体征（深静脉压痛及单侧水肿）	1
年龄＞ 65 岁	1

注：总分≥ 3 分，进入 PE 诊断流程。

（罗文姿）

综合实训案例 16- 白血病患者综合实训

【临床案例】

患者，王某，男，56 岁。主因“反复牙龈肿痛、出血 2 月余，加重伴乏力 4 天，鼻出血 1 天”入院，临床诊断“急性白血病”。患者自述 2 月前无诱因出现牙龈肿胀，口腔溃疡，伴发热、咳嗽、淋巴结肿大，体温最高 38.6 ℃。4 天前自觉活动后乏力，伴头晕、气促、心慌、大汗。1 天前出现无诱因鼻出血，局部压迫后可止血。入院后查体：体温 38.4 ℃，脉搏 86 次 / 分，呼吸 20 次 / 分，血压 123/76 mmHg，全身淋巴结无肿大，心肺评估未见异常，双下肢无水肿。血常规：WBC 41.5×10^9/L，Hb 120 g/L，PLT 20×10^9/L；凝血系列 PT–INR1.48。骨髓穿刺结果显示：增生极度活跃，原始及早幼粒细胞占 93%，偶见 Auer 小体，考虑“急性髓系白血病”。入院第二日拟给予化疗，行经外周静脉穿刺的中心静脉导管（peripherally inserted central venous catheter，PICC）置管术并进行维护。化疗第七日，患者状态差，情绪低落，焦虑量表评分 60 分。

思考与操作：

（1）结合护理评估列出至少 3 个护理诊断，并给出诊断依据。

（2）根据病例内容要点，完成头颈部浅表淋巴结评估技术、脾触诊技术、PICC 维护技术、心理评估技术。

（3）患者化疗第四天血常规检查的结果的临床意义是什么？

（4）患者缺乏预防出血的相关知识，你是责任护士，请针对性进行健康教育。

【操作程序】

1. **操作前准备**

（1）环境准备：环境安静、温度适宜、光线充足、便于操作。

（2）患者准备：舒适的体位、情绪放松。

（3）护士准备：仪表端庄，着装整洁（衣、帽、鞋），洗手，戴口罩。

（4）物品准备：速干手消毒液、PICC 维护技术用物、焦虑心理评估技术用物。

2. **操作步骤**

（1）头颈部浅表淋巴结评估技术（见第二篇健康评估操作技术四）。

（2）脾触诊技术（见第二篇健康评估操作技术十六）。

（3）PICC 维护技术（见第一篇基础护理学操作技术二十三）。

（4）心理评估技术（见第二篇健康评估操作技术三十六）。

3. **操作后评价**

（1）知晓各项操作的注意事项、掌握操作的关键点。

（2）操作过程中沟通恰当，尊重患者知情权。

（3）各项操作熟练，动作轻柔，小组成员间各项操作配合自然。

【注意事项】

1. 各项操作过程均执行“三查七对”制度，防止发生差错。

2. 头颈部表浅淋巴结评估时，注意对比头颈部双侧淋巴结的大小、形状。

3. PICC 维护过程，注意观察导管是否通畅、导管尖端外露程度及测量双侧臂围，严格执行无菌操作。

4. 加强与患者沟通，注意患者情绪变化，适当给予患者心理疏导。

【综合考核案例评分标准】

白血病患者综合实训病例考核评分标准 3-16-1。

表 3-16-1 白血病患者综合实训病例考核评分标准

年 / 班级： 学号： 姓名： 得分：

评价项目	评价内容	标准分	标准				得分
			A ×1.0	B ×0.8	C ×0.6	D ×0.4	
护理诊断（15 分）	护理问题：①有受伤的危险，出血；②有感染的危险；③焦虑	9					
	护理诊断依据：①血小板减少；②正常粒细胞减少；③焦虑评分 60 分	6					

续表

评价项目	评价内容	标准分	标准				得分
			A ×1.0	B ×0.8	C ×0.6	D ×0.4	
头颈部浅表淋巴结评估技术（20分）	核对→环境评估→物品准备→护士准备→患者评估	5					
	体位→取得配合→依次触诊→检查头颈部淋巴结	10					
	适当解释评估结果意义→整理用物→洗手→记录	5					
脾脏触诊技术（20分）	核对→环境评估→物品准备→护士准备→患者评估	5					
	体位→确定脾脏位置→触诊脾	10					
	适当解释评估结果意义→整理用物→洗手→记录	5					
PICC维护技术（20分）	核对→环境评估→物品准备→护士准备→患者评估	5					
	解释→检查局部→冲洗导管→消毒皮肤及导管→粘贴透明敷料	10					
	告知结果→整理用物→洗手→记录	5					
心理评估技术（15分）	核对→环境评估→物品准备→护士准备→患者评估	3					
	解释→会谈→观察→焦虑量表评测	9					
	告知结果→心理疏导→整理用物→洗手→记录	3					
终末质量（10分）	问题解决能力：遇事反应冷静，处理应急情况思路敏捷，能独立分析、判断问题	3					
	人文关怀：在言语及行为上能够表现出对患者的尊重、理解和关爱；在整个操作过程中使用语言及非语言的沟通技巧	3					
	团队合作：能够明确小组成员的角色及分工；与小组成员有效沟通，共同制定决策	4					

【知识链接】

白血病分类、诊断标准

白血病是一类造血干细胞的恶性肿瘤性疾病，因白血病细胞增殖失控、分化障碍、凋亡受阻，而停滞在细胞发育的不同阶段。在骨髓和其他造血组织中大量增殖累积，并浸润其他非造血组织和器官，同时抑制正常造血功能。依据《成人急性髓系白血病诊疗规范（2018 版）》，白血病分类、诊断标准：白血病的诊断主要是依赖骨髓涂片计数原始细胞比例。白血病的分型早期主要是依赖细胞形态学和细胞化学染色，目前白血病的分型主要是以流式细胞仪为基础的免疫学。遗传学信息主要用于白血病患者的诊断分型和预后判断。临床上白血病的分类主要有两大标准，一个是 FAB 标准，临床重要性逐渐下降。FAB 标准将原始细胞≥ 30%作为急性白血病的诊断标准，按照细胞形态和细胞化学染色分为 AML 和 ALL，AML 分为 M_0~M_7 型，ALL 分为 L_1、L_2 和 L_3 型。

（张　艳　郑光磊）

综合实训案例 17- 再生障碍性贫血患者综合实训

【临床情景】

患者，李某，女，28 岁。主因“头痛伴低热一周”入院，临床诊断“重型再生障碍性贫血”。患者自述无畏寒、寒战，无鼻腔及口腔牙龈出血，无恶心、呕吐，无腹痛、腹泻。否认既往糖尿病等病史、手术史和过敏史。入院查体：体温 37.5 ℃，脉搏 112 次 / 分，呼吸 22 次 / 分，血压 112/70 mmHg，全身淋巴结未触及，心肺评估未见异常，肝脾未触及。入院后血常规示：WBC 1.18×10^9/L，Hb 60 g/L，PLT 9×10^9/L，淋巴细胞百分比 58.5%，中性粒细胞绝对值 0.3×10^9/L，网织红细胞绝对值 10×10^{12}/L。骨髓穿刺结果显示：骨髓增生重度减低，淋巴细胞比例偏高，全片未见巨核细胞，骨髓小粒较空虚。骨髓活检显示：骨髓有核细胞增生程度极度减低，粒系细胞少见；红系细胞少见；全片未见巨核细胞。遵医嘱给予输红细胞、血小板支持治疗，留置静脉留置针。入院第三日，患者体温 39.5 ℃，脉搏 122 次 / 分，呼吸 24 次 / 分，血压 129/78 mmHg，给予乙醇擦浴降温。

思考与操作：

（1）结合护理评估列出至少 3 个护理诊断，并给出诊断依据。

（2）根据病例内容要点，完成头颈部浅表淋巴结评估、脾触诊、静脉留置针输液、乙醇擦浴降温等操作。

（3）分析患者骨髓穿刺结果的临床意义。

（4）分析患者血常规结果的临床意义。

【操作程序】

1. 操作前准备

（1）环境准备：环境安静、温度适宜、光线充足。

（2）患者准备：舒适卧位、情绪放松。

（3）护士准备：仪表端庄，着装整洁（衣、帽、鞋），洗手，戴口罩。

（4）物品准备：速干手消毒液、静脉留置针输液技术用物、乙醇擦浴降温用物。

2. 操作步骤

（1）头颈部浅表淋巴结评估技术（见第二篇健康评估操作技术四）。

（2）脾触诊技术（见第二篇健康评估操作技术十六）。

（3）静脉留置针输液技术（见第一篇基础护理学操作技术二十二）。

（4）乙醇擦浴技术（物理降温）（见第一篇基础护理学操作技术十五）。

3. 操作后评价

（1）知晓各项操作的注意事项、掌握操作的关键点。

（2）操作过程中沟通恰当有效，尊重患者知情权。

（3）各项评估和操作熟练，动作轻柔，体现人文关怀，小组成员间各项操作配合自然。

【注意事项】

1. 各项操作过程均执行“三查七对”制度，防止发生差错。

2. 检查头颈部浅表淋巴结注意检查顺序、力度。

3. 乙醇擦浴注意保暖，保护患者隐私，注意擦拭部位。

4. 静脉留置针保留时间一般为72~96小时，每次输液前后应当检查患者穿刺部位及静脉走向有无红肿，发现异常及时拔除导管，给予处理。

【操作考核评价标准】

再生障碍性贫血患者综合实训案例考核评分标准见表3-17-1。

表3-17-1 再生障碍性贫血患者综合实训案例考核评分标准

年/班级： 学号： 姓名： 得分：

评价项目	评价内容	标准分	标准				得分
			A ×1.0	B ×0.8	C ×0.6	D ×0.4	
护理诊断（15分）	护理问题：①有感染的危险；②活动无耐力；③体温过高	9					
	护理诊断依据：①粒细胞减少；②贫血所致机体缺氧；③术后体温39.5 ℃	6					
头颈部浅表淋巴结评估技术（20分）	核对→环境评估→物品准备→护士准备→患者评估	5					
	体位→取得配合→依次触诊→检查头颈部淋巴结	10					
	适当解释评估结果意义→整理用物→洗手→记录	5					
脾脏触诊技术（20分）	核对→环境评估→物品准备→护士准备→患者评估	5					
	体位→确定脾脏位置→触诊脾	10					
	适当解释评估结果意义→整理用物→洗手→记录	5					

续表

评价项目	评价内容	标准分	标准				得分
			A ×1.0	B ×0.8	C ×0.6	D ×0.4	
静脉留置针输液技术（20分）	核对→环境评估→物品准备→护士准备→患者评估	5					
	解释→配置药液→排气→消毒皮肤→留置针穿刺→调节滴速→再次反向核对→贴膜、固定→封管	10					
	健康教育→整理用物→洗手→记录	5					
酒精擦浴技术（物理降温）（15分）	核对→环境评估→物品准备→护士准备→患者评估	3					
	解释→遮挡屏风→擦浴→协助患者穿衣保暖→安置舒适体位	9					
	告知注意事项→整理用物→洗手→记录	3					
终末质量（10分）	问题解决能力：遇事反应冷静，处理应急情况思路敏捷，能独立分析、判断问题	3					
	人文关怀：在言语及行为上能够表现出对患者的尊重、理解和关爱；在整个操作过程中使用语言及非语言的沟通技巧	3					
	团队合作：能够明确小组成员的角色及分工；与小组成员有效沟通，共同制定决策	4					

【知识链接】

再生障碍性贫血诊断标准

依据《再生障碍性贫血诊断与治疗中国专家共识（2017年版）》，再生障碍性贫血诊断标准如下：

1. 血常规检查：全血细胞（包括网织红细胞）减少，淋巴细胞比例增高。至少符合以下三项中两项：HGB $<$ 100 g/L；PLT $< 50\times10^9$/L；中性粒细胞绝对值（ANC）$<$ 1.5×10^9/L。

2. 骨髓穿刺：多部位（不同平面）骨髓增生减低或重度减低；小粒空虚，非造血细胞（淋巴细胞、网状细胞、浆细胞、肥大细胞等）比例增高；巨核细胞明显减少或缺如；红系、粒系细胞均明显减少。

3. 骨髓活检（髂骨）：全切片增生减低，造血组织减少，脂肪组织和（或）非造血细胞增多，网硬蛋白不增加，无异常细胞。

4. 除外检查：需要进行能除外再生障碍性贫血以外的其他骨髓衰竭性疾病的检查，排除这些骨髓衰竭性疾病。

（张　艳　郑光磊）

综合实训案例 18- 急性胰腺炎患者综合实训

【临床案例】

患者，王某，男，29 岁。主因“腹痛伴恶心、呕吐 1 天”入院，腹部 CT 显示腹腔内渗出性改变（急性胰腺炎表现），临床诊断“急性胰腺炎”。患者自述 1 天前晚上与朋友聚餐饮酒，餐后 2 h 出现持续性剧烈腹痛，位于中上腹，放射至背部，并伴有恶心、呕吐，呕吐物为胃内容物，呕吐后疼痛无缓解，曾服用胃肠解痉药无效，既往体健，无慢性病史。入院查体：体温 38.1 ℃，脉搏 62 次 / 分，呼吸 31 次 / 分，血压 130/80 mmHg。神志清，被动蜷曲位。心肺评估未见明显异常。触诊腹软，中上腹压痛（+），无腹肌紧张和反跳痛，肝脾未触及。听诊肠鸣音 2~3 次 / 分，肠鸣音减弱。血常规 WBC12.9 × 10^9/L，血淀粉酶 4 121 U/L。入院当日，给予禁食、留置胃管并连接胃肠减压器，头孢他啶 2.0 g 加入 0.9% 盐水，用静脉留置针每日静脉输入，经治疗与护理，7 日后患者病情好转出院。

思考与操作：

（1）结合护理评估列出至少 3 个护理诊断，并给出诊断依据。

（2）根据病例内容要点，完成腹壁紧张度的触诊、腹部听诊、胃管置入、静脉留置针输液。

（3）什么原因诱发该患者的急性胰腺炎？机制是什么？

（4）为什么需要禁食及胃肠减压？

（5）急性胰腺炎患者出院时，护士应为其做哪些健康指导？

【操作程序】

1. 操作前准备

（1）环境准备：环境安静、温度适宜、光线充足、便于操作。

（2）患者准备：舒适的坐位。

（3）护士准备：仪表端庄，着装整洁（衣、帽、鞋），洗手，戴口罩。

（4）物品准备：听诊器、胃管置入操作用物、胃肠减压器、静脉留置针输液技术用物。

2. 操作步骤

（1）腹壁紧张度触诊技术（见第二篇健康评估操作技术十九）

（2）腹部听诊技术（见第二篇健康评估操作技术十三）

（3）胃管置入操作（见第一篇基础护理学操作技术二十七）

（4）静脉留置针输液技术（见第一篇基础护理学操作技术二十二）

3. **操作后评价**

（1）知晓各项操作的注意事项、掌握操作的关键点。

（2）操作过程中沟通恰当有效，尊重患者知情权和隐私权。

（3）各项操作熟练，动作轻柔，无内容重复，小组成员间各项操作配合自然。

【注意事项】

1. 各项操作过程均执行“三查七对”制度，防止发生差错，并向患者自我介绍，取得患者信任与配合。

2. 腹部触诊时，注意患者隐私与保暖，边触诊边观察患者反应。

3. 腹部听诊时，注意听诊器提前预热，全面听诊腹部各区。

4. 胃肠减压时，在减压前检查胃管通畅，保证胃管维持有效负压，妥善固定胃管避免脱出。

【综合考核案例评分标准】

急性胰腺炎患者综合实训案例考核评分标准见表 3-18-1。

表 3-18-1　急性胰腺炎患者综合实训案例考核评分标准

年 / 班级：　　　　　　学号：　　　　　　姓名：　　　　　　得分：

评价项目	评价内容	标准分	标准				得分
			A ×1.0	B ×0.8	C ×0.6	D ×0.4	
护理诊断（15 分）	护理问题：①急性疼痛；②体温过高；③体液不足	9					
	护理诊断依据：①腹部剧烈疼痛，与胰腺及周围组织炎症有关；②与感染有关；③与呕吐、禁食有关	6					
腹壁紧张度触诊技术（20 分）	核对→环境评估→物品准备→护士准备→患者评估	5					
	体位→保护隐私→进行触诊→检查腹壁紧张度	10					
	适当解释评估结果意义→整理用物→洗手→记录	5					
腹部听诊技术（15 分）	核对→环境评估→物品准备→护士准备→患者评估	3					
	体位→保护隐私→腹部听诊检查→听诊肠鸣音	9					
	告知（家属）结果→适当解释评估结果意义→整理用物→洗手→记录	3					

续表

评价项目	评价内容	标准分	标准				得分
			A ×1.0	B ×0.8	C ×0.6	D ×0.4	
胃管置入技术（20 分）	核对→环境评估→物品准备→护士准备→患者评估	5					
	核对患者→协助摆好体位→插管→负压吸引→拔管	10					
	告知注意事项→健康教育→整理用物→洗手→记录	5					
静脉留置针输液技术（20 分）	核对→环境评估→物品准备→护士准备→患者评估	5					
	解释→查对药液、备药液、备患者→挂瓶排气→常规消毒皮肤→留置针穿刺→调节滴速→再次反向核对→贴膜固定→观察→封管	10					
	告知注意事项→健康教育→整理用物→洗手→记录	5					
终末质量（10 分）	遇事反应冷静，处理应急情况思路敏捷，能独立分析、判断问题	3					
	人文关怀：在言语及行为上能够表现出对患者的尊重、理解和关爱；在整个操作过程中使用语言及非语言的沟通技巧	3					
	团队合作：能够明确小组成员的角色及分工；与小组成员有效沟通，共同制定决策	4					

【知识链接】

急性胰腺炎的诊断标准

急性胰腺炎（acute pancreatitis，AP）是消化系统常见的危重疾病，发病率逐年升高。AP 的总死亡率约为 5%，重症急性胰腺炎（severe acute pancreatitis，SPA）患者病死率仍较高，已成为严重危及我国人民健康和生命的重大疾病之一。依据《中国急性胰腺炎诊治指南（2019 年）》，临床上符合以下 3 项标准中的 2 项，即可诊断为 AP。

1. 急性、突发、持续、剧烈的上腹部疼痛，可向背部放射。
2. 血清淀粉酶和（或）脂肪酶活性至少高于正常上限值 3 倍。
3. 增强 CT/MRI 呈 AP 典型影像学改变（胰腺水肿或胰腺周围渗出积液）。

表 3-18-2　急性胰腺炎分类

分类	临床表现
轻度 AP	具备 AP 的临床表现和生化改变，不伴有器官功能衰竭及局部或全身并发症，通常 1~2 周内就可恢复，不需要反复的胰腺影像学检查，病死率极低
中度 AP	具备 AP 的临床表现和生化改变，伴有一过性的器官衰竭（48 h 内可以恢复），或伴有局部或全身并发症。对于有重症倾向的 AP 患者，要定期监测各项生命体征并持续评估
重度 AP	具备 AP 的临床表现和生化改变，必须伴有持续（＞ 48h）的器官功能衰竭，如果后期合并感染则病死率极高

（范　维）

综合实训案例 19- 有机磷中毒患者综合实训

【临床案例】

患者，李某，男，36 岁。主因“服用农药后意识障碍伴呼吸困难 1 小时”入院，临床诊断“有机磷农药中毒”。家属代述患者晨起曾与家人发生口角，闷闷不乐 1 天，晚上 6 点左右发现患者意识不清，呼之不应，同时发现患者身旁农药“毒死蜱”空瓶，立即送医院抢救。患者既往无高血压、糖尿病及肝炎等病史。入院查体：体温 36 ℃，脉搏 62 次 / 分，呼吸 34 次 / 分，血压 130/80 mmHg。患者入院时口鼻分泌物较多，口吐白沫，呼吸急促、呼吸伴有大蒜味。双侧瞳孔缩小，瞳孔对光反射迟钝，神经浅反射阳性，肺部听诊双肺底可闻及湿啰音，心脏评估未见异常，腹部评估未见异常，四肢肌肉颤动、肌张力略高。遵医嘱给予患者洗胃，患者全血胆碱酯酶（cholinesterase，CHE）活力测定为 25%，给予抗胆碱酯酶药物阿托品 1 mg 静脉注射，每 20 分钟一次。1 小时后患者神志转清。肌力检查 3 级。第二天晨起护理查房：患者双侧瞳孔等大等圆，对光反射灵敏，颜面潮红，皮肤干燥，无汗、口干，心肺评估未见异常，腹部评估未见异常。经治疗护理 3 天后，患者病情平稳出院。

思考与操作：

（1）结合护理评估列出至少 3 个护理诊断，并给出诊断依据。

（2）根据病例内容要点，完成瞳孔检查、神经反射评估、胸肺部听诊、洗胃和静脉注射等操作。

（3）洗胃液应如何选择？洗胃过程中需要观察患者哪些表现，如患者出现剧烈咳嗽可能发生了什么情况，应如何处理？

（4）静脉注射药物时如何选择注射部位？

【操作程序】

1. 操作前准备

（1）环境准备：环境安静、温度适宜、光线充足、便于操作。

（2）患者准备：舒适的坐位。
（3）护士准备：仪表端庄，着装整洁（衣、帽、鞋），洗手，戴口罩。
（4）物品准备：听诊器、瞳孔笔、血压计、洗胃技术用物、静脉注射技术用物。

2. 操作步骤

（1）瞳孔检查技术（见第二篇健康评估操作技术二）。
（2）神经反射评估技术（见第二篇健康评估操作技术二十一）。
（3）胸肺部听诊技术（见第二篇健康评估操作技术八）。
（4）洗胃技术（见第一篇基础护理学操作技术三十一）。
（5）静脉注射技术（见第一篇基础护理学操作技术二十）。

3. 操作后评价

（1）知晓各项操作的注意事项、掌握操作的关键点。
（2）操作过程中注意观察患者反应，保护患者隐私。
（3）各项操作熟练，动作轻柔，体现人文关怀，小组成员间各项操作配合自然。

【注意事项】

1. 各项操作过程均执行“三查七对”制度，防止发生差错。
2. 检查瞳孔对光反射时，注意观察双侧瞳孔的直径大小、形状。
3. 肺部听诊时注意听诊顺序，协助患者摆好体位，同时注意区分外来杂音的干扰。
4. 静脉注射过程，注意推注的速度，观察患者反应及血压心率的变化。
5. 洗胃时，注意压力不宜过大，以免损伤患者胃黏膜；昏迷患者取去枕仰卧位头偏一侧，以免分泌物误入气管；每次灌注量不宜过多，以免引起心搏骤停。
6. 患者清醒后，加强与患者沟通，注意患者情绪变化，适时给予患者心理疏导。

【综合考核案例评分标准】

有机磷农药中毒患者综合实训案例考核评分标准见表 3-19-1。

表 3-19-1　有机磷农药中毒患者综合实训案例考核评分标准

年 / 班级：　　　　　　学号：　　　　　　姓名：　　　　　　得分：

评价项目	评价内容	标准分	标准				得分
			A ×1.0	B ×0.8	C ×0.6	D ×0.4	
护理诊断（15 分）	护理问题：①急性意识障碍；②气体交换受损；③有误吸的危险	9					
	护理诊断依据：①意识不清，呼之不应；②呼吸道分泌物增多，呕吐，气促；③意识不清，口鼻分泌物过多，洗胃	6					

续表

评价项目	评价内容	标准分	标准				得分
			A ×1.0	B ×0.8	C ×0.6	D ×0.4	
瞳孔检查技术（10分）	核对→环境评估→物品准备→护士准备→患者评估	2					
	评估意识→检查瞳孔反射→检查双侧瞳孔大小、形状	6					
	适当解释评估结果意义→整理用物→洗手→记录	2					
神经反射评估技术（10分）	核对→环境评估→物品准备→护士准备→患者评估	2					
	体位→评估意识→检查角膜反射→检查腹壁浅反射	6					
	解释评估结果意义→整理用物→洗手→记录	2					
胸肺部听诊技术（10分）	核对→环境评估→物品准备→护士准备→患者评估	2					
	体位→解释→确定听诊位置→依次听诊→左右对比	6					
	适当解释评估结果意义→整理用物→洗手→记录	2					
洗胃技术（20分）	核对→环境评估→物品准备→护士准备→患者评估	5					
	核对患者→协助摆好体位→插管→反复注入灌洗液→拔管	10					
	告知注意事项→整理用物→洗手→记录	5					
静脉注射技术（15分）	核对→环境评估→物品准备→护士准备→患者评估	5					
	解释→摆体位→消毒→静脉穿刺→药物推注→拔针	5					
	告知注意事项→整理用物→洗手→记录	5					
肌力评估（10分）	核对→环境评估→物品准备→护士准备→患者评估	2					
	体位→评估意识→肌力对比检查协助患者取舒适卧位	6					
	告知注意事项→整理用物→洗手→记录	2					

续表

评价项目	评价内容	标准分	标准				得分
			A ×1.0	B ×0.8	C ×0.6	D ×0.4	
终末质量（10分）	问题解决能力：遇事反应冷静，处理应急情况思路敏捷，能独立分析、判断问题	3					
	人文关怀：行为上能够表现出对患者的尊重、理解和关爱；在整个操作过程中使用语言及非语言的沟通技巧	3					
	团队合作：能够明确小组成员的角色及分工；与小组成员有效沟通，共同制定决策	4					

【知识链接】

有机磷农药（organophosphorus pesticides，OPs）的诊断标准

OPs是全球使用最广泛、用量最大的杀虫剂之一，急性有机磷农药中毒（acute organophosphorus pesticidepoisoning，AOPP）为临床常见疾病，据WHO估计每年全球有数百万人发生AOPP，其中约20万人死亡，且大多数发生在发展中国家。我国每年发生的中毒病例中AOPP 20%~50%，病死率3%~40%。依据《急性有机磷农药中毒诊治临床专家共识（2016）》，临床诊断要点及病情分级如下：

1. 病史：明确的OPs接触史，有自服、误服，皮肤涂抹外用，喷洒农药污染皮肤，呼吸道吸入等接触史，最好要求家属提供残留的农药瓶等直接证据。

2. 临床表现及体格检查：具备或不完全具备胆碱能危象和非胆碱酯酶抑制的毒性表现。

3. 辅助检查：胆碱酯酶活力明显降低。血、尿、粪便或胃内容物中检测到OPs或其特异性代谢产物成分。

推荐意见：通过明确的OPs接触史，典型临床表现，结合胆碱酯酶活力测定，一般无需毒物检测即可临床诊断此病。

（范　维）

综合实训案例20-化脓性扁桃体炎患者综合实训

【临床案例】

患者，张某，性，9岁。主因“咽部疼痛不适伴发热5天”入院，临床诊断“化脓

性扁桃体炎”。患者自述于5天前受凉后出现咽部疼痛不适，以吞咽时显著，咽部分泌物增多，呈间断性发热，最高体温达38.5 ℃，伴头痛、畏寒、夜间虚汗，无头晕，无恶心、呕吐，无腹痛、腹泻，无肢体活动障碍，服用莲花清瘟胶囊3天无好转来院就诊。既往体健，否认高血压、糖尿病病史，否认肝炎、结核等传染性病史，否认药物、食物过敏史。入院查体：体温38 ℃，脉搏62次/分，呼吸31次/分，血压130/80 mmHg。扁桃体和舌腭弓呈弥漫性充血，扁桃体Ⅱ度肿大，隐窝口可见黄、白干酪样点状物。颈部对称活动自如，无压痛。下颌部有3个直径约2 cm淋巴结，质软，与周围组织无粘连，有压痛。入院当日，阿奇霉素0.5 g加入5%葡萄糖液静脉输入。次日，护士为其测量体温仍高达体温39.5 ℃，给予乙醇擦浴降温，半小时后测量体温下降至37.3 ℃。经治疗与护理3日后患者病情好转出院。

思考与操作：

（1）结合护理评估列出至少3个护理诊断，并给出诊断依据。

（2）根据病例内容要点，完成咽及扁桃体检查、头颈部浅表淋巴结评估、密闭式静脉输液、乙醇擦浴降温。

（3）护士为患者物理降温时如何选择降温方法及部位？

【操作程序】

1. 操作前准备

（1）环境准备：环境安静、温度适宜、光线充足、便于操作。

（2）患者准备：舒适的坐位。

（3）护士准备：仪表端庄，着装整洁（衣、帽、鞋），洗手，戴口罩。

（4）物品准备：乙醇擦浴技术（物理降温）用物、密闭式静脉输液技术用物、咽及扁桃体检查技术用物。

2. 操作步骤

（1）咽及扁桃体检查技术（见第二篇健康评估操作技术三）。

（2）头颈部浅表淋巴结评估技术（见第二篇健康评估操作技术四）。

（3）密闭式静脉输液技术（见第一篇基础护理学操作技术二十一）。

（4）乙醇擦浴技术（物理降温）（见第一篇基础护理学操作技术十五）。

3. 操作后评价

（1）知晓各项操作的注意事项、掌握操作的关键点。

（2）操作过程中沟通恰当有效，尊重患者知情权和隐私权。

（3）各项操作熟练，动作轻柔，体现人文关怀，小组成员间各项操作配合自然。

【注意事项】

1. 各项操作过程均执行“三查七对”制度，防止发生差错，并向患者自我介绍，取得患者信任与配合。

2. 咽及扁桃体检查时，压舌板的使用要快速准确，注意避免引起患者恶心不适。

3. 头颈部浅表淋巴结评估时，注意手部预热，检查时指导患者注意配合。

4. 静脉输液时，注意观察输液速度，观察患者反应。

5. 物理降温时，注意保护患者隐私，适当遮盖与暴露患者身体，观察患者反应。

【综合考核案例评分标准】

化脓性扁桃体炎患者综合实训案例考核评分标准见表 3-20-1。

表 3-20-1 化脓性扁桃体炎患者综合实训案例考核评分标准

年 / 班级：　　　　学号：　　　　姓名：　　　　得分：

评价项目	评价内容	标准分	标准				得分
			A ×1.0	B ×0.8	C ×0.6	D ×0.4	
护理诊断（15 分）	护理问题：①疼痛；②体温过高；③活动无耐力	9					
	护理诊断依据：①扁桃体炎症刺激；②与感染有关；③发热，消耗增多	6					
咽及扁桃体检查技术（20 分）	核对→环境评估→物品准备→护士准备→患者评估	5					
	体位→护士压舌板压舌→依次评估扁桃体和咽部	10					
	适当解释评估结果意义→整理用物→洗手→记录	5					
头颈部浅表淋巴结评估技术（20 分）	核对→环境评估→物品准备→护士准备→患者评估	5					
	体位→取得配合→依次触诊→检查头颈部淋巴结	10					
	适当解释评估结果意义→整理用物→洗手→记录	5					
静脉输液技术（15 分）	核对→环境评估→物品准备→护士准备→患者评估	3					
	核对、配置药物→排气→皮肤消毒→静脉穿刺→固定→调节滴速→再次核对患者	9					
	告知注意事项→整理用物→洗手→记录	3					
酒精擦浴技术（物理降温）（20 分）	核对→环境评估→物品准备→护士准备→患者评估	5					
	解释→遮挡屏风→擦浴→协助患者穿衣保暖→安置舒适体位	10					
	告知结果→解释与指导→整理用物→洗手→记录	5					

续表

评价项目	评价内容	标准分	标准				得分
			A ×1.0	B ×0.8	C ×0.6	D ×0.4	
终末质量（10分）	问题解决能力：遇事反应冷静，处理应急情况思路敏捷，能独立分析、判断问题	3					
	人文关怀：在言语及行为上能够表现出对患者的尊重、理解和关爱；在整个操作过程中使用语言及非语言的沟通技巧	3					
	团队合作：能够明确小组成员的角色及分工；与小组成员有效沟通，共同制定决策	4					

【知识链接】

小儿化脓性扁桃体炎的治疗

小儿化脓性扁桃体炎是由于扁桃体感染、发炎而引起的呼吸道疾病，主要感染病菌为溶血性链球菌和葡萄球菌，幼儿发病率高的原因是由于其免疫力低，身体抗病毒能力弱，其呼吸道等器官发育不成熟导致病菌侵害而发生感染，如果不及时控制和治疗，会导致病菌继续繁殖，发展为化脓性扁桃体炎。临床小儿化脓性扁桃体炎的治疗药物包括：阿奇霉素、青霉素、头孢替唑钠等。当患儿病情严重时可考虑以外科手术进行治疗，其中以扁桃体切除术最为常见。当患儿出现以下情况时可考虑接受扁桃体切除术：①化脓性扁桃体炎出现反复发作情况，同时炎症累及周围器官，时常并发中耳炎或者颈淋巴结炎；②扁桃体过度肥大，已经对患儿食物吞咽、发音及呼吸造成严重影响；③引发肾炎及风湿热等相关疾病；④存在长期低热与食欲减退情况，同时生长发育受到影响。

（范　维）

参考文献

1. 钮敏红，谢小华，闫晓霏，等. 自助密闭式戴无菌手套法在外科手术中的应用［J］. 现代临床护理，2014，13（02）：56-57.

2. 李小寒. 基础护理学［M］. 北京：人民卫生出版社，2019.

3. 张冰丽，陆群，刘旭，等. 新型冠状病毒肺炎隔离病房医务人员防护用品使用现况多中心调查分析［J］. 中华医院感染学杂志，2020，30（21）：3224-3228.

4. 陈萍，张宏雁，陈炜，等. 医务人员防护用品脱卸操作失误的监测与评估［J］. 中国感染控制杂志，2020，19（11）：1033-1036.

5. 徐淑秀. 护理学操作技术图谱［M］. 北京：人民卫生出版社，2011.

6. 张洪君. 现代临床基础护理操作手册［M］. 北京：北京大学医学出版社，2007.

7. 赵成江. 实用护理技术操作与理论回答［M］. 北京：人民军医出版社，2012.

8. 郭瑞霞，蒋盘华. 巧用一次性床单制作软尺［J］. 中华现代护理杂志，2013（01）：72.

9. 李金润，宋志平，兰美华，等. 一次性整床式纵形卷筒中单在诊疗床上的应用［J］. 中国感染控制杂志，2005，4（2）：179-179

10. 熊想莲，武小红，李丽红，等. 使用翻身床辅助治疗大面积烧伤患者的管道护理［J］. 现代临床护理，2020，19（04）：45-49.

11. 熊想莲，武小红，李丽红，等. 使用翻身床辅助治疗大面积烧伤患者的管道护理［J］. 现代临床护理，2020，19（04）：45-49.

12. 张洪君. 常用基础护理技能操作［M］. 北京：北京大学医学出版社，2018.

13. 姜小鹰. 护理学综合实训［M］. 北京：人民卫生出版社，2012.

14. 李映兰. 护理综合实训［M］. 北京：人民卫生出版社，2017.

15. 张海燕. 基础护理技术规范［M］. 北京：人民卫生出版社，2018.

16. 林文娟，于晓江，韩路. 一次性洗发帽在重症患者基础护理中的应用［J］. 实用临床医药杂志，2018，22（16）：44-46.

17. 周颂华，孟红旗，秦佩欣，等. 多功能洗护装置的研发及应用［J］. 广东医学，2018，39：320-322.

18. 周春美. 基础护理学［M］. 北京：人民卫生出版社，2014.

19. 杨旭红，黄素群. 减压技术在成人压疮预防中应用的研究进展［J］. 护士进修杂志，2017，32（024）：2230-2233.

20. 王欣怡，宋俐，王萍，等. 不同类型敷料对手术压疮预防效果的贝叶斯网状Meta 分析［J］. 护士进修杂志，2018，33（11）：963-968.

21. 曹晓容，刘晓云，高静. 压疮的国外预防及护理进展［J］. 护士进修杂志，2016，31（18）：1653-1655.

22. 刘义兰 . 关怀性护理技术［M］. 武汉：湖北科学技术出版社，2018.
23. 刘艳萍 . 基础护理技术与临床护理要点［M］. 长春：吉林科学技术出版社，2017.
24. 于卫华 . 临床护理技术操作流程及考核指南［M］. 合肥：中国科学技术大学出版社，2017.
25. 温贤秀 . 实用临床护理操作规范新编［M］. 成都：西南交通大学出版社，2018.
26. 夏立平，秦阳，韦小梅，等 . 口腔护理液选择与应用研究进展［J］. 中国医药科学，2017，7（21）：34–39.
27. 王岩梅，朱建平 . 中医药在口腔护理中的应用及展望［J］. 国际护理学杂志，2007，26（5）：454–456.
28. 蒋红 . 临床使用护理技术操作规范［M］. 上海：上海科学技术出版社，2019.
29. 吕相群 . 实用护理技术操作规程与考核指南［M］. 镇江：江苏大学出版社，2018.
30. 伍海燕 . 临床护理技术实践［M］. 武汉：湖北科学技术出版社，2018.
31. 张春舫 . 护理"三基"技能操作考核评分标准［M］. 北京：科技出版社，2017.
32. 霍孝蓉 . 实用临床护理"三基"个案护理［M］. 南京：东南大学出版社，2020.
33. 何月，宁宁，王瑞珍，等 . 膝关节置换术后全自动加压冷疗系统治疗效果研究［J］. 四川医学，2019，040（003）：218–222.
34. 谷斌，张千坤，马茜，等 . 循环加压冷疗系统改善全膝关节置换术后症状效果的系统评价［J］. 中华现代护理杂志，2019，025（033）：4301–4306.
35. 李映兰 . 护理综合实训［M］. 北京：人民卫生出版社，2018.
36. 李娜 . 临床护理实训指导［M］. 上海：上海交通大学出版社，2017.
37. 彭刚艺 . 临床护理实践［M］. 广州：广东科技出版社，2013.
38. 路海娟 . 生土豆片外敷治疗肌肉注射硫酸镁引起的硬结［J］. 临床医药文献电子杂志，2015，2（30）：6218–6219.
39. 卫任季，张丽宏 . 护理干预对减少罂粟碱肌肉注射致肌肉硬结发生的影响［J］. 安徽医学，2010，31（01）：78.
40. 柳正芳，罗雪梅 . 仙人掌外敷治疗肌注硬结 50 例的疗效观察［J］. 广西医学，2012，34（01）：100–101.
41. 韩丹丹，郑小敏，王琦，等 . 减少肌注罂粟碱硬结形成的护理措施分析［A］. 中华医学会显微外科学分会 . 中华医学会第 10 届全国显微外科学术会议暨世界首例断肢再植成功 50 周年庆典论文集［C］. 中华医学会显微外科学分会：中华医学会，2013：1.
42. 邢凤梅 . 基础护理学［M］. 北京：人民卫生出版社，2011.
43. 李晓松 . 护理学基础［M］. 北京：人民卫生出版社，2008.
44. 石琴 . 新编护理学基础［M］. 上海：复旦大学出版社，2012.
45. 朱庆红 . 静脉输液外渗的原因分析及护理进展［J］. 中华全科医学，2011，09（008）：1291–1292.
46. 陈建梅 . 提高浅静脉穿刺成功率的方法［J］. 中华全科医学，2003，1（003）：229–229.
47. 龙霖 . 基础护理操作操作流程及评分标准［M］. 北京：人民军医出版社，2003.
48. 高荣花 . 护理技术操作手册［M］. 北京：科学技术文献出版社，2008.

49. 张波 . 急危重症护理学 [M]. 北京：人民卫生出版，, 2017.

50. 徐威，曾智，詹娜，等 . 肺癌早期筛查与分子标志物 [J]. 中国临床保健杂志，2020，23 (02)：285–288.

51. 郑相淮，林曦 . 新冠肺炎疫情期间咽拭子取样方法改进 [J]. 实用口腔医学杂志，2020，36 (02)：264–265.

52. 米元元，黄海燕，朱丽群，等 . 新型冠状病毒患者标本采集技术专家共识 [J]. 护士进修杂志，2020，35 (12)：1124–1128.

53. 祝华，于晓晴，李萍，等 . 以反复呕血脾大和脾功能亢进为主要表现的儿童 Caroli 病Ⅱ型 1 例报告并文献复习 [J]. 中国实用儿科杂志，2019，34 (07)：608–610.

54. 朱松林 . 城市学龄前 3–6 岁儿童烧烫伤简易风险评估问卷研制 [D]. 中南大学，2012.

55. 周毅先，姚香莉，程功梅，等 . 中文版 Braden–Q 量表和 N/I Braden–Q 量表在 NICU 新生儿压力性损伤风险评估中的应用对比研究 [J]. 护士进修杂志，2020，35 (12)：1093–1096.

56. 周敏 . 2020 版慢性阻塞性肺疾病全球倡议解读 [J]. 中华结核和呼吸杂志，2020 (03)：268–269–270–271.

57. 赵杨辉 . 手持式瞳孔测量仪的设计与研究 [D]. 东北电力大学，2017.

58. 王佳弘，席文杰，董丽丽，等 . 虚拟仿真技术在护理教育中的应用与挑战 [J]. 中华护理杂志，2020，55 (03)：401–404.

59. 赵凡杰 . 呼吸科住院患者静脉血栓栓塞症风险评估及干预现状调查 [D]. 山西医科大学，2020.

60. 张艳，顾艳荭 . 老年人综合评估相关工具研究进展 [J]. 中国全科医学，2017，20 (17)：2150–2154.

61. 张霜，吴野环，张一，等 . 三种认知量表间记忆内容的相关性分析 [J]. 中国康复理论与实践，2020，26 (07)：807–812.

62. 张欢欢 . 社区老年人营养评价量表的改良与信效度评价 [D]. 山东大学，2017.

63. 张聪聪 . Hendrich 跌倒风险评估量表的汉化及信效度评价 [D]. 中国协和医科大学，2010.

64. 宋咪，皮红英，徐月，等 . 老年人跌倒评估工具的研究 [J]. 中国医药导报，2020，17 (34)：60–63.

65. 张春征，王芳，红华 . 超微血管成像技术在浅表淋巴结疾病诊断中应用价值 [J]. 医学影像学杂志，2020，30 (10)：1829–1833.

66. 杨华露，莫蓓蓉，刘萍，等 . 住院患者自我跌倒风险评估量表的汉化及信效度评价 [J]. 中华现代护理杂志，2017，23 (32)：4111–4114.

67. 徐玮泽，俞凯，徐佳俊，等 . 先天性心脏病心音听诊筛查的人工智能技术应用现状 [J]. 浙江大学学报 (医学版)，2020，49 (05)：548–555.

68. 项洁，耿德勤，覃朝晖 . 蒙特利尔认知评估量表在轻度认知功能障碍诊断中的价值 [J]. 中华老年医学杂志，2009 (11)：905–907.

69. 伍贵富，陈怡锡，陈子奇 . 2018 ACC/AHA 心脏康复质量控制指南修订指标解读 [J]. 中国循环杂志，2019，34 (S1)：111–114.

70. 吴芸杨，陈晓宏，季晶俊，等．肌肉衰减综合征的诊断和治疗进展［J］. 医学综述，2020，26（22）：4499-4503.

71. 邬涵韵，张黎．眼科检查在阿尔茨海默病诊断中的研究进展［J］. 国际眼科杂志，2020，20（06）：1007-1010.

72. 王位琼，孟庆勇．老年综合评估的应用及研究现状［J］. 护理研究，2018，32（15）：2343-2346.

73. 王湾湾，李园园，石小天，等．老年住院患者衰弱的影响因素分析及其与营养不良的相关性研究［J］. 中国全科医学，2021，24（06）：678-684.

74. 杨玲，杜娟，刘荣雁，等．肌肉减少症病因学研究现状与展望［J］. 中国骨质疏松杂志，2020，26（11）：1689-1693.

75. 王君，刘秀丽，崔极哲，等．针刺、腾药敷疗结合眼球运动康复训练仪对眶壁骨折术后伴发症患者的干预效果研究［J］. 中西医结合心血管病电子杂志，2020，8（05）：95-96.

76. 王建铭，王琦光，朱鲜阳．《2020 年欧洲心脏病学会成人先天性心脏病管理指南》解读［J］. 中国介入心脏病学杂志，2020，28（09）：489-492.

77. 田霖丽，李亮，张佳蕊，等．硬质支撑弯喉镜在下咽部检查及部分早期下咽癌手术中的应用体会［J］. 中华耳鼻咽喉头颈外科杂志，2020，55（12）：1137-1142.

78. 唐玮，甘秀妮，刘章会，等．汉化 Morse 跌倒评估量表在中国临床护理中应用的可行性［J］. 中国医科大学学报，2010，39（11）：943-946.

79. 汤雯，姜春燕，孙颖，等．老年住院患者衰弱状态评估［J］. 临床和实验医学杂志，2019，18（02）：187-192.

80. 孙玉梅．健康评估［M］. 北京：人民卫生出版社，2017.

81. 孙建琴，叶梦瑶．老年肌肉衰减症的筛查、评估与干预［J］. 外科理论与实践，2020，25（02）：114-119.

82. 苏洋，李欣，邓程霖，等．老年综合评估工具的研究进展［J］. 中国老年学杂志，2019，39（05）：1270-1273.

83. 史桂蓉，王晓慧，刘萍，等．Scott Triggers 评分表与 Munro 量表评估手术患者压力性损伤的效果比较［J］. 护理学杂志，2020，35（07）：43-46.

84. 申曌．烫伤危险因素评估表在康复科住院患者中的应用［J］. 现代临床护理，2018，17（01）：21-24.

85. 商亮，郭宇峰，叶伟，等．人工智能在乳腺癌诊断中应用的研究进展［J］. 现代肿瘤医学，2021，29（01）：155-158.

86. 王之旸，乐岭．甲状腺结节的规范化诊疗［J］. 临床内科杂志，2019，36（8）：514-516.

87. 陈南星，刘婷，蔡奔，等．卒中版蒙特利尔认知评估量表的开发及测评［J］. 蚌埠医学院学报，2020，45（02）：267-270.

88. 潘华峰，龚冠闻，柳欣欣，等．基于人工智能的连续肠鸣音听诊记录仪的临床应用［J］. 中华医学杂志，2020，100（40）：3157-3160.

89. 马新成．老年人生活自理能力评估方法研究［D］. 北京理工大学，2016.

90. 龙静文，蔡天盼，黄河浪，等 . 老年人多维度体质综合评估量表的实证研究［J］. 南昌大学学报（医学版），2020，60（01）：69–74+93.

91. 刘文红，彭嘉琳，潘坤 . 日常生活活动能力评估在养老机构中的应用现状［J］. 中华现代护理杂志，2019（13）：1609–1611.

92. 刘若琳，王宁华 . 工具性日常生活活动能力评定量表在脑卒中患者中的应用［J］. 中国康复医学杂志，2011，26（02）：187–190.

93. 刘墩秀，丁福，朱跃平，等 . 汉化版 Morse 跌倒评估量表和 Hendrich Ⅱ跌倒因素模型量表在老年住院患者跌倒风险评估中的适用性比较［J］. 中国护理管理，2020，20（08）：1168–1172.

94. 李秀莹，王淑丽，王斌全，等 . 理实一体化教学模式在《健康评估》教学中的应用［J］. 护理研究，2017（35）：4560–4561.

95. 施小珍 . 胸部 X 线联合 CT 检查对于肺部感染早期筛查的诊断意义分析［J］. 实用心脑肺血管病杂志，2019，27（S1）：214–216.

96. 李奎成，唐丹，刘晓艳，等 . 国内 Barthel 指数和改良 Barthel 指数应用的回顾性研究［J］. 中国康复医学杂志，2009，24（08）：737–740.

97. 李璟 . 基于随机森林和非迭代快速拟合方法的胎儿超声头围全自动测量［D］. 深圳大学，2016.

98. 李季，杨靖，刘安昌 . 度洛西汀与文拉法辛治疗老年抑郁症的疗效及对血清脑源性神经生长因子、5– 羟色胺、去甲肾上腺素的影响［J］. 中国老年学杂志，2018，38（24）：6012–6014.

99. 李慧芳，杨贵荣，杨长春 . 老年综合征及老年综合评估应用进展［J］. 中国全科医学，2020，23（08）：993–998.

100. 李芳，李靖，龙艳芳，等 . 国外养老服务综合评估工具的应用现状与启示［J］. 护理研究，2020，34（09）：1546–1551.

101. 霍永彦，陆媛，于德华 . 老年轻度认知障碍初筛识别与健康管理现状［J］. 山东医药，2019，59（05）：111–113.

102. 何娜娜 . 胸腰椎骨折患者深静脉血栓风险评估及分级干预效果研究［D］. 皖南医学院，2019.

103. 郭佳翔 . 蒙特利尔认知评估量表中文版的初步应用［D］. 北京协和医学院，2011.

104. 郭德鸿，雷震，刘树华，等 . 一种检查病理反射的新方法［J］. 中华神经医学杂志，2013（01）：82–83.

105. 顾敏华，宋佳，王雯晶，等 . 老年综合征的评估现状及展望［J］. 上海护理，2016，16（05）：64–67.

106. 葛禛禛，冯枫，王磊 . 认知功能评估的常用量表及临床应用［J］. 中国卒中杂志，2014，9（06）：500–504.

107. 花霞，赵艳红，鹿丹丹，等 . 常规超声和超声造影技术对浅表淋巴结鉴别诊断［J］. 医学影像学杂志，2020，30（11）：2123–2125.

108. 董新秀，胡慧，王凌，等 . 蒙特利尔认知评估量表在评估轻度认知损害老人中的验证性因素分析［J］. 中华神经科杂志，2018，51（12）：966–971.

109. 邓钰红 . 新生儿出生头围的影响因素研究和正常参考值的建立［D］. 南方医科大学，2019.

110. 陈仕锋，黄敏於，彭显如，等 . 肺音可以作为首诊慢阻肺严重程度的判断指标［J］. 南方医科大学学报，2020，40（02）：177–182.

111. 陈博，伍晓汀 . 住院患者营养状况评估［J］. 中国普外基础与临床杂志，2011，18（04）：449–454.

112. 卓眉秀 . 中文版 PURPOSE T 在压力性损伤风险评估中的临床应用［D］. 江苏大学，2019.

113. Wan–Qing Xiao，Li–Fang Zhang，Jian–Rong He，et al. Comparison of the INTERGROWTH–21st standard and a new reference for head circumference at birth among newborns in Southern China［J］. Pediatric Research：Official publication of the American Pediatric Society，the European Society for Paediatric Research and the Society for Pediatric Research，2019，86（Suppl 3）.

114. Jewell T，Carr A，Stratton P，et al. Development of a Children's Version of the SCORE Index of Family Function and Change［J］. Family Process，2013，52（4）.

115. Tarazona–Santabalbina，Francisco José，Gómez–Cabrera，Mari Carmen，Pérez–Ros，Pilar，et al. A Multicomponent Exercise Intervention that Reverses Frailty and Improves Cognition，Emotion，and Social Networking in the Community–Dwelling Frail Elderly：A Randomized Clinical Trial.［J］. Journal of the American Medical Directors Association，2016：426–433.

116. Aziz S，Khan M U，Alhaisoni M，et al. Phonocardiogram Signal Processing for Automatic Diagnosis of Congenital Heart Disorders through Fusion of Temporal and Cepstral Features［J］. Sensors，2020，20（13）：3790.

117. Chui P，Ooi，Yamakawa T，et al. Classification of heart sound signals using a novel deep WavNet model［J］. Computer Methods and Programs in Biomedicine，2020.

118. 佘壮，孙启武，江光荣，等 . 心理治疗中的正式反馈［J］. 心理科学进展，2017，25（07）：1197–1207.

119. Peter M，Norene K，Boaz K，et al. Defining Successful Aging：A Tangible or Elusive Concept?［J］. The Gerontologist（1）：1.

120. Jos é Villar，Leila Cheikh Ismail，Cesar G Victora，et al. International standards for newborn weight，length，and head circumference by gestational age and sex：the Newborn Cross–Sectional Study of the INTERGROWTH–21 st Project［J］. The Lancet，2014，384（9946）.

121. Doll J A，Hellkamp A，Thomas L，et al. Effectiveness of cardiac rehabilitation among older patients after acute myocardial infarction［J］. American Heart Journal，2015.

122. Pironi Loris，Lal Simon，Wanten Geert. Reply to the comment by CHEN W et al. on the ESPEN HPN guidelines［J］. Clinical Nutrition，2020（prepublish）.

123. Jing，Fang，Carma，et al. Use of Outpatient Cardiac Rehabilitation Among Heart Attack Survivors — 20 States and the District of Columbia，2013 and Four States，2015［J］. Mmwr Morbidity & Mortality Weekly Report，2017.

124. 陈梓 . 中枢 orexin 能神经系统经腹侧苍白球增强抗应激韧性进而预防抑郁样行为［D］. 2019.

125. Cruz-Jentoft Alfonso J，Baeyens Jean Pierre，Bauer Jürgen M，Boirie Yves，Cederholm Tommy，et al. . Sarcopenia：European consensus on definition and diagnosis：Report of the European Working Group on Sarcopenia in Older People.［J］. Age and ageing，2010，39（4）.

126. Chan D C，Tsou H H，Chang C B，et al. Integrated care for geriatric frailty and sarcopenia：a randomized control trial［J］. Journal of Cachexia，Sarcopenia and Muscle，2017.

127. B S R B A，Jenny T. van der Steen e f，B I M A，et al. Practical nursing recommendations for palliative care for people with dementia living in long-term care facilities during the COVID-19 pandemic：A rapid scoping review［J］. International Journal of Nursing Studies，2020，113.

128. 刘文忠，谢勇，陆红，等 . 第五次全国幽门螺杆菌感染处理共识报告［J］. 中华内科杂志，2017，56（07）：532-545.

129. 徐小元，丁慧国，李文刚，等 . 肝硬化诊治指南［J］. 临床肝胆病杂志，2019，35（11）：2408-2425.

130. 老年慢性肾脏病诊治的中国专家共识（2018）［J］. 中华老年医学杂志，2018，37（07）：725-731.

131. 中华医学会，中华医学会杂志社，中华医学会全科医学分会，等 . 甲状腺功能亢进症基层诊疗指南（实践版 · 2019）［J］. 中华全科医师杂志，2019，18（12）：1129-1135.

132. 中国 2 型糖尿病防治指南［A］. 玉溪市医学会内分泌代谢病专业委员会 . 玉溪市医学会内分泌代谢病专委会第一届第二次学术年会、玉溪市内分泌疾病诊疗质量控制中心成立大会、2018 年内分泌代谢性疾病诊治新进展培训班资料汇编［C］. 玉溪市医学会内分泌代谢病专业委员会：玉溪市医学会，2018：6.

133.《2017 AHA/ACC 瓣膜性心脏病患者管理指南》更新要点［J］. 实用心脑肺血管病杂志，2017，25（03）：5.

134. 陈孝平 . 外科学［M］. 北京：人民卫生出版社，2018.

135. 中华医学会血液学分会白血病淋巴瘤学组 . 成人急性髓系白血病（非急性早幼粒细胞白血病）中国诊疗指南（2017 年版）［J］. 中华血液学杂志，2017，38（3）：177-182.

136. 付蓉 . 再生障碍性贫血诊断与治疗中国专家共识（2017 年版）［J］. 中华血液学杂志，，2017，038（001）：1-5.

137. 尤黎明 . 内科护理学［M］. 北京：人民卫生出版社，2018.

138. 上海市普通外科住院病人静脉血栓栓塞症防治管理规范［J］. 中国实用外科杂志，2018，38（03）：245-249.

139. 贾建平 . 神经病学［M］. 北京：人民卫生出版社，2018.

140. 李乐之 . 外科护理学［M］. 北京：人民卫生出版社，2019.